Dr. Richard Bartlett

Die Physik der Wunder

Wie Sie auf das Energiefeld Ihres Potenzials zugreifen

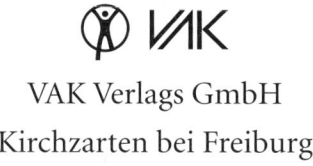

VAK Verlags GmbH
Kirchzarten bei Freiburg

Titel der amerikanischen Originalausgabe:
The Physics of Miracles. Tapping into the Field of Consciousness Potential
© Richard Bartlett, 2009. Alle Rechte vorbehalten
ISBN 978-1-58270-247-6
Deutsche Ausgabe mit freundlicher Genehmigung des Originalverlags ATRIA BOOKS / Beyond Words, Tochterfirmen von Simon & Schuster, Inc., New York

Hinweis des Verlags
Dieses Buch dient der Information über eine neue Methode energetischer Arbeit. Sie ist als Ergänzung zu anderen Methoden der Gesundheitsvorsorge gedacht und hat sich als wirksam und sicher bewährt. Wer sie anwendet, tut dies in eigener Verantwortung. Autor und Verlag beabsichtigen nicht, Diagnosen zu stellen oder therapeutische Ratschläge zu geben, und sie können nicht für eventuellen Missbrauch der Methode verantwortlich gemacht werden. Die hier vorgestellten Verfahren sind nicht als Ersatz für professionelle Behandlung bei ernsthaften Beschwerden zu verstehen.

Bibliografische Information der Deutschen Nationalbibliothek

Die Deutsche Nationalbibliothek verzeichnet diese Publikation in der Deutschen Nationalbibliografie; detaillierte bibliografische Daten sind im Internet über http://dnb.d-nb.de abrufbar.

VAK Verlags GmbH
Eschbachstraße 5
79199 Kirchzarten
Deutschland
www.vakverlag.de

2. Auflage: 2010
© VAK Verlags GmbH, Kirchzarten bei Freiburg 2010
Übersetzung: Beate Brandt
Fotos: Mina Bast
Umschlagbild: reflexstock.com
Umschlagdesign: Hugo Waschkowski, Freiburg
Gesamtherstellung: CPI books, Leck
Printed in Germany
ISBN: 978-3-86731-056-7

Inhalt

Einleitung 9

1. Es ist ein Vogel! Es ist ein Flugzeug!
   Es ist ... Superman? 17
2. Zurück zum Anfang:
   Die Ursprünge von Matrix Energetics 25
3. Vertrauen in das Unbekannte gewinnen –
   offene Fragen stellen 30
4. Ein paar grundlegende Lektionen in Dualität 44
5. Nichts tun oder Techniken anwenden? 54
6. Das Quantenrätsel 67
7. Die Wissenschaft von unserer selbst
   konstruierten Realität. 78
8. Führung statt Kontrolle. 89
9. Moment mal – was ist hier gerade passiert? 97
10. Die Welle zum Kollabieren bringen 107
11. Der Kollaps der Wellenfunktion menschlicher
    Erfahrung. 112
12. Vertrauen Sie dem, was sich gerade zeigt! 136
13. Zeit für einen Wechsel 141
14. Die Viele-Welten-Theorie und Sie 148
15. Die Physik der Wunder. 158
16. Wissenschaftliche Ideen zum Thema Unsichtbarkeit . . . 167
17. Levitation oder das Geheimnis des Schwebens 195

18. Archetypen oder: Ihre Liebesbeziehung zu den
    Dingen in Ihrem Kopf 205
19. Die Kunst des unschuldigen Wahrnehmens 213
20. Menschliche Intention und göttliche Intervention 218
21. Lassen Sie sich führen – Sie werden es nicht bereuen! . . 226
22. Das kleine Buch von Marks großen Abenteuern 239
23. Wie Sie komplexe künstliche Schablonen erzeugen.... 248
24. Wie Sie manifestieren lernen 261

Danksagung 279
Begriffserläuterungen 280
Quellenangaben und Anmerkungen 305
Ausgewählte Literatur 313
Über den Autor 318

Für Dara Louise Bartlett, meine Kleine, die mir neue Erfahrungen eröffnet und mich gelehrt hat, Liebe und Freude noch tiefer zu empfinden.

Ebenfalls widmen möchte ich dieses Werk Dr. Tom Bearden, dessen brillante Ideen zum skalaren Elektromagnetismus und seinen Anwendungsmöglichkeiten mich und zahlreiche andere inspiriert haben. Er ist ein nicht müde werdender Kämpfer für die Wahrheit und ein Verteidiger der heiligen Freiheiten dieses Landes.

Einleitung

Jeder von uns möchte gerne Wunder erleben. Und doch scheint es so, als wäre nie eines da, wenn man es *wirklich* braucht, oder?

Tief in diesem Buch verborgen steckt eine fühlbare und äußerst reale Energie. Wie einer von Harry Potters Zaubersprüchen besitzt es ein Feld mit enormem Potenzial. Liebevoll in seine Seiten eingebettet ist ein unglaublich kraftvolles energetisches Muster. Wie schon Tausende vor Ihnen können auch Sie diese Bewusstseinstechnik nutzen, um sich selbst, Ihre Familie und vielleicht sogar Ihr gesamtes Umfeld „heiler" zu machen.

Dieses Buch wird Ihnen zeigen, dass das, was wir heutzutage noch „Wunder" nennen, in Wirklichkeit Anzeichen für Dinge sind, deren Existenz uns bereits bekannt ist, die wir aber noch nicht „beweisen" können. Aber wie heißt es so schön: Das Fehlen eines Beweises beweist nicht das Fehlen ... Wenn wir unser Bewusstsein erweitern in Richtung auf das, was wir für *möglich* halten, anstatt uns von einem Konstrukt von „Realität" einschränken zu lassen, das größtenteils von *dem* beherrscht wird, was *nicht* möglich ist, stellen wir fest, dass wir tatsächlich in der Lage sind, im Alltag auf unerwartete, vergnügliche und manchmal auch wundersame Weise Quantenenergien und -prinzipien einzusetzen.

Ein Wunder überschreitet die Grenzen unserer *jeweils aktuellen* wissenschaftlichen Modelle. Das bedeutet jedoch nicht, dass es keine Wissenschaft gibt, die solche Wunder erklären kann, wenn wir denn wirklich eine Erklärung benötigen. Manch einer mag der Meinung sein, dass einige der Ideen in diesem Buch sich im Grenzbereich der Wissenschaften bewegen. Nun, ich für meinen Teil halte mich gerne in diesem Grenzbereich auf, bei Engeln, Wundern und anderen Dingen, die sich den Erklärungen der Wissenschaftler entziehen. Hier finde ich die Welt der „magischen", wunderbaren Möglichkeiten, die mich fasziniert. Und wie wäre es für Sie, wenn Sie die Häufigkeit von „Wundern" in Ihrem Leben erhöhen könnten? Oder wie es Mr. Scott aus der Fernsehserie *Star Trek* sagen würde: „Wäre dir damit geholfen, Junge?"

Machen Sie sich bewusst, dass alle Materie – Menschen, Tiere, Sternenstaub, Bäume, Stühle – aus Energie oder Energiefeldern besteht. Auf der Quantenebene sind alle Formen nichts anderes als Energie und genau auf dieser Ebene ist auch die Wissenschaft von den sogenannten Wundern angesiedelt. Es war Rupert Sheldrake, der Biologe und erfolgreiche Buchautor, der einer breiten Öffentlichkeit die Idee des *morphischen Feldes* nahe brachte (siehe auch *Morphische Resonanz* und *Morphische Einheit* im Verzeichnis der Begriffserläuterungen):

> *Das Feld in und um eine morphische Einheit, das deren charakteristische Strukturen und Aktivitätsmuster organisiert. Morphische Felder liegen der Form und dem Verhalten von Holons oder morphischen Einheiten auf allen Ebenen der Komplexität zugrunde. Der Begriff morphisches Feld bezieht sich nicht nur auf morphogenetische Felder im engeren Sinne, sondern auch auf Verhaltensfelder, soziale Felder, kulturelle Felder und mentale Felder. Morphische Felder werden durch morphische Resonanz mit früheren morphischen Einheiten einer ähnlichen Art (die demzufolge unter dem Einfluss ähnlicher morphischer Felder standen) geformt und stabilisiert. Sie enthalten daher eine Art kumulative Erinnerung und haben eine Tendenz zu fortschreitender Habitualisierung.*[1]

Machen Sie sich das morphische Feld der Matrix zunutze!

Matrix Energetics besitzt ein riesiges morphisches Feld, über das Sie mit geringem Aufwand ein kollektives Bewusstseinsfeld „anzapfen" können. Tausende von Menschen aus allen Teilen der Erde haben bereits *Matrix-Energetics*-Seminare besucht und mein erstes Buch

Matrix Energetics: Die Kunst der Transformation gelesen.[2] Jeder, der in irgendeiner Form an dieser Matrix beteiligt ist, hat einen Energieimpuls zum kollektiven morphischen Feld oder Gitternetz von *Matrix Energetics* beigesteuert.

Diese kraftvolle „Gruppendynamik" macht es möglich, dass Sie alle die eigenen erstrebenswerten Impulse und Fähigkeiten sowie die der anderen zum Wohle aller verstärken. Es kann Ihnen nur nutzen, wenn Sie sich in dieses Feld „einklinken". Da es bereits besteht, können Sie überall und jederzeit darauf zugreifen. Wenn Sie das morphische Feld von *Matrix Energetics* anzapfen, bedienen Sie sich einer gut organisierten und wirkungsvollen *Bewusstseinstechnik*, die beeindruckende „Software" und großartigen technischen „Support" beinhaltet, ob zu Hause oder unterwegs.

In Ihren Händen halten Sie also eine morphische Einheit des realen Energiefeldes, das ich *Matrix Energetics* nenne. Die Seiten dieses Buches enthalten eine äußerst kraftvolle Unterströmung. Sie müssen die hier stellenweise verwendete wissenschaftlich geprägte Sprache nicht verstehen, um von ihr profitieren zu können. Die Information kann Ihr Leben auf wundersame Weise verändern! Magisches und Wundersames wirken in jeder Sprache der Welt gleich und sie können und werden direkt zu Ihrem Herzen sprechen.

Dieses Buch ist dafür gedacht, tief in Ihr Unterbewusstsein aufgenommen zu werden. Um dies zu erreichen, spricht es auf verschiedene Weise und auf unterschiedlichen Ebenen zu Ihnen. Haben Sie Nachsicht mit sich, wenn Sie ein Ihnen unbekanntes Konzept nicht verstehen oder wenn das Ausgesagte sich zuweilen Ihrem bewussten Verständnis zu entziehen scheint. Gestatten Sie sich, beim Lesen dieses Buchs zwischenzeitlich einfach mal zu vergessen, was Sie *glauben* zu wissen. Sie können die eher wissenschaftlich klingenden Passagen sogar überspringen, falls das nicht Ihr Ding ist. Die Energie, die dieses Buch in verschlüsselter Form enthält, steht Ihnen zur Verfügung – ganz unabhängig davon, ob Sie es verstehen oder nicht.

Viele der Geschichten und Konzepte in diesem Buch sind humorvoll und ich warne Sie: Manchmal kann ich sogar regelrecht albern werden! Sie können die Ideen nehmen, die ich an Sie weitergebe, und damit anfangen, was immer Sie möchten. Das Wichtigste ist, dass Sie Ihre Freude daran haben und beobachten, wie Ihr Leben sich verändert.

Bei einem meiner Seminare erzählte mir ein junger Mann eine unglaubliche Geschichte: Er war zeit seines Lebens Analphabet und hatte dennoch eine ganz eigene Methode des Lesens entwickelt. Er ging in die Bücherei und lieh sich dort ein Buch aus, das „interessant" aussah. Da er es nicht auf herkömmliche Weise lesen konnte, legte er es nachts unter sein Kopfkissen und schlief auf den Informationen. Wenn er am nächsten Tag aufwachte, „kannte" er den Inhalt des Buches – auf unerklärliche Weise.

Was vielleicht noch erstaunlicher ist: Je mehr Leute das betreffende Buch zuvor ausgeliehen hatten, umso größeren Zugang hatte er zu seinem Inhalt. War es nur von wenigen Menschen gelesen worden, so waren die empfangenen Informationen in Umfang und Qualität wesentlich dürftiger. Meiner Meinung nach konnte er diese beeindruckende Meisterleistung nur aufgrund der Existenz der morphischen Felder vollbringen, von denen Sheldrake spricht.

Noch einmal: Diese kraftvolle „Gruppendynamik" macht es möglich, dass Sie alle Ihre eigenen Impulse und Fähigkeiten sowie die der anderen zum Wohle aller verstärken. Es kann Ihnen nur nutzen, wenn Sie dieses Feld anzapfen. Sie können das „Gitter" überall und jederzeit aufrufen und sich daran anschließen. Wenn Sie das bestehende morphische Feld von *Matrix Energetics* anzapfen, bedienen Sie sich einer hoch organisierten und wirkungsvollen Bewusstseinstechnik.

Geschichten, die an Wunder grenzen

Ein älterer Universitätsprofessor (Doktor der Nuklearmedizin und der Kinderheilkunde) schrieb uns Folgendes:

Ich finde es wirklich gut, dass Dr. Bartlett uns immer wieder sagt, wir sollten nicht denken, dass wir „heilen". Ich bin sehr gläubig und fühle mich häufig zwischen meinem Glauben und meiner medizinischen Ausbildung hin- und hergerissen, da die letztere wissenschaftliche Erkenntnisse über spirituelle Werte setzt. Ich möchte nicht in Konflikt mit Gott geraten, also ergibt es für mich wirklich einen Sinn, wenn Dr. Bartlett sagt, dass wir uns nicht als Heiler sehen sollten. In Wirklichkeit ermöglichen wir es lediglich Gott oder seiner Güte, die Arbeit zu tun. Das gibt mir die Möglichkeit, mit einem guten Gefühl und in aller Bescheidenheit zu arbeiten.

Als Arzt habe ich mich auf zwei Bereiche spezialisiert: Nuklearmedizin und Kinderheilkunde. Vor etwa einem Jahr bin ich in den Ruhestand gegangen und strebe jetzt einen Abschluss in ganzheitlicher Medizin an. Ohne jemals ein Matrix-Energetics-Seminar besucht zu haben, konnte ich bereits zwei verschiedenen Menschen in drei Situationen helfen. Ich habe nur ein Video bei YouTube gesehen, in dem Dr. Bartlett die Zwei-Punkt-Methode vorführt, und dank Gottes Hilfe geht es diesen beiden Menschen auf wundersame Weise besser.

Das erste Mal habe ich Matrix Energetics ausprobiert, als mich ein Mann anrief und erzählte, er könne kein Wasser lassen. In seinem Urin war Blut festgestellt worden. Er wollte einen ärztlichen Rat von mir und ich sagte ihm, er solle das nächstgelegene Krankenhaus aufsuchen; das konnte er sich aber nicht leisten. Am nächsten Tag plagte mich das schlechte Gewissen, weil ich nicht sehr mitfühlend gewesen war und ihm nicht geholfen hatte. Also beschloss ich, ihn ausfindig zu machen und ihm im Rahmen meiner Möglichkeiten zu helfen. Ich wollte ihn heilen, auch wenn ich natürlich weiß, dass die Heilung eigentlich von Gott kommt.

Einleitung

Schließlich fand ich ihn und bat ihn, ins Krankenhaus zu kommen, wo ich ihn segnen wollte. Nachdem dies erfolgt war, beschloss ich, eine einfache Zwei-Punkt-Technik einzusetzen, mit einem Finger auf der Brust und einem am Rücken. Mitten in diesem Prozess fing er an, Wasser zu lassen. Das hört sich vielleicht nicht großartig an, aber für ihn war es ein echtes Wunder. Innerhalb eines Tages waren seine Urinproben klar und am nächsten Tag konnte er aus dem Krankenhaus entlassen werden.

Die zweite Person war eine Teilnehmerin aus einem „Energieheilungskurs", den ich besuchte; sie hatte ein Nebenhöhlenproblem. Sie war bereits operiert worden, allerdings ohne Erfolg. Ständig waren ihre Nebenhöhlen verstopft. Während der Pausen sollten wir eigentlich die Quantum-Touch-Methode üben. Ich dachte allerdings, das würde bei ihr zu lange dauern, also beschloss ich, stattdessen Matrix Energetics einzusetzen. Ich erschuf ein imaginäres holografisches Bild ihrer Nebenhöhlen und „nahm wahr", dass es dort Blockaden gab, die ich dann einfach behob. Ihre Nebenhöhlen wurden „einfach so" frei, in weniger als einer Minute!

Später hatte sie ein weiteres Problem: Sie hatte sich einen Muskelriss am Bein zugezogen, und obwohl die Verletzung bereits seit Monaten mit Akupunktur behandelt wurde, war sie immer noch sehr schmerzhaft. Sie bat mich um Hilfe. Zuerst versuchte ich es mit der Heilmethode, die wir gerade erlernten, aber die erhoffte Wirkung blieb aus. Also setzte ich erneut die Zwei-Punkt-Technik von Matrix Energetics ein.

Ich arbeitete einfach mit der Grundform der Zwei-Punkt-Methode, ohne mehr darüber zu wissen, als man bei YouTube sehen kann. Ich spürte etwas, was sich in etwa so anfühlte, als sei der Muskel „zurückgeflutscht". Meiner Erfahrung nach ist eine solche Verletzung, bei der tatsächlich eine anatomische Verschiebung stattgefunden hat, sehr schwierig zu heilen. Aber nachdem ich gesehen hatte, was Dr. Bartlett dank der Zwei-Punkt-Methode alles mit Knochen und Muskeln anstellt, dachte ich bei mir: "Hey, das geht zwar weit über das hinaus, was unser Verstand begreifen kann, aber es ist eine enorm nützliche Sache!" Nachdem ich bei der Dame die Zwei-Punkt-Methode angewendet hatte, ging sie joggen – und die Schmerzen waren wie weggeblasen.

D. S.

Ich persönlich mag Bücher, die mich herausfordern – denn dann weiß ich, dass ich meine persönlichen Grenzen und Begrenzungen erreiche und (hoffentlich) überschreite. Die Informationen im vorliegenden Buch sind möglicherweise anders als alles, was Sie bisher gelesen haben. Vielleicht dienen sie Ihnen auch als Bestätigung für etwas, was Sie schon lange in Ihrem Herzen gewusst haben, aber nicht in Worte fassen oder umsetzen konnten. In jedem Fall möchte ich Sie einladen, das Buch einfach mal nach dem Zufallsprinzip aufzuschlagen, ein bisschen darin zu lesen und dann bei der Energie zu verweilen, sie „einzulassen" – ihr die Möglichkeit zu geben, langsam und sachte einzusickern. Die hierin enthaltene Magie wird bei Ihnen wirken, selbst wenn Sie selbst dies nicht für möglich halten!

Mithilfe dieses Buches können Sie sich unmittelbar an ein Feld aus Träumen und Wundern anschließen, das Tausende von anderen Menschen bereits für Sie angelegt haben. Sie können einfach und mühelos alle Vorteile genießen. Quantenwunder in Ihr Leben zu holen ist leichter und macht mehr Spaß, als Sie sich vorstellen können.

KAPITEL 1

Es ist ein Vogel!
Es ist ein Flugzeug!
Es ist ... Superman?

Mein Leben, das wohl noch nie so recht in die Kategorie „normal" passte, nahm im Februar 1997 eine völlig bizarre Wendung, als mir während der Arbeit in meiner Chiropraktikerpraxis *Superman* als dreidimensionales Hologramm erschien. Nun gut, es war wahrscheinlich eine Halluzination, aber diese versetzte mich in die Lage, von jetzt auf gleich das Augenlicht eines Kindes zu „heilen"!

Wenn Sie mein erstes Buch gelesen haben, kennen Sie diese Ursprungsgeschichte von *Matrix Energetics* bereits. Um es kurz zu fassen: Eines Tages kam ein junges Mädchen in meine Praxis, das unter Schwachsichtigkeit an einem Auge litt. Ich wusste nicht, was ich tun sollte, denn der Inhalt meiner medizinischen Trickkiste – die mit den Kristallen und all den anderen merkwürdigen Dingen – bot in diesem Fall keine Hilfe.

Ich war von Seattle nach Livingston in Montana gefahren, wo ich an diesem Wochenende in meiner dortigen Praxis arbeitete. Da ich nur wenig geschlafen und bereits den ganzen Tag gearbeitet hatte, war die Trennlinie zwischen Fantasie und Realität beziehungsweise zwischen den verschiedenen Dimensionen des Möglichen für mich weniger scharf gezogen als gewöhnlich. (Die ausführliche Geschichte finden Sie im ersten Kapitel meines ersten Buches.) Ich weiß bis heute nicht, was *wirklich* passiert ist, aber der Mythos, der dieses Ereignis umgibt, tut es in diesem Fall auch. Als ich mit etwas konfrontiert wurde, bei dem ich weder wusste, wie ich helfen, noch, wie ich es heilen konnte, lieferte mein Unterbewusstsein mir das Bild von George Reeves als *Superman* – ein ebenso wirkungsvoller wie hilfreicher Archetyp aus meiner Kindheit.

Eine der vielen Fähigkeiten von *Superman* ist sein Röntgenblick – für einen Arzt ein äußerst nützliches Hilfsmittel. Durch das projizierte Bild von *Supermans* Röntgenblick konnte ich erkennen, was mit meiner kleinen Patientin nicht stimmte. Ich habe es noch nie infrage gestellt, wenn merkwürdige und wundersame Dinge passieren, die mich unterstützen. Also handelte ich sofort auf Basis dieser gerade erhaltenen Informationen. Etwas Neues und Erstaunliches passierte und das kleine Mädchen war im selben Moment geheilt.

Ich muss wohl nicht extra erwähnen, dass es mir völlig natürlich erschien, ein holografisches Bild von *Superman* aus meinem Unterbewusstsein ins Außen zu projizieren, um das mir gestellte Problem zu lösen. Ich wollte schon immer einen Röntgenblick besitzen oder hellsichtig sein. *Superman* zu sein ist eine Möglichkeit, hellsichtig zu sein, ohne die Verantwortung eines *Arztes* mit Röntgenblick tragen zu müssen! Ich meine, stellen Sie sich bloß mal vor, wie es wäre, wenn Sie *die ganze Zeit* hellsichtig wären. Vielleicht müssten Sie dann eine spezielle Brille mit dunklen Gläsern tragen wie Cyclops aus den *X-Men*-Filmen, die Sie nur abnähmen, wenn Sie „sehen" müssten. Danach setzten Sie sie dann wieder auf und könnten so ein relativ normales Leben führen.

Während ich in den 1980er-Jahren meine Ausbildung zum Chiropraktiker absolvierte, sah ich *Der Mann mit den Röntgenaugen* mit Ray Milland in der Hauptrolle. In diesem Film spielt Milland Dr. James Xavier, einen Chirurgen, der sich selbst ein Mittel spritzt, das es ihm ermöglicht, in die Körper anderer Menschen zu blicken.

Eine für einen Chirurgen recht nützliche Eigenschaft, mag man zunächst denken. Im Film muss der Held allerdings mit ansehen, wie der Chefarzt auf der Grundlage einer falschen und möglicherweise tödlichen Diagnose eine lebensgefährliche Operation an einem jungen Mädchen plant. Er versucht ihn davon abzubringen, aber am Ende wird das Mädchen doch operiert und stirbt, genau so, wie Xavier es vorhergesagt hatte. Doch nicht nur das – er wird für den Fehler des anderen Arztes verantwortlich gemacht und als Mörder gesucht.

Auf der Flucht findet er bei einem Zirkus Unterschlupf und arbeitet dort als Hellseher. Es gibt eine besonders bewegende Szene, in der eine oberflächliche junge Frau von ihm etwas über all die schönen Dinge hören möchte, die sie in ihrem Leben noch erleben wird. Schließlich soll das Wahrsagen ja unterhaltsam sein, oder? Xavier sieht jedoch die bösartigen Tumore, die sich bereits in ihrem Körper breitgemacht haben, und sagt ihr die Wahrheit: „Sie werden jung sterben, und zwar bald und unter furchtbaren Schmerzen."

Überall, wohin der flüchtende Arzt schaut, sieht er Krankheit und Leid. Schließlich hält er es nicht länger aus und reißt sich die Augen heraus. (Nun ja, es war halt ein echter Horrorschocker, also konnte er wohl kaum anders enden. Vielleicht verstehen Sie jetzt, warum ich als Mittelsmann für meine Hellsichtigkeit lieber *Superman* gewählt habe! Sehen Sie, nun ergibt doch alles einen Sinn – entweder Sie lassen *Superman* ran oder Sie reißen sich die Augen aus. Hmmm … da fällt die Wahl gar nicht so leicht. Ich denk mal drüber nach und melde mich dann wieder bei Ihnen!)

Am Tag unmittelbar nach dem „*Superman*-Abenteuer", wie wir das Ganze nannten, war meine Energie auf einmal völlig verändert. Plötzlich erzeugte das leichte Berühren eines Patienten – im Zusammenspiel mit einer zielgerichteten Absicht – deutliche, ja Aufsehen erregende Veränderungen. Knochen richteten sich von ganz allein wieder aus, chronische Schmerzen verschwanden oft bereits nach einer kurzen Sitzung und Skoliosen rückten sich vor meinen Augen wieder gerade.

Kapitel 1

Die Nachricht verbreitete sich rasch in der spirituellen Gemeinschaft, der ich damals angehörte: Dr. Bartlett und seine „magischen Hände" waren in aller Munde und jeder wollte einen Termin bei mir haben, und zwar *sofort!* Am ersten Tag nach dem *Superman*-Abenteuer war der Andrang so groß, dass ich bis weit nach Mitternacht arbeitete.

Nachdem der letzte Patient endlich gegangen war, sank ich dankbar in mein Bett, um mir ein paar Stunden wohlverdienter Ruhe zu gönnen. Leider war der folgende Tag ein Montag und ich musste zur Schule gehen. Aufgrund meines vollgepackten Stundenplans konnte ich es mir nicht erlauben, auch nur einen einzigen Tag zu verpassen. Also war es wenige Stunden später, so gegen 4:30 Uhr, an der Zeit, mich auf den Weg zu machen, mit einem fröhlichen „Keine Zeit mich auszuruh'n, auf zur Schule geh ich nun!" auf den Lippen.

Aber man kann mit seinen Kräften nicht endlos Raubbau treiben und hoffen, dass man verschont bleibt. Das musste auch ich erfahren. Nach meiner Rückkehr nach Seattle fing ich mir prompt eine heftige Grippe ein, die mich völlig außer Gefecht setzte. Meine Kraftreserven waren so weit aufgebraucht, dass die Grippe nur das erste Stadium meines Hausarrests war, denn innerhalb einer Woche wuchs sie sich zu einer handfesten Lungenentzündung aus. Zwei Wochen später konnte ich gerade mal wieder meinen Kopf vom Kissen heben – an den Besuch meiner Kurse war also immer noch nicht zu denken. Gegen Ende meiner unfreiwilligen Erholungspause besuchte mich meine Freundin Debbie und gab mir eine Massage, die ich nach dem vielen Liegen gut gebrauchen konnte.

Während ich mich unter ihren fachkundigen Händen erholte, nahm ich all meine Energie zusammen, um meine Hand auszustrecken und sie dankbar zu berühren. Sie sah mich wie geschockt an und fragte: „Richard, was ist das für eine unglaubliche Energie?"

„Du kannst sie spüren?", fragte ich zurück. „Oh, Gott sei Dank. Ich war so schwach, dass ich mir nicht sicher war, ob sie noch da ist!"

„Das ist ja das Unglaublichste, was ich je gespürt habe. Was ist das?", fragte sie mich noch einmal. Also erzählte ich ihr von meinem *Superman*-Abenteuer und achtete darauf, ja nichts auszulassen. Sie war verständlicherweise äußerst verblüfft.

„Wenn du jemals herausfindest, wie du das anderen beibringen kannst, falls das überhaupt möglich ist, dann bin ich dabei. Ich muss das unbedingt lernen!" Damals hatte ich natürlich keine Ahnung, was sich aus diesem Gespräch alles ergeben sollte. *Matrix Energetics* war noch nicht einmal ansatzweise geboren, aber ich versprach ihr, sie zu unterrichten, wenn ich einen Weg dafür finden würde.

Mit der Zeit schien das Phänomen noch stärker zu werden. Und es zeitigte fast jede Woche neue und wunderbare Ergebnisse. Chronische Zustände begannen sich zu ändern, obwohl die Behandlung häufig noch nicht einmal auf sie abzielte. Zudem begannen die Leute zu berichten, dass ihre Gefühlszustände, ihre Glaubensmuster – ja ihr ganzes Leben – sich auf mysteriöse Weise veränderten. Und was noch besser war: Diese Änderungen schienen nachhaltig zu sein. Meine Arbeit in der Praxis, die mich schon immer zutiefst erfüllt hatte, wurde Tag für Tag zu einem eindrucksvollen und bewegenden Erlebnis.

Eine Begegnung der anderen Art

Vier Monate nach diesem *Superman*-Erlebnis schneite es leicht in Bozeman, Montana, als ich meine Tochter nach Big Sky fuhr, wo sie mit ein paar Freunden in einer Wohnwagensiedlung lebte. Obwohl es Mitte Juni war und Schnee um diese Zeit eher eine Seltenheit ist, kam er doch nicht gänzlich unerwartet. Vorsichtig kroch ich mit meinem 1966er GTO [Pontiac Gran Turismo Omologato] die Bergstraße hoch.

Seit ich nach Seattle gezogen war, um eine Ausbildung in Naturheilkunde zu absolvieren, sah ich meine Tochter Justice nur noch selten. Man muss schon *ein bisschen abgedreht* sein, um mit 42 Jahren noch mal die Schulbank zu drücken. Schließlich arbeitete ich schon seit 1987 als Chiropraktiker. Während meines ersten Jahres verdiente ich gerade genug Geld, um mich und die Familie zu ernähren. Leider überstand meine erste Ehe den Stress dieser mageren Jahre nicht. Zehn Jahre später, zum Zeitpunkt dieser Geschichte, hatte ich ein regelmäßiges Einkommen, von dem ich gut leben konnte. Welcher Teufel hatte mich nur geritten, dass ich glaubte, zur Schule zurückgehen und in meinem Alter noch einmal ganz von vorne anfangen zu können – oder zu müssen?

Ich hatte pro Semester 31 zusätzliche Vorlesungsstunden belegt. Das bedeutete, dass ich für die Schule lebte, aß und schlief. Obwohl ich Vollzeit in Seattle studierte, fuhr ich jedes zweite Wochenende dreizehn Stunden nach Montana (wo ich eine Zulassung als Chiropraktiker hatte), damit ich dort arbeiten und meine Familie versorgen konnte.

Ich bekam Justice überhaupt nur zu Gesicht, weil ich keine Chiropraktikzulassung für Washington besaß. Damit wir ein bisschen Zeit miteinander verbringen konnten, hatte sie sich bereit erklärt, Sekretärin für meine immer noch florierende Praxis in Montana zu spielen. Wir hatten gerade einen anstrengenden Zehnstundentag hinter uns gebracht und ich fuhr sie nach Hause.

Die Fahrt verlief problemlos und die meiste Zeit lauschten wir beide in stiller Eintracht dem kräftigen Motorengeräusch meines Pontiac, während wir uns vorsichtig auf der vereisten Straße den Berg hinaufschlängelten. Nachdem wir sicher angekommen waren, umarmte ich Justice und sagte ihr, dass ich sie am nächsten Morgen wieder abholen würde. Dann trat ich den Weg zurück zu meiner Unterkunft in Livingston an – ohne im Geringsten zu ahnen, dass mein Leben schon wieder drauf und dran war, sich radikal zu verändern!

Während ich die gewundene Straße langsam wieder bergab fuhr, sah ich auf einmal etwas vor mir auf der Straße. War da wirklich etwas? Oder hatte ich schon wieder Halluzinationen? (Wenn Sie schon einmal *Superman* in ihrer Arztpraxis gesehen haben, ist danach so ziemlich alles möglich.) Ich fuhr etwas langsamer und schaute genau hin. Kein Zweifel! Irgendetwas stand mitten auf der Straße. Ich fuhr an den Straßenrand und hielt mein Auto an.

Plötzlich sah ich vor meinem geistigen Auge ganz deutlich einen Mann mit einem leuchtend bunten Turban, der unmittelbar vor mir stand, den rechten Arm zum Gruß erhoben. Ohne sich mit dem üblichen Vorgeplänkel aufzuhalten, wandte er sich mit kräftiger, gebieterischer Stimme an mich: „Ich werde dir geben, was du wünschst, wenn du versprichst, niemals die Hand gegen irgendetwas Lebendiges zu erheben." Ich stimmte sofort zu. Daraufhin nickte er leicht mit dem Kopf, blickte mir in die Augen und sprach: „So möge es beginnen!"

Im nächsten Moment hörte ich ein zischendes Geräusch und fühlte mich so, als wäre mein Kopf oben aufgeklappt worden und sein Inhalt flöge von meinem Schädel aus geradewegs in den Himmel. Vor meinem geistigen Auge sah und spürte ich, wie etwas Riesiges sich unmittelbar von oben herabsenkte.

Haben Sie jemals den Film *Unheimliche Begegnung der dritten Art* gesehen? Erinnern Sie sich an die Szene, in der das gigantische mehrstöckige Raumschiff auf die Landeplattform oben auf dem Berg niedersinkt? Das ist die beste Analogie, die mir einfällt, um das zu beschreiben, was sich in den nächsten Minuten abspielte. Wenn Sie sich einen gigantischen bunten Kreisel vorstellen, bekommen Sie vielleicht einen ungefähren Eindruck davon, wie ich mich fühlte.

Als sich dieses Konstrukt aus Gedanken und Form öffnete, blitzten schnelle Bilder und Szenen in meinem Bewusstsein auf und der Download eines gewaltigen „spirituellen Softwareprogramms" begann. Obwohl dieses Programm für mehr als nur ein paar Minuten weiterlief, gewöhnte ich mich schnell an das, was da geschah, und gewann wieder die Kontrolle über meine Körperfunktionen. Der Meister erschien ein weiteres Mal und forderte mich auf, meine rechte Hand an die linke Seite meines Brustkorbs zu legen. In dem Moment, in dem meine Finger die Brust berührten, gab es einen lauten Knacks und mein gesamter Brustkorb verschob sich in eine neue Position.

Dazu müssen Sie wissen, dass ich mit einem zusätzlichen Lendenwirbel geboren wurde. Um dies zu kompensieren, hatte sich mein Brustkorb so verformt, dass er an der linken Seite immer schon unangenehm hervorstand. Diese Deformation war so stark, dass ich als Junge hören konnte, wie mein Herz trommelnd an meine Rippen schlug, wenn ich auf der linken Seite lag. Aus diesem Grund konnte ich auch nicht auf der linken Seite schlafen, denn die Vibrationen meines Herzens gegen den Brustkorb hielten mich wach.

Sobald ich jedoch, wie vom Meister erbeten, meinen linken Brustkorb berührte, wurde ich geheilt und stellte fest, dass er sich nun in einer wesentlich angenehmeren Position befand. Tränen der Dankbarkeit flossen über meine Wangen. Ich konnte kaum fassen, was da gerade passiert war. Von einem Augenblick zum nächsten war ich von einem äußerst unangenehmen Zustand befreit worden! Der Meister nickte mir noch einmal zu und verschwand.

Als ich meine Gefühle und Sinne wieder einigermaßen beisammenhatte, setzte ich die halbstündige Fahrt nach Livingston fort. Während ich fuhr, hielten zwei Engel (das ist die einzige Bezeichnung, die mir für diese Wesen einfällt) in meinem Kopf einen fortlaufenden Vortrag darüber, wofür die neue spirituelle Software gedacht war. Das ging auch noch die nächsten fünf Stunden so weiter und stellt eines der erhebendsten Erlebnisse meines ganzen Lebens dar!

Ich habe immer bereut, dass ich nichts von dem, was mir in dieser Nacht gezeigt wurde, niedergeschrieben habe – dabei gab es so viele Anleitungen zu den neuen Energien, die ich nun besaß, und dazu, wie ich sie zum Heilen einsetzen konnte. Einige Teile des „Gesprächs" waren recht technisch und betrafen die heilige Geometrie, die Aktivierung der Chakren in meinen Händen und vieles, vieles mehr. Als der „Engel-Download" fünf Stunden später zum Ende kam, sagte ein wunderschönes weibliches Wesen zu mir: „Dies war für deinen Geburtstag (im Mai) geplant, aber wir brauchten ein paar ungestörte Stunden gemeinsam mit dir, um den Prozess abzuschließen. Herzlichen Glückwunsch zum Geburtstag!"

Kapitel 2

Zurück zum Anfang: Die Ursprünge von Matrix Energetics

Es war an einem strahlenden Sommermorgen in Seattle, zwei Jahre später. Ich wartete in der Bastyr-Klinik auf meinen nächsten Patienten. Es klopfte an der Tür, und als ich sie öffnete, stand dort ein bescheiden wirkender blonder Mann.

Wie Mark Dunn in mein Leben trat

„Sie sind Dr. Bartlett, nicht wahr? Ich habe eine Menge über Sie gehört und ich freue mich sehr, Sie kennenzulernen. Ich habe all diese verschiedenen Heiltechniken erlernt und wollte Sie fragen, was Sie mir als nächstes Gebiet vorschlagen würden." Mit diesen Worten drückte er mir ein Blatt Papier in die Hand, auf dem eine lange Liste von Techniken stand.

Als ich mir die Liste so ansah, stellte ich fest, dass auch ich alles darauf erlernt hatte und viele der Techniken beherrschte. „Von wem sollte ich Ihrer Meinung nach als Nächstes lernen?", fragte der junge Mann erneut.

„Da ich alle diese Techniken kenne und Ihnen wahrscheinlich sogar einige Tricks und Kniffe zeigen kann, schlage ich vor, dass Sie von mir lernen", antwortete ich. „Einverstanden!", meinte er begeistert. Keiner von uns ahnte damals, dass dies der Beginn einer lebenslangen Freundschaft werden sollte.

In den folgenden vier Jahren brachte ich Mark Dunn alles bei, was ich in den zwölf Jahren meiner ungewöhnlichen Ausbildung und meiner manchmal recht „schrägen" medizinischen Praxis gelernt hatte. Das Einzige, was ihm zu seinem wachsenden Unmut nicht gelang, war das, was ich mit meinen Händen tun konnte und was er „dieses Energieding" nannte.

Mark hatte seine Realität nämlich so strukturiert, dass er mein Handeln grundlegend missverstand. Er dachte, ich „täte" etwas mit meinen Händen und es fände dabei ein Energietransfer statt. Da Mark den von mir praktizierten Prozess ständig infrage stellte, begann ich Bücher über Quantenphysik zu lesen, um verstehen und erklären zu können, was genau bei meinem „Energieding" ablief. Mithilfe der mehr esoterischen Aspekte der Quantenfeldtheorie gelang es mir schließlich, die grundlegenden Prinzipien dessen zu formulieren, das heute unter dem Namen *Matrix Energetics* bekannt ist.

Sehr zum Leidwesen von Mark erlernte mein zweiter Schüler die Grundlagen dessen, was ich weiß, in rund vier Stunden. Heute kann *jeder Matrix Energetics* im Verlauf eines einzigen Wochenendseminars erlernen.

Das allererste *Matrix-Energetics*-Seminar im September 2003 hatte 27 Teilnehmer. Seither ist *Matrix Energetics* ein internationales Phänomen geworden. Sie müssen noch nicht einmal an einem Seminar teilnehmen, um *Matrix Energetics* zu erlernen (auch wenn das zugegebenermaßen eine Menge Spaß macht). Viele Menschen haben *Matrix Energetics* einfach durch das Lesen meines ersten Buches oder über die *YouTube*-Videos gelernt, in denen ich die „Techniken" demonstriere; und sie haben damit wunderbare

Erfahrungen gesammelt. (Sollten Sie mein erstes Buch noch nicht gelesen haben, kann ich Ihnen nur dazu raten – es lohnt sich.)

Dieses zweite Buch wird Sie noch tiefer in die Matrix einführen und enthält meine neusten Theorien und Erkenntnisse. Ich habe mehr als hundert Texte über Quantenphysik gelesen, um das Bisschen zu verstehen, das ich derzeit weiß. Größtenteils habe ich dabei gelernt, was ich alles *nicht* weiß – und vielleicht auch nie verstehen werde. Schon der berühmte Physiker Richard Feynman meinte, dass jeder, der glaube, die Quantenphysik verstanden zu haben, die Theorie in Wirklichkeit nicht verstanden habe.

Mathematik und Physik sind unbewusste Symbolsprachen. Sie sind dazu gedacht, die höheren Gehirnfunktionen zu stimulieren, und zwar nicht die „Hilfsarbeiter" in Gestalt der höheren analytischen Funktionen der linken Gehirnhälfte, sondern das Wahrnehmungsvermögen für Symbole und Vernetzung in der rechten Gehirnhälfte. Das Problem ist, dass wir aus der Wissenschaft ein *geschlossenes System* gemacht haben. Die Gleichungen, die wir ersinnen, um das Unerforschte oder Unbekannte zu erklären, müssen für die Denkweise und Wahrnehmung unserer linken Gehirnhälfte einen Sinn ergeben. Ist dies nicht der Fall und passen sie zudem nicht in unser geschlossenes Realitätssystem, pflegen wir so lange daran herumzubasteln, bis die Gleichung passt. Sie können sich gar nicht vorstellen, wie oft das in der Geschichte der Physik bereits passiert ist.

In diesem Buch werde ich über die Technologie und Wissenschaft der verpönten *Ätherphysik* sprechen. Wenn man wie ich innerhalb weniger Monate mehr als 140 Bücher über Wissenschaft und Physik verschlingt, beginnt man einige offenkundige Diskrepanzen im klassischen oder Standardmodell der Physik zu entdecken und zu ahnen, dass da vermutlich an einigen Ecken und Enden etwas fehlt.

Das Problem beim klassischen Physikmodell ist, dass es den sogenannten X-Faktor des Bewusstseins nicht berücksichtigt. Wird die Rolle, die das Bewusstsein bei den Experimenten im Labor unseres Lebens spielt, nicht einbezogen, so erfüllen sich die unbewussten Erwartungen der Beobachter, die das Experiment durchführen. Das Standardmodell der Physik ist ein geschlossenes System. In einem geschlossenen System sind die Auswirkungen des Bewusstseins ausgeschlossen. In einem solchen System ist kein Platz für Wunder.

Matrix Energetics als nützliche Mythologie

Über *Matrix Energetics* und die Seiten dieses Buches möchte ich eine machtvolle und nützliche Mythologie mit Ihnen teilen. Seien Sie sich dessen bewusst, dass alles, was Sie oder ich als Wahrheit empfinden, wahrscheinlich ein wenig verzerrt ist. Wir bringen unsere zentralen Konzepte und in Ehren gehaltenen Ideale so lange ins Spiel, bis etwas Besseres auftaucht. Betrachten Sie einfach einige der Dinge, die ich Ihnen mitteile, als „Platzhalter", bis Ihnen etwas Besseres über den Weg läuft.

Treten Sie zu Ihrem eigenen Besten stets für Ihre ureigene Wahrheit ein. Meine spirituelle Lehrerin Elizabeth Clare Prophet pflegte mir zu sagen, dass sie der Welt stets ihr Bestes gebe. Sie betonte, dass sie sofort dabei wäre, wenn sie etwas fände, was ihr noch glaubhafter erschiene. Dienen Sie der inneren Wahrheit Ihres Herzens und Ihr Leben wird Ihnen als seinem Meister Respekt zollen.

Je weniger Sie über Physik und Mathematik wissen, umso mehr werden Sie sich vermutlich den Ideen in diesem Buch öffnen können. Wenn Sie Physiker sind, werden Sie dieses Material aus rein wissenschaftlicher Sicht und somit ganz anders betrachten. Ich hoffe, dass Sie dennoch einige der hier vorgestellten Konzepte in Betracht ziehen.

Es ist Ihnen völlig freigestellt, das Ganze einfach als eine Extraportion Unsinn zu betrachten, wenn Sie es so empfinden. Es könnte Ihnen gut tun. Besser als der Geschmack von Rosenkohl ist es allemal! Einige Dinge mögen zwar gut für uns sein, hinterlassen aber trotzdem einen unangenehmen Nachgeschmack.

Im Grunde genommen ist es egal, ob Sie mir glauben oder nicht – diese Ideen können Ihr Leben in jedem Fall verändern.

Matrix Energetics: Was es ist und was es nicht ist

Es gibt keine fixierten, unumstößlichen Regeln, die besagen: „Das ist *Matrix Energetics*." *Matrix Energetics* an und für sich existiert nicht – ich habe es erfunden. Oder besser gesagt: Ich habe den Namen und die Instrumente erfunden, mit denen man es nutzen und verstehen kann. Gleichzeitig sind andere zugrunde liegende Prinzipien am Werk, die ich nicht erfunden habe. Allerdings geben die wenigsten Menschen das in Bezug auf ihre sogenannten Techniken oder Methoden zu. Ich habe es zusammengestellt, aber ich habe nicht den Wissensschatz erfunden, den ich Ihnen in diesem Buch präsentiere.

In der vergangenen Hälfte meines Lebens habe ich mich bemüht, meinen Beitrag zu leisten und Kranke zu heilen. Ich war immer bestrebt, dort Trost und Hilfe zu geben, wo es notwendig war. Vor allem aber habe ich versucht, neugierig und bescheiden zu bleiben und die Dinge zu hinterfragen. Ich kann mittlerweile mehr Menschen helfen, als dies in einer eigenen Praxis möglich wäre. Über die Bücher und Seminare zu *Matrix Energetics* konnte ich das Leben tausender Menschen überall auf der Welt positiv beeinflussen. Ich hoffe, dass dieses Buch es auch Ihnen ermöglicht, sich zu neuen Höhen Ihrer Möglichkeiten, ja der Meisterschaft aufzuschwingen.

Kapitel 3

Vertrauen in das Unbekannte gewinnen – offene Fragen stellen

Indem Sie es sich zur Gewohnheit machen, kraftvolle, bewusstseinsverändernde Fragen zu stellen, trainieren Sie Ihre rechte Gehirnhälfte darauf, auf die Signale Ihres Unterbewusstseins zu reagieren.

Der Grund, weshalb ich Fragen stelle, ist nicht, dass ich etwas weiß. Ich weiß nichts. Ich stelle eine Frage, weil ich gespannt bin, worauf sich meine Aufmerksamkeit richten wird: „Was ist nützlich an dem, was ich gerade im Moment wahrnehme?"

Um „in den Moment" zu gelangen, stellen Sie eine Frage, treten innerlich zurück und beobachten, welche innere Reaktion oder Sinnesrückmeldung folgt. Wenn ich sage „beobachten", verwende ich ein visuelles Bild. Tatsächlich ist alles, was Sie nach dem Stellen der Frage über einen der fünf Sinne wahrnehmen, potenziell nützlich und möglicherweise sogar lebensverändernd. An diesem Punkt bitte ich Sie lediglich, die Frage zu stellen und alle vorgefassten Gedanken um sie herum beiseite zu schieben – um dann alles wahrzunehmen, was sich von dem unterscheidet, was Sie zuvor wahrgenommen haben. Ich weiß, dass sich das im Moment womöglich ein wenig mysteriös anhört, aber der Sinn meiner Bitte wird sich Ihnen später erschließen.

Ausdauer und Glaube sind die Schlüssel. Glauben Sie an sich selbst. Sie haben ein Recht auf Führung, Liebe und Unterstützung aus der Sphäre des Geistigen. Welche Frage Sie auch immer stellen, Sie schicken Ihren Geist damit auf die Suche nach einer Antwort. Ihr Gehirn funktioniert auf bestimmten Prozessebenen wie eine Maschine. Was auch immer Sie hineingeben, wird in der Sprache derjenigen Sphäre empfangen, mit der Sie Ihre Bitte formuliert haben. Wenn Sie erwarten, Visionen oder Träume von jenseits des Schleiers zu erhalten, der zwischen Bewusstsein und Unterbewusstsein liegt, dann werden Sie sie auch irgendwann bekommen. Vertrauen Sie beim Stellen von Fragen darauf, dass alles, was sich zeigt, in irgendeiner Form nützlich ist. Stellen Sie immer besser formulierte, offene Fragen, um das zu bekommen, was Sie möchten.

Wenn Sie Fragen stellen wie „Warum schaffe ich das nicht?", können Sie aufs Beste die Fähigkeit kultivieren beziehungsweise perfektionieren, völlig *nutzlose* Informationen zu erhalten. Glauben Sie an sich selbst, wenn Sie Fragen stellen. Selbst scheinbar unsinnige Symbole und Bilder bedeuten, dass Sie etwas *Nützliches* erhalten, denn sie sind ein Zeichen dafür, dass Sie dabei sind, eine Verbindungsbrücke zu Ihrem Unterbewusstsein zu bauen. Ihr Bewusstsein schickt alles, was Sie wahrnehmen, durch Filter und versucht es zu verstehen. Daher stellen Bilder, die aus dem Nichts auftauchen und scheinbar keinen Sinn ergeben, mit hoher Wahrscheinlichkeit mehr Informationen dar, als Ihr Bewusstsein normalerweise im Zugriff hat.

Genau auf diese Weise arbeiteten auch die Menschen, die in den 1990er-Jahren im militärischen Bereich als sogenannte *Remote Viewer* [Fernbeobachter] tätig waren. Sie waren angehalten, alle empfangenen Bilder schriftlich festzuhalten und jedem Aufmerksamkeit zu schenken. Je einzigartiger ein Bild war, desto bedeutsamer konnte es sein. Tatsächlich schulden die im Rahmen von

Matrix Energetics gelehrten Methoden sowohl den individuellen Traumbildern im Sinne der Jung'schen Psychoanalyse Dank als auch dem klassischen Protokoll des *Remote Viewing* [Fernbeobachtung], wie es vom *Stanford Research Institute* und der US-Armee gelehrt wurde.

Wenn Sie beginnen, darauf zu vertrauen, dass Ihnen alles Wissen zusteht, das Sie benötigen, dann können Sie es auch haben. Niemand wird Sie aufhalten. Niemand wird Ihnen auf die Finger klopfen, wenn Sie die Hand ausstrecken, um mehr zu wissen und mehr zu sein. Versuchen Sie, Ihre Bitten, Bedenken und Wünsche auf humorvolle, witzige Weise vorzubringen – und das Universum wird schneller darauf reagieren.

Ich werde an einem späteren Punkt in diesem Buch noch genauer auf die Kunst eingehen, lebensverändernde Fragen zu stellen. Vertrauen Sie mir derweil, wenn ich Ihnen sage, dass die Antwort in der Frage verborgen liegt.

> *Bittet, und es wird euch gegeben werden. Suchet, und ihr werdet finden. Klopfet an, und es wird euch aufgetan werden. Denn wer da bittet, der empfängt; und wer da sucht, der findet; und wer da anklopft, dem wird aufgetan.*
>
> MATTHÄUS 7, 7–8

Sie können genau das bekommen, was Sie haben möchten, sobald Sie aufhören zu *kontrollieren*, was sich in Ihrem Leben zeigt. Akzeptieren Sie die Gnade und die Liebe, die Sie sind, und vertrauen Sie darauf, dass die Dinge genau so sind, wie sie sein sollen. Wenn Sie akzeptieren können, wo Sie sich befinden, können Sie den emotional aufgeladenen Zustand der Dualität loslassen, der stets auf der Suche nach etwas Besserem ist. In dem Moment, in dem Sie wirklich loslassen, wartet der nächste Schritt in der Evolution Ihres Bewusstseins bereits auf Sie.

Warum kann ich meine Probleme nicht einfach verschwinden lassen?

Es gibt eine ganze Reihe von Menschen, die auf wesentlich beeindruckendere Weise als ich unglaubliche Heilerfolge erzielen. Vielleicht sind sie Hausfrauen beziehungsweise Hausmänner oder auch Staubsaugervertreter oder Elektriker. Eine medizinische Ausbildung ist Segen und Fluch zugleich. Als Arzt hat man gelernt, Gesundheit und Wohlbefinden auf eine sozusagen „verordnete" Weise zu sehen. Meine erste Reaktion auf die medizinische Herangehensweise ist die Frage: „Was ist falsch an einem System, das einem Patienten zunächst mitteilen muss, was die schlimmstmögliche Folge sein kann?"

Wie könnte ich solch eine Frage jemals beantworten? Warum kann man sich stattdessen (und um eine faire und ausgewogene zweite Meinung anzubieten) nicht zur Abwechslung einmal auf das konzentrieren, was gut laufen könnte? Womöglich werden einige Dinge besser, wenn wir uns nicht ausschließlich auf das *Problem* konzentrieren.

Auch Sie können das Bewusstseinsmuster von *Matrix Energetics* anzapfen. Gemeinsam können wir etwas Neues und Aufregendes schaffen. Jede Person, die dieses Buch liest, kann und wird teilhaben an dem „Gitter" erweiterter Wahlmöglichkeiten und neuer Fähigkeiten. Wie viele von Ihnen sind Ärzte? Heben Sie bitte mal eben die Hand. Danke, das reicht. Sie sind nicht mehr in der Schule: Hören Sie auf, Anmerkungen an den Seitenrand zu schreiben. Das Wissen wird in keinem Test abgefragt.

Was allerdings nicht bedeutet, dass das Wissen Sie nicht testen wird. Bruce Lee sprach vom „Weg der eingreifenden (offenen) Faust". Ein wesentlich produktiverer Ansatz wäre bei diesem Buch der „Weg des eingreifenden (offenen) Verstandes". Mein Lehrer Dr. M. T. Morter, Präsident des von mir besuchten *Parker Chiropratic College*, lehrte uns, „alles zu lernen und nichts zu glauben". Es ist unwichtig, ob Sie an etwas glauben oder nicht, solange Sie Ihr

Wissen und Ihre Erfahrung einsetzen, um mehr zu dem zu werden, das oder der/die Sie eigentlich sind. *Vertrauen Sie allem, was sich in Ihrem Bewusstsein zeigt, selbst wenn es scheinbar keinen Sinn oder Nutzen ergibt.*

Symbolische Informationen werden von der rechten Gehirnhälfte erzeugt und stellen eine potenzielle codierte Kapazität von vierzig Milliarden Bit an Informationen pro Sekunde dar. Vergleichen Sie das doch einmal mit dem eher dürftigen, für die linke Gehirnhälfte errechneten Wert von sieben (plus oder minus zwei) Bit Informationen pro Sekunde. Etwas großzügigere Forscher setzen die Zahl inzwischen ein bisschen höher an und kommen auf vierzig Bit pro Sekunde ...

Ich würde gerne einmal den offensichtlich mit übermenschlichen Fähigkeiten ausgestatteten Doktoranden treffen, der die vierzig Milliarden Bit pro Sekunde tatsächlich gezählt hat. (War nur ein Scherz, natürlich kann man so etwas nicht zählen, er oder sie wird den Wert auf der Basis irgendwelcher Berechnungen ermittelt haben. Aber diese riesige Summe und all die Informationen machen das Ganze irgendwie glaubhaft, finden Sie nicht?) Der Punkt ist, dass Sie nun vielleicht den verrückt erscheinenden Daten mehr Aufmerksamkeit schenken, weil sie möglicherweise eine erheblich höhere Menge an codierten Informationen enthalten.

Sie wissen erst dann, dass Sie etwas wissen, wenn Dinge beginnen, um Sie herum, in Ihnen und durch Sie zu geschehen – das heißt in dem Moment, in dem Sie dies selbst erleben. Dann wissen Sie, dass Sie wissen. Es ist der Unterschied zwischen dem gnostischen Prinzip des „ich weiß" und „ich denke" und dem „ich wünschte, ich wüsste (vielleicht wusste ich es einmal ...)".

> Wissen hat nichts mit Denken zu tun, es ist vielmehr eine Eigenschaft, die man im Herzen und über das Herz findet.

Ich bin mittlerweile der Meinung, dass in dem Moment, in dem wir das bewusste Denken aussetzen können, das Feld unseres Herzens die Regie übernimmt. Ich glaube, dass die Weisheit des Herzens einen sofortigen Zugang zu den vierzig Milliarden Bit pro Sekunde der rechten Gehirnhälfte hat. Basierend auf dieser Theorie lautet das Motto: *Je weniger Sie versuchen zu denken, umso machtvoller werden Ihre Ergebnisse sein.*

Leben, was man predigt

Vor einiger Zeit fiel ich bei einer Präsentation von *Matrix Energetics* in Vancouver von der Bühne und brach mir das Bein. Ich tanzte gerade zu dem Song „Touch Me" von den *Doors* und begab mich gemeinsam mit Jim Morrison in einen schamanischen Zustand. (Ich nehme stark an, dass er nicht ganz bei Sinnen war, als der diesen Song aufnahm!) Jedenfalls vergaß ich völlig, dass es eine Bühne gab und dass ich einen Körper hatte. Daran wurde ich allerdings recht plötzlich und schmerzhaft erinnert. Zwar war die Bühne nur rund 90 Zentimeter hoch, ich aber so *high*, dass ich in wesentlich höheren Sphären schwebte.

Ich fiel auf mein ausgestrecktes Bein und hörte es auf eine Weise knacken, die nichts Gutes verhieß. Ein weißglühender Schmerz durchfuhr mich und mein Geist wurde ob der Heftigkeit aus meinem Körper herauskatapultiert. Als ob das nicht genug wäre, war es mir zudem reichlich peinlich, dass sich das Ganze vor rund dreihundert Leuten abspielte. Andererseits – wenn man sich schon zum Esel macht, dann doch am besten zu einem so großen, dass Jesus darauf in Jerusalem einziehen könnte!

Anstatt von Palmwedeln schwenkte ich allerdings die weiße Fahne: Waffenruhe! Ich musste meine Verletzung irgendwie akzeptieren oder ich würde vorerst am Boden bleiben. Der erste Ort, den ich in meinem Geist aufsuchte, war ein für diese und ähnliche Fälle typischer: „Mami! Wo ist meine Mami?" (Das hängt natürlich davon ab, wie gut Ihr Verhältnis zu Ihrer Mutter war, aber bei mir ist und bleibt sie die erste Anlaufstelle.) Dann sprang ich zu einem Werbespot für Identifikationsarmbänder: „Hilfe! Ich bin gefallen und kann nicht mehr aufstehen!" Wo bleibt denn bloß dieser blöde „Chirurg"? Nie ist einer da, wenn man ihn braucht! Und der nächste Gedanke war „Krankenhaus!". Diese drei Gedanken gingen mir durch den Kopf – relativ einleuchtende Bezugspunkte, wenn man sich eine körperliche Verletzung zugezogen hat.

Ich fand erst rund zehn Tage später heraus, dass mein Bein tatsächlich gebrochen war. Wie ich das herausfand? Die Knochenschmerzen weckten mich mitten in der Nacht auf. Als Doktor der Chiropraktik und der Naturheilkunde weiß ich, wie man testet, ob etwas gebrochen ist. Man nimmt eine Stimmgabel, schlägt sie an, hält sie an den gebrochenen Knochen und dann … tut es höllisch weh! Wenn Sie Angst haben, einen Test durchzuführen, weil Sie bereits wissen, wie es sich anfühlen wird, dann können Sie es auch gleich ganz lassen: Manche Dinge weiß man einfach.

Der peinliche Vorfall hatte aber auch etwas Nützliches, denn so konnte ich den Teilnehmerinnen und Teilnehmern des Seminars gleich am lebenden Beispiel die Grundsätze und Methoden demonstrieren, die ich lehre. Was hätte mir Besseres einfallen können, als vor ihren Augen zum lahmen Gaul zu werden? Ich hoffte eine Zeit lang wirklich, irgendwer würde mir den Gnadenschuss verpassen.

Ich lag also da und tat genau das, was Sie in den Seiten dieses Buchs lernen werden. Ich „sprang durch die Realitäten", bis ich eine fand, in der mein Bein sich nicht ganz so schlimm anfühlte. Und dann wechselte ich in eine Realität, in der ich auf der Bühne stehen und das Seminar fortsetzen konnte. Es kostete mich eine Menge Mühe und Energie und als ich am Abend aus dem Raum humpelte, musste meine Tochter mich stützen. Am nächsten Tag begab ich mich wieder auf die Bühne und wir führten eine Gruppenheilung durch. Alle waren um mich besorgt und wollten ihren Beitrag leisten. Also legten wir los.

Ich holte meine Akustikgitarre auf die Bühne und wir sangen den John-Lennon-Song *Give peace a chance*. Allerdings änderten wir den Text ein wenig ab. Anstatt „Give peace a chance" [Gebt dem Frieden eine Chance] sangen wir „Give knees a chance" [Gebt den Knien eine Chance]. Alle waren voll dabei. Wir hatten jede Menge Spaß und ließen alle Möglichkeiten offen, das heißt, wir gingen nicht in die Realität, in der das Bein gebrochen war. Ich bedankte mich bei allen Anwesenden. Danach begann mein Knie stetig besser zu werden.

Kein „ungläubiger Thomas" mehr

Ich erinnere mich daran, wie ich im Publikum saß und Dr. Bartlett davon erzählte, wie er bei einem der vorherigen Seminare von der Bühne fiel, sein gebrochenes Bein heilte und dann weiter unterrichtete – ohne dass man nun, rund zwei Wochen später, mehr erkennen konnte als ein leichtes Humpeln. Ich weiß noch, dass ich dachte: „Oh Mann, hierfür hast du WIE VIEL Geld ausgegeben?"

Meine Erfahrungen mit „Heilung" beschränkten sich zu diesem Zeitpunkt auf einen vierwöchigen Qigong-Kurs, den mein Tierarzt und seine Frau gegeben hatten, und nun war ich quer durch die Staaten geflogen, um ein Seminar zu besuchen, dessen Kursleiter angeblich Superman sah.

Lassen Sie mich einfach sagen, dass mein Glaube nicht gerade fest zementiert war, wenngleich ich allen „logischen" Bedenken zum Trotz instinktiv spürte, dass an dieser Matrix-Geschichte irgendetwas dran sein musste. Und aus diesem Gefühl heraus nahm ich – Zweifel hin oder her – nicht nur an Level 1 und 2, sondern ein paar Wochen später in Miami auch noch an Level 3 teil.

Nachdem ich Level 3 hinter mir hatte, herrschte in meinem Kopf ein einziges Chaos. Dennoch wendete ich Matrix Energetics bei Freunden, bei meiner Familie, bei Haustieren an – praktisch bei allen, die mich nicht auslachten ... oder die es wenigstens nur hinter meinem Rücken taten. Aber egal, wie viel ich übte, es passierte nichts, was ich als echten Beweis dafür hätte ansehen können, dass Matrix Energetics wirklich funktionierte. Wenige Wochen später allerdings erhielt ich meinen Beweis in Form eines außergewöhnlichen Unfalls mit einem sechs Pfund schweren Chihuahua namens Bitty Bo Bitty.

Mein Nachmittag begann wie jeder andere auch. Ich passte für meinen Vater auf Bitty auf und beschloss, dass es doch nett wäre, Bitty und meine beiden eigenen Hunde mit auf die Fahrt zu seinem Haus auf dem Land zu nehmen, wo ich seine im Freien lebenden Hunde und Katzen füttern wollte. Ich parkte mein Auto, öffnete die Fenster und befahl Bitty und meinen Hunden, brav im Auto zu bleiben, ich käme gleich wieder zurück – so, wie ich es schon tausend Mal zuvor getan hatte.

Ich sah, wie Bitty auf den Fahrersitz sprang, mit dem Schwanz wedelte und mich liebevoll ansah, als ich ausstieg. Ich drehte mich um, warf die Tür ins Schloss und geriet sofort in Panik, als ich den herzzerreißendsten Schrei hörte, den ich jemals in meinem Leben vernommen habe. Ich drehte mich um und sah, dass Bittys rechte Hinterpfote, im Durchmesser nicht dicker als ein Bleistift, in der Tür eingeklemmt war! Sie stand in einem unnatürlichen Winkel ab, bildete praktisch ein V und blutete an der Knickstelle.

Ich riss die Tür auf und schnappte mir Bitty. Ich rief den Tierarzt an und brabbelte etwas darüber, dass ich das Bein des Hundes abgetrennt hatte, während ich mit Vollgas die Einfahrt hinauffuhr. Mein Tierarzt (der gleichzeitig mein Qigong-Lehrer war und mir Matrix Energetics vorgestellt hatte) wies mich an, „während der Fahrt an ihr zu arbeiten".

Ich behielt also eine Hand auf Bittys Bein und eine am Lenkrad und begann mit dem Hund zu arbeiten. Ihr jammervolles Schmerzgeheul verstummte sofort. Ich sah auf die Uhr und begann rückwärts zu zählen: 16:38, 16:30, 16:15, 16:00 Uhr ...

Ich bat alle, die mir helfen konnten, um Hilfe: Gott? Die Engel? Jesus? Ich stellte mir vor, wie jede Menge Klone von mir gleichzeitig am Bein des Hundes arbeiteten. Ich bemühte mich, das Wissen des Universums anzuzapfen, indem ich Fragen stellte wie „Was würde Dr. Bartlett tun? Was würde Jesus tun?"

Ich versuchte alles, was ich in den Matrix-Energetics-Seminaren gelernt hatte: Fenster, Module und Frequenzen. Ich visualisierte einen heilenden Energieball genau an dem Punkt, an dem ihr Bein durchgebrochen war. Ich arbeitete weiter, indem ich die Durchführung der Zwei-Punkt-Methode an ihrem Bein visualisierte, da ich eine Hand am Lenkrad behalten musste. Aufgrund der Menge an Blut, die sie verlor und die meine Kleidung durchdrang, sowie wegen der rund halbstündigen Fahrt zurück in die Stadt blieb mir keine andere Wahl, als an ihr zu arbeiten und auf ein Wunder zu hoffen. Mein Nervenzusammenbruch würde warten müssen.

Ich sah vor meinem geistigen Auge, wie sie an jenem Morgen durch den Hinterhof getollt war, und fragte: „Was wäre, wenn Bitty jetzt genauso schnell laufen könnte wie heute morgen?" Ich ging in meinem Kopf eine Liste aller mir einfallenden Dinge durch, die wahrscheinlich geheilt werden mussten, nahm den Schmerz von ihr, führte ihr Blut zu, visualisierte perfekte Adern, Knochen, Bänder, Sehnen, Zellen ...

Kurz gesagt: Ich tat alles, was mir nur einfiel. Ich schaffte es in Rekordzeit zum Tierarzt. Ich bin mir immer noch nicht sicher, ob die Zeit sich einfach verlangsamte oder ob ich wie ein geölter Blitz fuhr. Ich hatte zwei T-Shirts und eine Jeans an und alle waren mit Blut durchtränkt, als ich die Praxis des Tierarztes betrat. Wie viel Blut konnte ein sechs Pfund schwerer Möchtegernhund schon haben? Und war überhaupt noch etwas davon übrig?

Ich übergab die kleine Hündin dem Tierarzt und schaute bewusst nicht auf ihr Bein. Das Einzige, was ich zu diesem Zeitpunkt wusste, war, dass sie die Fahrt irgendwie überlebt hatte.

Aber ich wusste nicht, ob sie womöglich gerade verblutete oder ihr Bein amputiert und sie in Dreibein umbenannt werden musste. Ich hielt meinen Blick auf das Gesicht des Tierarztes gerichtet, weil ich Angst vor dem hatte, was ich womöglich sehen würde, wenn ich auf ihr Bein schaute. Nun, da ich nicht länger fuhr und mich auf Matrix konzentrierte, setzten Panik und Schuldgefühle ein. Ich war am Boden zerstört, weil ich die Verletzung verursacht hatte. Ich wollte doch lernen zu heilen und stattdessen hatte ich womöglich einen kleinen hilflosen Hund, der mir grenzenlos vertraute und den ich sehr liebte, verstümmelt oder gar umgebracht!

„Dem Hund geht es gut." Der Tierarzt lächelte mich an. Völlig außer mir schrie ich zurück: „Nein, tut es nicht! Ich habe ihre Hinterpfote gerade mit der Autotür in zwei Teile zerbrochen!" Er sagte nur ruhig: „Es geht ihr wirklich gut. Du hast ganze Arbeit geleistet! Wir müssen dir wohl einen Job beim Rettungsdienst besorgen. Du hast sie gerettet!" Ich verstand noch immer nicht, selbst als ich Bitty durch den Raum laufen sah, als wäre nichts passiert. Das Einzige, was von ihrem Besuch beim Tierarzt kündete, war ein kleiner Fleck getrockneten Blutes an ihrer Hinterpfote, den der Tierarzt mit Flüssigpflaster bedeckt hatte.

FLÜSSIGPFLASTER? Das war doch wohl ein Scherz, oder? Und dann traf es mich wie ein Blitz: Dr. Bartlett hatte sein eigenes gebrochenes Bein tatsächlich geheilt – genau so, wie Bittys kleine Pfote wieder geheilt war und man nichts weiter von der Verletzung erkennen konnte als einen kleinen Blutfleck von nicht einmal Pfenniggröße.

Das also war mein Beweis. Da lief er auf allen Vieren, als ob der Unfall nie passiert wäre. Ich für meinen Teil stand – blutverschmiert – einfach da und bekam den Mund vor lauter Staunen nicht mehr zu. Wer sagt, dass das Universum niemals sagt: „Hab ich's dir nicht gesagt?"

V. H.

Das Wunder *meines* gebrochenen Beines war, dass jedes Mal, wenn ich einen Schritt machte und es höllisch wehtat, ich *die Entscheidung treffen musste, den nächsten Schritt in einer Realität zu tun, in der es nicht schmerzte.* Verstehen Sie? Also, erster Schritt ... Autsch! Das war ein schlechter Schritt! Das mache ich keinesfalls noch einmal! „Mami, darf ich wieder auf mein Zimmer gehen?", sagte ich mir innerlich, als ich am nächsten Tag der Bühne zustrebte. Der nächste Schritt musste einfach besser werden. Wie man das macht? Indem man nicht versucht, den nächsten Schritt besser zu machen. Wenn Sie versuchen, ihn besser zu machen, sind Sie auf das Ergebnis fixiert und bestätigen, wie schlimm das Ganze ist. Ist das wirklich sinnvoll? Natürlich nicht!

Innerhalb des morphischen Gitternetzes steht Ihnen ein potenziell unendlicher Satz an Möglichkeiten für das zur Verfügung, das sich im nächsten Moment manifestieren kann. Stellen Sie sich gemeinsam mit mir vor, dass es in einer Reihe von parallelen Dimensionen einen ganzen Haufen anderer Beine gibt, aus denen Sie wählen können. Eines der Beinpaare enthält die Realität, in der Sie ohne Schmerzen gehen können. *Eine* Möglichkeit, das für eine Aufgabe am besten geeignete Bein zu finden besteht darin, die einfache Frage zu stellen: „Wo ist es?", und darauf zu vertrauen, dass die Antwort auf diese Frage tatsächlich auftauchen wird.

„Betrachten" Sie die vielen Möglichkeiten, die sich Ihnen zeigen, oder „erspüren" Sie sie irgendwie. Spüren Sie dann, welcher „virtuelle Raum" die beste Lösung für Sie enthält. Durch geringfügiges Verschieben Ihrer *zielgerichteten Absicht* können Sie das bestmögliche Ergebnis wählen, und das bei geringstmöglichem Aufwand. Zielgerichtete oder fokussierte Absicht bedeutet nichts anderes, als dass Sie etwas in Ihre mentale „Zwischenablage" packen und es dann vergessen oder loslassen. Wenn Sie in Gedanken an dem, was Sie sich wünschen, festhalten, haben Sie es nicht ins Universum entlassen. Wie kann es dann erfüllt werden? Wenn Sie fragen, wo etwas ist, und nichts passiert, dann müssen Sie sich vielleicht mal ein wenig mit dem Thema Vertrauen befassen. Und natürlich bedarf es einiger Übung, um es so tun zu können, wie ich es hier vorschlage!

Woher wusste ich, dass mit all diesem Getue um parallele Dimensionen überhaupt *irgendetwas* erreicht hatte? Weil mein Knie sich öfter verdrehte, woraufhin es eine Art Klick gab und mein Gang sich anpasste. Mein nächster Schritt fühlte sich dann sofort leichter und flüssiger an. Manchmal machte ich auch wieder einen „schlechten" Schritt. Wenn man einmal einen Bezugspunkt für ein Ungleichgewicht namens „gebrochenes Bein" hat, dann muss man es immer wieder austesten. Das ist das Universum, das uns fragt „Bist du wirklich sicher?" Beim nächsten Seminar nur rund zwei Wochen später betrat ich die Bühne und mein Bein war wieder in Ordnung.

Wenn Sie die Tür öffnen, kann die Gnade eintreten

Was machen Sie, wenn ein Mensch Sie um Hilfe bei einem Problem bittet? In meinem ersten Buch, *Matrix Energetics*, gibt es einen Abschnitt mit dem Titel „Das Problem des Denkens in Problemen", in dem ich beschreibe, wie wertvoll es ist, wenn man seinen Geist und seine Prozesse für etwas öffnet, das man womöglich noch nie zuvor in Betracht gezogen hat. Wenn Sie vertrauen – und dann beiseitetreten und den Weg frei machen –, können Sie lernen, sich für Lösungen zu öffnen. Indem Sie sich entscheiden, zunächst einmal zu vertrauen und aus diesem Vertrauen heraus zu handeln, können Sie die Tür zum Feld universellen Potenzials weit öffnen. *Dies erfordert allein, dass Sie aufmerksam sind, bemerken, was Sie beobachten, und alles annehmen, was sich zeigt.* Wenn Sie dies tun, kann das Prinzip der Gnade Einzug halten in die Gleichung. Und das kann die Chancen erheblich steigern, selbst unter den hinderlichsten Bedingungen.

Das Problem erneut betrachten

Heilung und Krankheit sind zwei Teile derselben Gleichung eines geschlossenen Systems. In einem geschlossenen System können Sie nur das herausbekommen, was Sie auch hineingeben. Ich halte das für einen der Gründe, warum man nur selten Wunder sieht oder von ihnen hört. Wenn Sie glauben, dass dieses Buch Ihnen eine Heilungstechnik vermittelt, dann muss ich Sie enttäuschen. Lösen Sie sich von der Vorstellung, dass Heilung und Krankheit zwei entgegengesetzte Pole darstellen und eins ohne das andere nicht existieren kann. In einem *offenen System* trifft dies nicht zu. In einem offenen System oder in einem sogenannten System freier Energie können Sie mehr Energie bekommen, als Sie hineingeben.

Ein Wunder ist ein Beispiel für ein offenes System. Dieses Thema ist grundlegend für alles, was ich im Rahmen von *Matrix Energetics* lehre. Wenn Sie ein Bewusstseinsmodell schaffen und zunehmend annehmen, dass es Ihnen ermöglicht, die Grenzen Ihrer physischen Realität zu überschreiten, können Sie die Physik der Wunder für sich nutzen.

Wenn Sie einen Tumor haben oder sonstige Beschwerden, eine Krankheit oder was auch immer, *so besteht das Potenzial, all dies sofort zu heilen*. Transformation ist ein wundersamer Prozess, der alle Grenzen dessen, was Sie als die Gesetze der Physik ansehen, überschreitet. Denn der springende Punkt ist schließlich der:

> Wunder bewegen sich außerhalb Ihres normalen Bezugssystems für Realität. Sie passieren ständig, aber wir verpassen Sie manchmal, weil wir gewohnheitsmäßig auf das fixiert sind, was gleich bleibt – das, was vertraut ist und was wir bewusst kennen und glauben. Wir würden in unserem Leben viel mehr Wunder erleben, wenn wir einfach nur bemerken würden, was anders oder neu ist!

Kapitel 4

Ein paar grundlegende Lektionen in Dualität

Sie sind Bewusstsein – nichts anderes. Sie haben sich dafür entschieden, diejenigen Informationsmuster zu manifestieren, die in Ihrer persönlichen Realität in Form von Zuständen, Strukturen, Familien oder Finanzen auftauchen. Auf irgendeiner Ebene haben Sie alles in Ihrem Leben selbst gewählt. Manchmal wählen wir auch etwas, indem wir *keine* Wahl treffen. Viel zu häufig wählen wir, indem wir uns in Opposition zu dem stellen, was wir nicht möchten. Wenn wir keine krankhaften Symptome entwickeln möchten, was machen wir dann? Wir essen um unserer Gesundheit willen „richtig". Aber dieses Konzept hat einen ziemlich dicken Haken, nicht wahr? Wenn Sie wegen Ihrer Gesundheit „das Richtige" essen, was genau machen Sie dann? In gewisser Hinsicht essen Sie bestimmte Dinge, um Krankheiten abzuwehren.

In dem Moment, in dem Sie gesunde Dinge essen, um Krankheiten zu vermeiden, treten Sie unbewusst in Beziehung zu dem, vor dem Sie sich fürchten. Wenn Sie versuchen, Ihren Cholesterinspiegel niedrig zu halten, befinden Sie sich in einem Kampf mit dem Cholesterin. Wenn Sie Aspirin nehmen, um einen Herz- oder Schlaganfall zu vermeiden, gehen Sie eine unbewusste und unbehagliche

Beziehung zu diesen Zuständen ein. Sie befinden sich sozusagen in einem *gekoppelten Spin* mit dem, was Sie nicht möchten: Wenn in einer solchen Situation Ihre Ängste *ansteigen*, kann es mit Ihrer Gesundheit schnell *bergab gehen*. Wann wurde eigentlich aus dem Erfahrungssatz „Ein Apfel pro Tag erspart den Arzt" der Glaubenssatz „Ein Aspirin pro Tag erspart den Arzt"? *Glauben Sie den medizinischen Statistiken nicht so sehr, dass Sie am Ende selbst zu einem Teil derselben werden!*

Es ist *eine* Sache, wenn Sie sich so ernähren, wie es Ihnen guttut, weil Sie sich dabei gut fühlen. Hierbei entsteht kein Konflikt mit dem Grundsatz, das Richtige für Ihre Gesundheit zu essen. Allein ihre persönlichen Bedürfnisse, gekoppelt mit Ihren Glaubenssätzen, bestimmen darüber, was „gesund sein" für Sie bedeutet. Es gibt hier keine einheitlichen Regeln, die für alle Menschen passen. Dem einen gelingt es vielleicht, sich nur von Speck zu ernähren und dabei abzunehmen, ein gesundes Herz zu behalten und seinen Cholesterinspiegel zu senken. Ein anderer erzielt womöglich die gleichen positiven Ergebnisse, indem er nur Rohkost isst. Und ein Wesen von einem anderen Planeten nimmt vielleicht nur „rohes" Sonnenlicht zu sich und ist voller Licht und Energie! Welche Entscheidung in Bezug auf das Essen Sie auch immer treffen – sie sollte Ihrer persönlichen und kulturellen Sicht dessen, was für Sie gesund ist, entsprechen.

Warum „richtig essen" manchmal falsch sein kann

Gesundheit und Krankheit sind festgelegte Strukturen und solche Festlegungen sind keine gute Idee. Wie ich ja bereits beschrieben habe, kann es durchaus sein, dass Sie in dem Moment, in dem Sie durch richtige Ernährung „etwas für die Gesundheit tun", unbewusst eine Beziehung zur Krankheit aufbauen, und zwar eine polare Beziehung. Vielleicht ist Speck doch genau das Richtige für Ihre Arterien! „Prima, Doktor, wenn Sie das sagen …!" Halt, nein: Nur wenn *Sie selbst* es sagen! Sie könnten etwa denken oder sagen: „Oh Speck, ich liebe dich so sehr", und dann ist er womöglich genau das richtige Essen für Sie.

Ich sage das nur halb im Scherz. Als Mediziner vermute ich stark, dass die meisten Forschungsergebnisse zu Nahrungsmitteln mehr als fragwürdig sind. Ein Großteil der sogenannten Gesundheitsforschung wird durch Sponsorengelder finanziert, die von großen Konzernen stammen – auch von jenen der Pharmaindustrie. Wenn die Forschungsergebnisse nicht den Vorstellungen dieser Unternehmen entsprechen, werden sie schon einmal unterdrückt. Wenn eine Studie den Profit eines Unternehmens oder Konzerns gefährden könnte, wird schnell eine neue gestartet, um das Ergebnis zugunsten des zu vermarktenden Produkts zu verändern.

Das Problem ist folgendes: Wenn genügend Menschen einer bestimmten Schlussfolgerung Glauben schenken, dann wird sie in Bezug auf alle Ideen, die in eine bestimmte Schublade fallen, zur Realität. Deshalb sage ich auch, dass sich in jeder Schublade eine Überraschung verbirgt. In welche Schublade mit Glaubenssätzen haben Sie sich selbst gesteckt? Oder vielleicht haben Sie anderen erlaubt, Sie dort hineinzustecken?

Tun Sie nicht einfach etwas, nur weil irgendwelche Experten Ihnen dazu raten. Tun Sie es, weil es sich in dem Moment für Sie richtig anfühlt und Ihrem Körper guttut. Tun Sie es, wenn es zu Ihren momentanen Bedürfnissen oder in Ihr derzeitiges Glaubenssystem passt. Hören Sie, wie viel Flexibilität darin steckt? Sie könnten auch, wenn Sie abends vor Ihrem Bett knien, ein kleines Gebet an Placebo senden, den medizinischen Gott der Spontanheilung (– warum sollte das nicht auch so ein griechischer oder römischer Gott sein?): „Nun begeb ich mich zur Ruh' – Placebo, bitte hilf mir du!"

Warum Problemvermeidung Sie an das Problem bindet

Wenn Sie versuchen, einem Problem aus dem Weg zu gehen oder so tun, als sei es nicht da, dann laufen Sie Gefahr, sich selbst an der Nase herumzuführen – kein sehr hilfreiches Unterfangen. Nehmen Sie das Problem lieber als solches an, inklusive all des emotionalen Chaos, das möglicherweise damit verbunden ist. Der aufgeladene Zustand, der durch Ihr Festhalten am Problem entsteht, sorgt dafür, dass es sich weiterhin physisch manifestiert. Wenn Sie *die Energie des Problems respektieren*, verliert es tatsächlich einen Teil seiner psychischen Aufladung. In diesem Moment können Sie es *sanft beiseitestellen*, beispielsweise an eine Stelle jenseits der Schwelle Ihres Bewusstseins. So können Sie dem Zustand oder Problem neutral gegenüberstehen.

Auf Zehenspitzen durch das medizinische Hologramm

Eines Tages kam eine Dame zu mir und verkündete mit dem Brustton der Überzeugung: „Sie werden mich heilen. Sie sind meine letzte Hoffnung!" Ganz offensichtlich hatte sie sich verlaufen! Wie kam sie nur auf die Idee, ich könne der liebe Gott sein? Sie sagte, alles andere habe nicht geholfen und ich sei ihre letzte Hoffnung. Ich war also ihr „Wunder" (-heiler).

Als ich „wahrnahm", was ich an ihr wahrnahm, sah ich Nadeln und Pillen, die überall in ihrem Energiefeld schwebten. „Vergessen Sie Wunder als letzten Akt der Verzweiflung", sagte ich. Dann nahm ich einen imaginären Trichter und schüttete Pillen in ihr Kronenchakra. Ich riet ihr, zu ihrem Arzt zurückzugehen und darauf zu vertrauen, dass die von ihm verschriebenen Medikamente ihr helfen würden. Meine abschließenden Worte lauteten: „Nehmen Sie Ihre Medikamente, denn es ist für mich offensichtlich, dass Sie sich im Einklang mit der Philosophie und dem Ansatz der westlichen

Medizin befinden. Machen Sie Wunder ausfindig, wo immer sie sich Ihnen zeigen. Und vertrauen Sie darauf, dass alles, was sich in Ihrer Realität zeigt, nützlich und vielleicht sogar für Sie maßgeschneidert ist."

Diese Frau konsultierte nun schon seit Jahren herkömmliche Ärzte und befand sich auf einer inneren Bewusstseinsebene voll im Einklang mit deren Methoden. Erst indem sie das erkannte, konnte sie schätzen lernen, was bis dahin bereits alles für sie getan worden war. Es gibt ein riesiges morphisches Feld an Einschränkungen, das den Namen „Krankheit" trägt, und wenn Sie dieses Feld anzapfen, können Sie sich ganz zweifellos jede Menge Ärger einhandeln. Wenn das die Realität ist, in der Sie Ihre Rolle spielen, dann können die Ergebnisse zum Aufrechterhalten von Krankheit beitragen.

Weder für noch gegen Medikamente

Ich bin nicht unbedingt ein Freund von Medikamenten und von Grundsatzdiskussionen um die Art ihres Einsatzes. Ich bin aber auch nicht dagegen. Denn wenn man *gegen* etwas ist, *befürwortet* man gleichzeitig das Gegenteil. Wenn Sie aber *für* etwas sind, befinden Sie sich in *Polarität* mit der Sache, gegen die Sie sind. Mit dieser Selbstverständlichkeit möchte ich Sie nicht auf den Arm nehmen, sondern ich möchte darauf hinaus: Bei *Matrix Energetics* geht es nicht darum, für oder gegen etwas zu sein. Wenn Sie es schaffen, sich irgendwo in die Mitte zu begeben, hören diese Unterscheidungen auf zu existieren:

> Alles, was es gibt, besteht letztendlich nur aus Mustern aus Licht und Informationen.

Ich schlage hier nicht vor, dass Sie Ihren Krebs oder eine andere Diagnose *leugnen*. Gehen Sie zur Bestrahlung, machen Sie die Chemotherapie oder was immer laut derzeit vorherrschender medizinischer Meinung das Beste ist. Diese morphischen Felder der Möglichkeiten können Sie heilen, wenn Sie mit diesem Modell auf einer tiefen Bewusstseinsebene in Einklang sind. Täuschen Sie nicht vor, einem Modell zu folgen, das nicht das Ihre ist. Solange die Regeln der Stofflichkeit (oder der Sünde, der Krankheit und des Todes, falls Ihnen dies lieber ist) für Sie Geltung haben, legen Sie genau fest, wie Ihre Realität sich zeigt, und Ihr System reagiert entsprechend.

Ihre Wahrnehmung dessen, was Sie für möglich halten, definiert sie. Wenn Sie Medikamente nehmen oder sich operieren lassen müssen, dann tun Sie es – und zwar ohne das Gefühl, beim neuesten Test zum Thema „Bewusstseinserweiterung" versagt zu haben. Die Theorie, dass Ihnen nichts Schlechtes widerfahren dürfe, bindet Sie an das Konzept, die Macht und das morphische Feld dessen, was Sie nicht haben möchten.

Bei Ihrer Entscheidung, was Sie glauben möchten, sind Ihnen keinerlei Grenzen gesetzt. Greifen Sie einfach auf das zu, was Ihnen im jeweiligen Moment relevant erscheint. Als gute Ausgangsbasis können Sie erst einmal akzeptieren, wo Sie sich jetzt gerade befinden – und dann andere Möglichkeiten hinzunehmen. Machen Sie sich nicht die Mühe, gegen das anzukämpfen, was sich bereits etabliert hat. Schaffen Sie einfach Möglichkeiten, die es ihm erlauben, gleichzeitig zu sein und nicht zu sein. Was bereits da ist und nicht mehr benötigt wird, kann sich umwandeln. Veränderungen treten oft genau dann ein, wenn man es *aufgibt*, Dinge ändern zu wollen.

Probleme und das Brechen von Regeln

Mein Ziel ist, dass Sie beim Lesen dieses Buches erkennen, dass alle Situationen im Leben lediglich Muster aus Licht und Informationen sind. Wenn Sie etwas in Ihrem Leben ändern möchten, dann ändern Sie die Frequenz, Dichte oder Qualität der Lichtmuster, die diese Realität bilden. Lassen Sie Ihre Zweifel los, und zwar *mit einem Gefühl der Gewissheit*. Versuchen Sie nicht vorherzusagen, wie das Endergebnis aussehen wird. Wenn Sie sich daran halten, werden Sie einen der „Generalschlüssel" für Transformation in die Hand bekommen.

Suchen Sie, wenn Sie ein Problem haben, nicht immer nach der offensichtlichsten Lösung. Brechen Sie – wann immer möglich – ihre eigenen inneren Regeln, denn wenn Sie das tun, werden Sie feststellen, dass da eigentlich nie eine Regel war. Jede Regel setzt Ihrer Wahrnehmung Grenzen. Es gibt keinen Grund, sich an Regeln zu halten. Manchmal kann es sinnvoll sein, sich selbst weiszumachen, dass man sich einfach nur an andere, neue Regeln hält. Wenn Ihre Regeln nicht gut funktionieren, leihen Sie sich die von jemand anderem aus. Sie können sogar jederzeit spontan neue Regeln erfinden. Tun Sie das, was Sie zum Lächeln bringt. Es ist *Ihre* Realität und *Ihr* Leben.

Stellen Sie eine Regel auf, damit Veränderungen in dem Moment eintreten können, in dem Sie Ihre Aufmerksamkeit von etwas abziehen. Wenn Sie nichts tun müssen, können Veränderungen spontan eintreten. Natürlich machen Sie das auf eine Weise, die dafür sorgt, dass Sie immer noch unbewusst mit dem verbunden sind, auf das Ihre Aufmerksamkeit gerichtet war und das Sie versuchen zu ändern. Beginnen Sie Ihre Lehrlingszeit in der magischen „Kunst des Nichttuns". Schenken Sie dem Ganzen nicht Ihre volle Aufmerksamkeit. Eine *unscharfe Aufmerksamkeit* ermöglicht es der Kraft der Unbestimmtheit, jegliche Unbeweglichkeit und Starre in der Art und Form Ihrer Manifestierungen zu überwinden.

Ausrichtung auf Probleme als Forschungsmodell?

Über ein Problem nachzudenken und es zu analysieren, das kann ihm manchmal *mehr* Macht verleihen. Wenn Sie überall, wohin Sie schauen, Probleme sehen, dann schauen Sie besser woanders hin! Lernen Sie lieber mit anderen Augen zu sehen, als unzählige Doppelblindversuche durchzuführen. Der Raketentechniker Wernher von Braun sagte einmal, Grundlagenforschung betreibe er dann, wenn er nicht wisse, was er tue.[1]

Sie können neue Wege des Sehens und des Seins erkunden. Wenn Sie sich in den bescheidenen Zustand des Nichtwissens begeben, können Sie wirklich offen dafür sein, etwas Neues zu lernen. Wenn Sie eine neue Perspektive einnehmen, lernen Sie buchstäblich, die Dinge anders zu sehen.

Hinter jedem Problem steckt ein Programm. Jedes Programm erzeugt sein eigenes morphisches Feld und es wird von diesem genährt. Das morphische Feld entsteht aus den Glaubenssätzen und Erwartungen einer Person und daraus, inwieweit diese mit ihrer Meinung dazu übereinstimmen, was sein „sollte".

Warten Sie nicht ab, bis Sie Höllenqualen leiden, bevor Sie bereit sind, etwas Neues auszuprobieren oder die Dinge anders zu sehen. Menschen, die eine Krebserkrankung überlebt haben, sagen häufig, dass dies das größte Geschenk ihres Lebens gewesen sei; dass nämlich die Erfahrung einer tödlichen Krankheit sie dazu gebracht habe, neu zu bewerten, was für sie das Wichtigste im Leben sei. Warum darauf warten? Sparen Sie sich möglichst Leid und Mühen und fangen Sie jetzt sofort an, die Dinge neu zu bewerten. Wenn ein ernsthaftes gesundheitliches Problem bereits den größten Teil Ihrer Aufmerksamkeit in Beschlag nimmt, dann können Sie sich vielleicht nebenbei um etwas anderes kümmern. Warum die Lektionen des Lebens schwerer machen, als sie sein müssen?

Wenn Problem- und Lösungsorientierung sich überlagern

Bei der Kraft, die Ihnen durch die Einnahme eines anderen Bezugspunkts erwächst, geht es nicht darum, die Existenz von Krankheit, Leid oder Trauer leugnen zu wollen. In Quantenpotenzialzuständen können *zwei* Elektronen tatsächlich zur gleichen Zeit den gleichen Raum einnehmen. In der Physik nennt man dieses Prinzip *Superposition*. Sie können tief in Ihr persönliches „Passionsspiel" vertieft sein – und gleichzeitig darüberstehen. In diesem offenen Status können die *Wellenform* Ihres Zustands und ihre Umkehrung (nämlich die Lösung), oder das *phasenkonjugierte Muster*, sich gegenseitig aufheben und so den Weg für ein neues Ergebnis frei machen. Solange Sie versuchen, etwas zu tun oder auch nur etwas zu vermeiden, entziehen Sie sich ihm nicht; Sie *sind* es.

Begrenzende Ausdrucksmuster verändern

Integrieren Sie alles, was im Moment nützlich ist, und legen Sie los. Wenn Sie in der Lage sind, frei zu schweben oder durch Wände zu gehen oder mit der Hand zu wedeln und dadurch Menschen von Tumoren zu befreien, dann tun Sie es. Ich habe viele erstaunliche Geschichten von Menschen gehört, die die Grundlagen und Methoden von *Matrix Energetics* in ihr Leben integriert haben. Das Verschwinden bzw. Auflösen von Tumoren und andere „medizinische Wunder" habe ich selbst erlebt.

Passiert das *immer*? Ich wünschte, es wäre so. Wenn ich Krebs oder irgendetwas anderes mit halbwegs zuverlässiger Sicherheit heilen könnte, würde ich nichts anderes mehr machen. Mir ist bewusst, dass es viel Leid auf der Welt gibt. Aber ich selbst kann überhaupt nichts heilen. *Ob Sie es glauben oder nicht: Der Zustand der Hilflosigkeit, in dem wir alle uns manchmal befinden, eröffnet den Zugang zu einem der wichtigsten Prinzipien des Erzeugens von Quantenwundern.*

Die Kunst des „Nichttuns" entwickeln

Vermeiden Sie es, in den Zustand zu kommen, in dem Sie etwas tun *müssen*, denn das ist oft genau der Zustand, in dem Sie feststellen, dass Sie nichts tun *können*. Erlauben Sie, dass Ihnen der Bewusstseinszustand des Nichttuns zur Verfügung steht, und freunden Sie sich mit ihm an. Verwenden Sie bewusst Zeit und Energie darauf, diesen Zustand im Voraus zu erzeugen, in dem Wissen, dass „nichts" oft genau zur rechten Zeit geschieht und dass *alles* geschehen kann, wenn bewusst „nichts" getan wird.

Je weniger Sie tun, umso mehr Macht haben Sie. Wenn Sie versuchen, etwas Bestimmtes zu tun oder geschehen zu lassen, dann

„tun" Sie es aus dem begrenzten Bewusstsein dessen heraus, was getan werden kann. Wenn Sie sich dem Strom der Ereignisse hingeben, setzen Sie dem Nutzen ihres Quantenpotenzials keinerlei Widerstand mehr entgegen. Dann ist alles möglich und die Wahrscheinlichkeit steigt, dass wundersame Dinge geschehen.

Aufgeben, um Erfolg zu haben

Um erfolgreich zu sein, sollten Sie zunächst einmal die Idee aufgeben, dass Sie der „Macher" sind. Werden Sie zur „offenen Tür", anstatt ständig von der rein menschlichen oder bewussten Ebene aus zu handeln. Denken Sie daran, Ihr „Licht leuchten zu lassen", sodass Sie ganz unvermutet oder unwissentlich Erlebnisse mit Engeln haben können. In dem Moment, in dem Sie aufgeben, können Sie aus Ihren normalen Bewusstseinsabläufen aussteigen und auf das zugreifen, was Sie normalerweise nicht haben, sein oder tun würden. Die Fähigkeit, loszulassen und sich selbst nicht mehr im Weg zu stehen, kann Ihre Methode der Wahl werden.

Heißen Sie Veränderungen willkommen, die Sie nicht sehen können und nach denen Sie nie suchen würden

Wenn Sie auf eine Realität blicken, in der sich nichts ändert, dann liegt das womöglich daran, dass Sie eine Brille mit „Nichts-ändert-sich"-Gläsern tragen. In dem Moment, in dem Sie sich auf etwas konzentrieren, was Sie gerne erreichen möchten – wie beispielsweise ein visualisiertes Ergebnis – und nichts passiert, befinden Sie sich in einer Unterrealität mit dem Titel „Nichts ändert sich, wenn ich es beobachte". Um eine gewohnheitsmäßige Erfahrung wie diese zu ändern, müssen Sie sich aus Ihrem normalen Bezugssystem entfernen. Fokussieren Sie auf eine neue Weise. Sie könnten beispielsweise versuchen, etwas Abstand zu dem jeweiligen Problem zu entwickeln, und es dann wie durch ein Teleobjektiv betrachten.

Verstehen beruht nicht auf Mustern, die durch frühere Fähigkeiten erzeugt wurden.

Kapitel 5

Nichts tun oder Techniken anwenden?

Wenn ich mir alle Techniken mal so ansehe, die ich im Laufe der Zeit gelernt habe, dann fällt mir auf, dass jede von ihnen mir beigebracht hat, eine Absicht zu haben und mich dann „auf Teufel komm raus" am gewünschten Ergebnis festzuklammern. Mir wurde gesagt, ich müsse alles genauso machen wie der Meister oder Lehrer. Genauso und mit genau diesen Schritten. Wenn es nicht auf diesem Stück Papier steht, dann ist es nicht echt. Ich kann mir genau vorstellen, wie der Zauberer von Oz der Vogelscheuche sagt, dass sie zwar alles wisse, aber in jedem Fall eine Technik brauche.

> Damit etwas passieren kann, müssen Sie loslassen. Je mehr Sie loslassen, umso mehr Dinge können geschehen.

Wenn Sie *nicht* loslassen können, dann bekommen Sie im jeweiligen Moment das, was Sie bekommen, und mehr passiert womöglich nicht. Ja, natürlich können Sie in diesem Moment ein paar erstaunlich wirkungsvolle Dinge *tun* bzw. anwenden. Und die Beschwerden oder Probleme, an denen Sie mit Ihren Plänen und

Techniken arbeiten, treten entweder wieder auf oder auch nicht. Was Sie *tun*, ist nicht weiter wichtig. Was immer Sie auch tun oder sagen, ist einfach nur eine zweckmäßige Art, *etwas zu sagen oder zu tun, mit dem Sie sich selbst davon überzeugen, dass etwas passiert.*

Es gibt einen Unterschied zwischen dem einen Weg, etwas so vollständig anzunehmen, dass es zu einem Teil von Ihnen wird, und dem anderen Weg, dem Ausüben einer Technik. Wenn Sie versuchen, etwas zu *tun*, hängen Sie in der „Was ich versuche zu tun"-Teilmenge der Realität fest. Nun kann diese Teilmenge durchaus recht groß sein – in meinem „Batman-Multifunktionsgürtel" befinden sich mindestens vierzig Techniken und Instrumente. Bedenken Sie dabei jedoch eines: *Ihre Instrumente sind nur so wirklich, richtig, echt, wie Sie selbst es im jeweiligen Moment sind.*

Alle Techniken verwenden ein morphisches Feld

Jede Technik oder Methode verwendet ein Rahmenkonzept der Wahrnehmung, ein System, aus dem sich ihre jeweiligen Spielregeln ergeben. Dieses Konzept erzeugt eine charakteristische, begrenzte Theorie der speziellen Relativität, welche da lautet: „So sind die Dinge." Anders gesagt: Irgendjemandem widerfährt etwas Einmaliges und vielleicht sogar Wundersames, das scheinbar als Reaktion auf etwas auftritt, was diese Person „tat". In dem Versuch, die Wundertat zu wiederholen, denkt sich diese Person ein Verfahren oder eine Technik aus. Im nächsten Schritt werden Regeln festgelegt, die wiederum einer Reihe von Schülern beigebracht werden.

In der Folge führen genügend Menschen diese Technik häufig genug aus, um ein eindeutiges morphisches Feld oder Bewusstseinsgitter zu erzeugen. Ab diesem Moment vergrößert jeder, der diese spezielle Technik oder Methode einsetzt, die Aura oder das *morphische Feld* des speziellen Systems, der speziellen Technik oder des speziellen Glaubens. Dies ist ein Beispiel für eine *künstlich geschaffene* Schablone beziehungsweise eine Schablone einer *virtuellen Realität*. Ich werde auf dieses Thema noch mehrfach in diesem Buch eingehen.

Matrix Energetics lehrt ein Prinzip, dem ich den Namen *Quantenrätsel* gegeben habe. Einfach formuliert lautet das Prinzip: *Je weniger Sie tun, umso mehr haben Sie.* Viele sind irrtümlich der Ansicht, dass man, um Heiler zu sein, Dinge wissen oder können müsse. Wenn wir in der Vorstellung stecken bleiben, dass wir tatsächlich etwas tun, *dann versinken wir im Morast unserer eigenen Wichtigkeit.* Es gibt buchstäblich Milliarden komplexer Interaktionen, die ständig im menschlichen Körper ablaufen. Es ist absurd anzunehmen, dass wir allein durch bewusstes Denken oder unsere Absicht etwas *tun* könnten, um dieses ultimative Meisterwerk kreativer Ingenieurskunst zu beeinflussen. Es ist irgendwie traurig, dass wir unseren Umgang mit anderen immer noch auf das Reich des rein Menschlichen beschränken. Wir sind die *Tür* zum Göttlichen, nicht der „*Tuer*" (= der etwas tut). [Wortspiel im englischen Original: *We are the Door ..., not the Doer.* Anmerk. d. Übers.]

Je weniger Tun, umso mehr Zugang

Der folgende Text ist der eindrucksvolle Bericht eines zertifizierten *Matrix-Energetics*-Master-Practitioners zum Thema Nichttun:

Sieben Jahre lang litt ich bereits an einer unheilbaren, unerträglichen und anfangs nicht diagnostizierbaren Hautkrankheit. Vor etwa drei Jahren besuchte ich dann ein Matrix-Energetics-Seminar, in der Hoffnung, dass Dr. Bartlett mich „heilen" könne. Ich hatte bereits über dreißig Ärzte rund um den Globus aufgesucht und unzählige Behandlungen über mich ergehen lassen, ohne dass ein Erfolg oder auch nur eine Linderung meiner Symptome eingetreten war. Ich war in der Pharmaindustrie tätig und kannte daher viele hochrangige Experten in den Bereichen Dermatologie, Infektionskrankheiten, Psychiatrie usw. Keiner von ihnen konnte mir helfen. Ich fand einfach kein

Heilmittel gegen das, was mich befallen hatte. Also ging ich zu einer Vorführung von Matrix Energetics, weil ich von diesem etwas merkwürdigen Arzt gehört hatte, der verrücktes Zeug machte. Ich dachte mir, dass immerhin eine geringfügige Chance bestehe, dass er mich heilen könne.

Ich ging also zu dieser kostenlosen Veranstaltung. Dr. Bartlett holte mich auch prompt auf die Bühne und demonstrierte das Verfahren an mir. Ich kippte spontan mit dem Oberkörper hintenüber (was innerhalb von Matrix Energetics als Frequenz 18 bezeichnet wird). Als ich mich wieder aus dieser Körperhaltung herausbewegt hatte, verspürte ich etwas, was sich wie schreckliche Kopfschmerzen anfühlte. Dr. Bartlett fragte mich: „Sind es Kopfschmerzen oder fühlen Sie sich einfach anders?" Diese Veränderung der Sichtweise löste tatsächlich etwas in mir aus und ich meldete mich zu einem Seminar an, das ein paar Wochen später stattfinden sollte.

Als ich zum Seminar ging, hoffte zwar ein Teil von mir auf Heilung, aber gleichzeitig war ich zu 90 Prozent skeptisch in Bezug darauf, dass sich wirklich etwas ändern würde. Während des ganzen Wochenendes wollte ich Dr. Bartlett von meiner „Krankheit" erzählen, damit er mich „heilen" könne. Gleichzeitig aber war da diese leise Stimme in meinem Kopf, die immer wieder sagte: „Bitte Dr. Bartlett nicht um Hilfe. Die Heilkräfte wohnen in dir. Es gibt nichts zu heilen." Ich hörte auf die Stimme und tat nichts – eine Entscheidung, die mein Leben von Grund auf veränderte.

Im Verlauf des Wochenendseminars kam ich zunehmend in Einklang mit der Möglichkeit, dass diese Krankheit mich für den Rest meines Lebens begleiten würde. Ich ließ los. Ich öffnete mich der Möglichkeit, dass ich womöglich gar keine Krankheit hatte und dies vielleicht einfach nur eine Erfahrung war, die ich gewählt hatte und die womöglich einen Nutzen für mich barg.

Meine Krankheit war vielleicht die Erfahrung, die ich machen musste, um in einen neuen Bewusstseinszustand zu gelangen, der mir jederzeit frei zur Verfügung steht. Durch das, was Dr. Bartlett mir beibrachte, wurde mir bewusst, dass ich die Wahl hatte, wie ich meine Erfahrung wahrnahm. Ich entschied mich, meine vorherige begrenzte Wahrnehmung loszulassen, und im Zuge dieses Loslassens hörten die Symptome auf, mich zu quälen. Innerhalb eines Monats war die Krankheit komplett verschwunden, und das nach unzähligen Jahren, in denen ich sie erfolglos „bekämpft" hatte.

Interessanterweise traten die Symptome, wie ich sie zuvor definiert hatte, nur dann wieder in meinem Leben in Erscheinung, wenn sie nützlich waren. Das heißt in Momenten, wenn ich nicht ganz bei mir war, wenn ich mich buchstäblich nicht wohl fühlte in meiner Haut, wenn ich nicht in meiner Kraft und nicht im Einklang mit dem war, was sich in meinem Leben zeigte. Indem ich das wahrnehmen konnte, hatte ich praktisch ein eingebautes Feedback-System für meine eigene Heilung und mein Wohlbefinden. Ich begann zu sehen, dass mir mein Unterbewusstsein über meine Haut ein sehr machtvolles Geschenk gemacht hatte. Es ermöglichte mir, auf angenehmere Weise zu der Person heranzuwachsen, die ich wirklich bin. Ich bin mittlerweile seit mehreren Jahren beschwerdefrei.

Was ich mit meiner Geschichte verdeutlichen will, ist Folgendes: Viele Menschen denken vielleicht, dass sie dieses Buch aus einem bestimmten Grund lesen (zum Beispiel, um ein Problem zu lösen oder eine Krankheit loszuwerden). Aber vielleicht gibt es da gar kein Problem und keine Krankheit. Womöglich ist es lediglich etwas, was sich in Ihrer Sichtweise der Realität zeigt. Behalten Sie das im Hinterkopf und schauen Sie, ob Sie Ihre Sichtweise darüber, warum etwas Bestimmtes auftaucht, nicht ändern können. Verändern Sie Ihre Perspektive entsprechend und gestatten Sie den Dingen, sich zu entwickeln. Das ist der Moment, in dem Veränderungen eintreten.

M. J.

Wenn Sie *denken*, dann werden Sie zu demjenigen, der die Arbeit macht. Das macht weder so viel Spaß, noch ist es so effektiv, wie einfach loszulassen und zu vertrauen. Lassen Sie das Bedürfnis, zu denken oder den Prozess bewusst zu manipulieren, los. Je weniger Sie tun, umso mehr können Sie erreichen. *Lassen Sie sich vom Unsichtbaren durch das Reich des Unbekannten führen;* so können Sie beim Loslassen eine Transformation aller Aspekte Ihrer Realität erfahren.

Der Luminator

Vor ein paar Jahren weckte beim Surfen durchs Internet ein Gerät namens „Luminator" mein Interesse. Es handelt sich dabei um eine Technologie, mit deren Hilfe Abweichungen unseres Energiefeldes erkannt und Möglichkeiten zur Korrektur gefunden werden können. Bei Einsatz des Luminators muss eine Person lediglich mit einer *Polaroid Instamatic* (600er-Film) ein Bild aufnehmen und die Verzerrung zeigt sich.

Interessanterweise funktioniert das Ganze nicht mit den Digitalkameras, weil diese automatische Korrekturen vornehmen. Das gleiche Prinzip tritt übrigens in Aktion, wenn Sie etwas „Ungewöhnliches" erleben: Ihr Verstand sagt Ihnen, dass nichts passiert sei, und korrigiert es automatisch auf den Zustand des „Nichtpassiertseins". Er bringt Sie zurück zu Ihrem bewussten Fokus, der sagt: „Ich bin ein Körper." Sie sind aber kein physischer Körper. Sie sind ein Körper aus Informationen.

Vor achtzehn Jahren erfand ein Ingenieur und Wissenschaftler namens Patrick Richards die „bio-liminale Fotografie" und den Luminator – eine Maschine, die aus einem Plastikturm und sechs mit Wasser gefüllten Glasringen besteht, die auf verschiedene Phasenwinkel eingestellt sind. Komplettiert wird das Ganze durch zwei große Ventilatoren – einen am Kopf und einen am Fuß des Turms. Das ist alles. Richards wollte ein Gerät erfinden, das gegen das sogenannte Sick-Building-Syndrom helfen sollte. Bei diesem Syndrom zeigen in Büros tätige Mitarbeiter vage, unspezifische Krankheitssymptome in Firmengebäuden, die über einen geschlossenen Luftkreislauf verfügen und in denen keine Belüftung mit Frischluft möglich ist. Seine Idee war, die Qualität der aufbereiteten Luft durch Aufhebung der thermischen Schichten im Raum und die dadurch erfolgende effizientere Verteilung der Wärme zu verbessern.

Der Luminator sollte die Lufttemperaturen vom Boden bis zur Decke und von Wand zu Wand ausgleichen und so eine effiziente Energienutzung ermöglichen. Nach Einbau des Geräts in ein Büro bekam Richards von mehreren Mitarbeitern die Rückmeldung, dass sich ihr Gesundheitszustand allgemein gebessert habe – Symptome wie Kreuzschmerzen, Augenreizungen, Stress und Migräne ließen nach. Nach weiteren Nachforschungen fand Richards heraus, dass der Luminator nicht nur die Raumtemperatur ausglich, sondern auch das Magnetfeld und das im Raum verfügbare Licht veränderte, und zwar von inkohärentem (d. h. in alle Richtungen gehendem) hin zu kohärentem oder polarisiertem Licht. Durch den Wegfall der thermischen Schichten wird der Raum ionisiert und die Photonen werden superkohärent, das heißt, sie hängen sehr stark zusammen.

Wenn Sie eine superkohärente externe Umgebung haben und dann etwas weniger Kohärentes hineinbringen und ein Foto machen, zeigt sich der Unterschied in Form einer Verzerrung auf dem Film. Richards entdeckte, dass beim Fotografieren von Menschen in diesem Feld die Photonen entweder klar (kohärent) waren oder aber unscharf bzw. gebrochen (inkohärent). Nach Jahren weiterer Forschungen kam er zu dem Schluss, dass die Fotos die Menge und Qualität des Zelllichtes zeigten, das die einzelnen Personen ausstrahlten. Eine Person mit hoher Vitalität und wenig innerer Belastung strahlte beispielsweise mehr Photonen aus und erzeugte daher ein kohärenteres Bild als eine Person mit geringerer Vitalität und einer höheren inneren Belastung.

Nachdem ich mir die Luminator-Technik beschafft hatte, ließ ich den Worten Taten folgen und begann neu zu definieren, worum es bei *Matrix Energetics* geht. Unter Einsatz des Luminators konnte ich ein sofortiges Feedback „in Echtzeit" zu den Wirkungen dessen bekommen, was ich in einer bestimmten klinischen Situation tat oder auch nicht tat. Eine der wichtigsten Entdeckungen war, dass die Veränderungen in der Kohärenz der betreffenden Person – wie man an den Veränderungen auf den Fotos ablesen konnte – umso heilsamer und kraftvoller waren, je weniger ich tat und je weniger ich mich darauf konzentrierte, ein bestimmtes Ergebnis zu erzielen. Nachdem ich dieses Feedback gesehen hatte, begann ich mich zu entspannen und wirklich das zu *leben*, was ich im Rahmen von *Matrix Energetics* lehrte. Ich begann die Kunst des Nichttuns zu verkörpern.

Nachstehend sehen Sie einige Fotos von Klienten, die mit dem Luminator aufgenommen wurden und eindeutig den Unterschied zwischen kohärenten und nichtkohärenten Energien zeigen. Ich setzte zum Aufnehmen der Fotos stets den gleichen Prozess ein: Ich malte ein X auf den Boden in meiner Praxis, und zwar genau vor der Wand, vor die der Patient sich stellen würde. Dann ging ich etwa fünfeinhalb Meter zurück und markierte ein weiteres X am Boden. Dorthin stellte ich meinen Hocker – immer genau an die gleiche Stelle. Dann machte ich die Aufnahme.

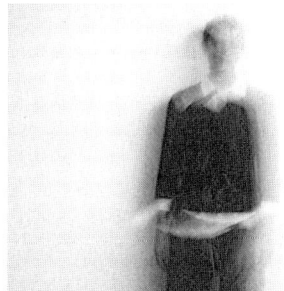

Beispiel 1 – vorher
Diese Frau fühlte sich erschöpft und alles tat ihr weh. Sie war Massagelehrerin und hatte vor mir bereits sieben andere Ärzte aufgesucht. Wie Sie sehen können, ist selbst der Hintergrund des Bildes verzerrt, obwohl ich die Kamera nicht bewegt habe. (Ich benutze kein Stativ, weil mir das zu umständlich ist.) Das gesamte Bild ist verzerrt, weil das Feld um sie herum quasi den Raum mit verzerrt.

Kapitel 5

Unmittelbar nach Aufnahme des ersten Fotos stellten wir ein „Schwingungsmittel" [*imprinted remedy*] her – eine Innovation, die wir den Deutschen zu verdanken haben. Diese stellten nämlich fest, dass die elektromagnetischen Frequenzen von Mobil- und Festnetztelefonen und der gesamten modernen Technik sich nachteilig auf die Wirkung homöopathischer Mittel auswirken. Nun ist Homöopathie nichts anderes als eine elektromagnetische Signatur, von den Molekülen bleibt rein physikalisch nichts übrig. Die Deutschen verstanden das grundlegende Prinzip: Je stärker verdünnt die Formel (sprich: je weniger Sie tun), umso größer die Wirkung.

Nachdem sie feststellten, dass in dem homöopathischen Heilmittel praktisch nichts übrig blieb, setzten sie Laser und Holografie ein, um die Heilmittel in Software einzuprägen. Wir reden hier nicht von einer radionischen Einprägung, sondern von einem tatsächlichen Abdruck von Informationen. Anschließend platzierten sie das Heilmittel auf einen Magnetstreifen, den der Patient dann trug.

Bei dieser Patientin nun fand ich ein „Kronenchakra-Mittel" und wendete es entsprechend an. Auf dem nächsten Luminator-Foto konnte man gut erkennen, dass es offensichtlich gut wirkte; also gaben wir zusätzlich noch eine universelle Heilfrequenz (wie sie in den Seminaren unterrichtet) in das Kronenchakra und erhielten das nachfolgende Foto.

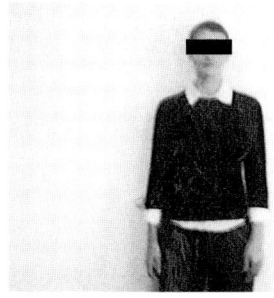

Beispiel 1 – nach der Anwendung von Frequenz 3 auf das Kronenchakra
Die Veränderung ist deutlich erkennbar. Können Sie die Energie spüren, die aus dem Bild strahlt? Sie fühlte sich fantastisch. Alle ihre Symptome verschwanden. Das Ganze dauerte nicht einmal eine Minute.

Nichts tun oder Techniken anwenden?

Hier folgen nun einige weitere Beispiel für Luminator-Fotos, die kohärente und inkohärente Energien zeigen sowie den Wert der Empfehlung, so wenig wie möglich zu tun.

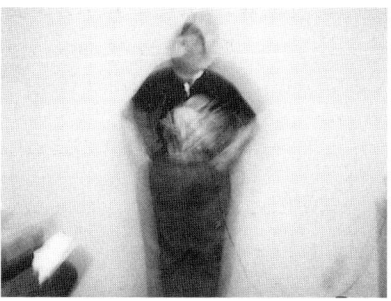

Beispiel 2 – vorher
Weibliche Patientin: Deutliche Verzerrung auf dem Luminator-Foto

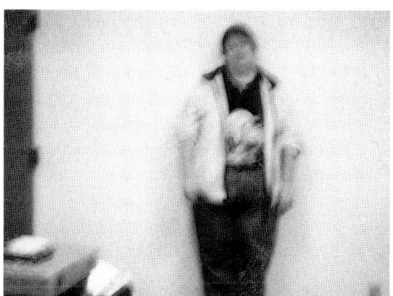

Beispiel 2 – nach der Matrix-Anwendung
Einige Verzerrungen sind noch vorhanden, aber es ist eine eindeutige Verbesserung zu erkennen.

Kapitel 5

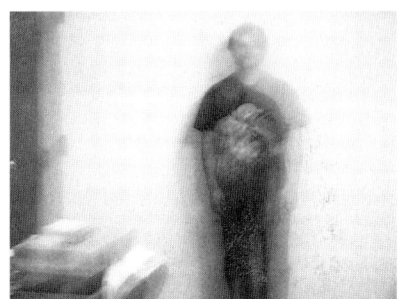

Beispiel 3 – vorher
Ehemann der Patientin: Deutliche Verzerrungen sind erkennbar.

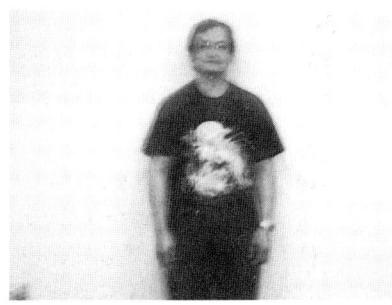

Beispiel 3 – nach der Matrix-Anwendung
Dies ist das Luminator-Foto, das ich nach der Anwendung bei der Ehefrau aufgenommen habe. Bitte beachten Sie, dass beim Ehemann selbst gar keine Anwendung stattfand. Die Fotos zeigen die sehr realen Auswirkungen der Quantenverschränkung und das Phänomen der engen energetischen Verbindung.

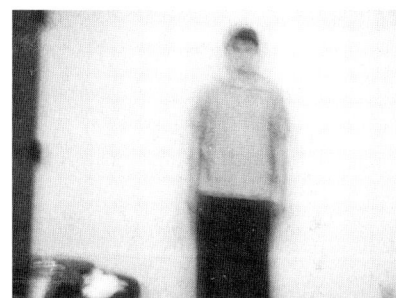

Beispiel 4 – vorher
Junger männlicher Patient, der zum Zeitpunkt des Fotos unter Kopfschmerzen litt

Nichts tun oder Techniken anwenden?

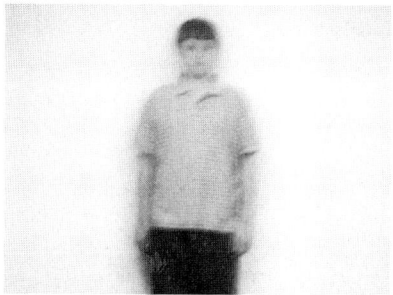

Beispiel 4 – nach der Matrix-Anwendung
Dieses Foto wurde fünf Minuten später, nach der Anwendung, aufgenommen.

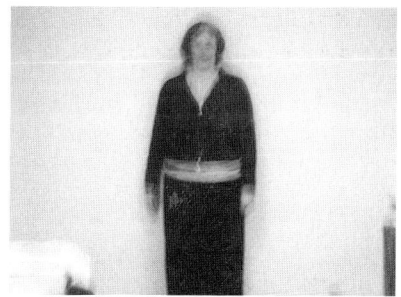

Beispiel 5 – vorher
Weibliche Patientin, die an diesem Tag das Gefühl hatte, nicht richtig bei sich zu sein

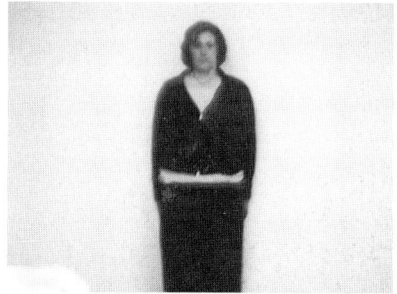

Beispiel 5 – nach der Matrix-Anwendung
Die Patientin sagte, nun habe sie wieder das Gefühl, sie selbst zu sein.

Weniger ist mehr

Aus den „Vorher"- und „Nachher"-Fotos mit dem Luminator habe ich gelernt, dass weniger mehr ist. Immer, wenn ich bewusst versuchte, die Verzerrung zu korrigieren, die ich in den Fotos erkennen konnte, enthielt mein „Nachher"-Foto mehr Verzerrungen als zuvor. Wenn ich jedoch so wenig wie möglich tat und das Bedürfnis nach einem bestimmten Ergebnis losließ, waren die Verzerrungen in den „Nachher"-Fotos weniger stark und die Symptome der Person besserten sich sehr oder verschwanden gar gänzlich. Das revolutionierte die Art, wie ich *Matrix Energetics* einsetze. Denken Sie daran: *Das Gefühl von Anstrengung erzeugt Anstrengung.* Lassen Sie los und vertrauen Sie darauf, dass „alles getan ist", und es wird in der Regel so sein.

Kapitel 6

Das Quantenrätsel

Als ich dieses Buch zu schreiben begann, wollte ich es zunächst *Das Quantenrätsel* nennen. Denn je mehr Texte und Bücher aus dem Bereich alternative Wissenschaft ich lese, umso zweifelhafter erscheinen mir einige der grundlegenden wissenschaftlichen Annahmen der Quantenphysik und der allgemeinen Relativitätstheorie. Ich hege allmählich den Verdacht, dass keine der beiden Theorien korrekt ist. Vor dem Hintergrund der objektiven wissenschaftlichen Daten aus einer Reihe von Quellen habe ich das Gefühl, *dass man die Daten so manipuliert hat, dass sie mit den ach so hoch geschätzten Theorien übereinstimmen.* Es gibt einige wissenschaftliche Untersuchungen mit sehr irritierenden Ergebnissen, die nahelegen, dass die Quantentheorie und das wirkliche Leben um einen Faktor von zehn hoch vierzig auseinanderklaffen. Ein ziemlich großes „Missverständnis", wie ich finde! [Original: *„missed" understanding* – eigentlich: *fehlendes* Verständnis; Anm. d. Übers.]

Das „Quantenrätsel" lautet (wie bereits erwähnt): *Je weniger Sie tun, umso mehr haben Sie.* Das ist so ziemlich das Gegenteil von der Art, wie die meisten Menschen ihr Leben leben. Der Großteil von uns hat gelernt, dass wir *mehr* und schwerer arbeiten müssen, wenn wir etwas erreichen wollen. Ich war 20 Jahre lang als Arzt tätig, häufig an sechs Tagen pro Woche. Daher kann ich Ihnen versichern, dass die Regel eher lautet: Je mehr Sie arbeiten, umso *weniger* haben Sie.

Schlauer zu arbeiten anstatt schwerer bringt am Ende auch nicht viel mehr. Es ist egal, wie schlau Sie sind. Was wirklich zählt, das ist, wie kreativ und innovativ Sie Ihre Zeit und Energie nutzen. Wenn ich dazu eine Gleichung aufstellen wollte, würde sie in etwa so aussehen:

Energie (e) mal Kreativität (c) geteilt durch Zeit (t)
gleich innovatives Ergebnis (I),
oder: $(e \cdot c) : t = I$

Das heißt, *wenn Sie Möglichkeiten finden, mehr Energie in weniger Zeit einzusetzen, bekommen Sie mathematisch gesehen einen „innovativen Dividenden" und de facto eine Dividende an Innovation!*

Wenn A für Erfolg steht, gilt die Formel: A = X + Y + Z
X ist Arbeit, Y ist Muße und Z heißt Mundhalten.

ALBERT EINSTEIN

Es gibt keine Regeln, nur Vorschläge

Wenn Sie einen Status von „keine Veränderung" aufrechterhalten, kann sich nichts ändern. Wenn Sie nur das im Auge behalten und beobachten, was falsch ist, kann Ihre konzentrierte Aufmerksamkeit den Problemzustand verstärken. Das bringt mich zu *meinem* Sortiment von Regeln, die eigentlich mehr Vorschläge sind. Eigentlich sind es gar keine Regeln.

> Meine erste „Regel" lautet: (Sich) sinken lassen, hinabgleiten, eintauchen!

Was ich damit meine? Wir halten uns aus reiner Gewohnheit die meiste Zeit im Kopf auf. Wir denken, dass unsere Gedanken (oder zumindest unsere Wahrnehmung) die Realität kontrollierten. In

Wirklichkeit jedoch haben Gedanken überhaupt nichts mit der Realität zu tun. Unsere Gedanken halten uns gefangen in dem Prisma [engl.: *prism*] und dem Gefängnis [engl.: *prison*] dessen, was wir für wahr halten. Unser eigener, auf die Wahrnehmung bezogener Bezugsrahmen formt und bildet das, was sich uns in jedem Moment zeigt. Wenn wir aufhören, Fragen zu stellen, und der Verstand schweigt, sind wir nicht länger im Kopf und können in unser Herz und damit in eine größere Realität *hinabgleiten* oder *eintauchen*.

Stellen Sie sich einen Kieselstein vor, der in einen Teich geworfen wird. Die von ihm erzeugten Wellen breiten sich in immer größeren Kreisen aus. Stellen Sie sich nun vor, ein Kieselstein würde Ihren Hals hinab und in Ihre Brust plumpsen. Vielleicht können Sie die Wellen spüren, die sich – wie Wellen in einem Teich – von Ihrer Brust aus in Ihrem Energiefeld ausbreiten. Von diesem Bezugspunkt für eine größere und weiter gefasste Realität aus können Sie wesentlich mehr Möglichkeiten und Realitäten wahrnehmen.

Alles aus dem Nichts schaffen

Eines der größten Geheimnisse der sogenannten spirituellen Alchemie ist die Fähigkeit, eine Absicht zu formulieren und „in die Welt zu setzen" – und dann loszulassen und nichts zu tun.

> Die Absicht oder Intention kann man definieren als den kreativen Akt, bei dem man mithilfe der vielen verschiedenen Aspekte der gesamten bewussten Erfahrung Neues im derzeitigen Erleben definiert, und zwar neue Erfahrungen, Wirklichkeiten oder Ziele. Um darin erfolgreich zu sein, müssen Sie Ihre Vorstellungskraft darauf richten, eine neue Empfindung zu erzeugen. So bringen Sie feinstoffliche Energien zum Fließen, die die erwünschten Ereignisse und Auswirkungen direkt oder indirekt beeinflussen oder manifestieren. Fokussieren Sie also mit Gefühl, um etwas Neues zu erschaffen.[1]

Das Wichtigste ist, wie bereits erwähnt, nach dem Festlegen der Absicht loszulassen und nichts zu tun. In diesem Moment schaffen Sie eine Leere, die durch Ihren Herzenswunsch ausgefüllt werden kann. Es heißt ja bekanntlich, dass die Natur ein Vakuum verabscheue. Eine der Möglichkeiten, das Vakuum zu füllen, ist die, nach anderen Menschen zu suchen, die bereits das beherrschen, was wir erreichen oder verstehen möchten. Diese Menschen gibt es immer, in den unterschiedlichen Bereichen unseres Lebens, sozusagen als Spiegel für uns. Sie können sich beispielsweise fragen: „Wer verkörpert am ehesten das Prinzip oder die Sache, die ich verstehen möchte?"

Den Bezugsrahmen für Ihre Realität verändern

Wenn ich mit jemandem *Matrix Energetics* praktiziere, verlagere ich den Schwerpunkt meiner Betrachtungsweise. Durch beständiges Üben habe ich gelernt zuzulassen, dass sich der Fokus meiner Aufmerksamkeit sanft und unbewusst verschiebt und neu ausrichtet. Ich „scanne" unablässig mein äußeres und inneres Umfeld und suche nach fast unmerklichen Hinweisen. Diese Technik erlaubt es mir zu bemerken, was immer im jeweiligen Moment meine Aufmerksamkeit weckt. Stellen Sie sich vor, dass Ihre Augen wie ein Computer ständig Informationen aufnehmen. Versuchen Sie während des Vorgangs nicht, die Ihnen präsentierten Informationen zu analysieren oder zu bewerten.

Ich lasse zu, dass der Grenzbereich zwischen dem, was „Realität" ist, und dem, was „Vorstellung" ist, ein bisschen schwammig wird, weniger starr definiert ist. Im Bereich dieser Unschärfe gibt es Bewegung, Möglichkeiten und unbewusste Formen. Beim Akt des bewussten Beobachtens der „Unschärfe" verlangsamt mein Verstand bzw. meine linke, bewusste Gehirnhälfte das Ganze, um zu erkennen, was ich mir da anschaue.

Ich habe für mich die *Regel* aufgestellt, dass ich nicht bewusst sehen muss, womit ich arbeite, um damit zu interagieren und es zu ändern. Das bewusste Beobachten bricht das, was im Grunde ein laufender Film ist, auf unzählige einzelne Bilder herunter.

Das Bewusstsein kann seine Aufmerksamkeit zum jeweiligen Zeitpunkt nur auf jeweils einen Beobachtungsrahmen richten. Dieser neurologische Prozess stellt den „Tun-Zustand" innerhalb einer Problemsituation dar, wie beispielsweise in dem Satz: „Da stimmt etwas nicht, ich muss etwas *tun.*" Dies macht buchstäblich den Unterschied aus zwischen dem Akt des Beobachtens und dem Prozess des Interagierens.

Das Wort *Prozess* impliziert, dass es für das, was Sie tun, Regeln, Richtlinien und eine Art automatisiertes Verhalten gibt. Ein Prozess, auf den Sie sich einmal festgelegt haben, besteht aus einer Reihe von „Wegen der kleinsten Wirkung". Ein *Weg der kleinsten Wirkung* [= Begriff aus der Physik, Anm. d. Verlags] ist hier eine neurologische Reaktion auf das Lernen und anschließende Verankern von Verhalten im unbewussten Bereich der gewohnheitsmäßigen Reaktion.

Ein Beispiel hierfür könnte sein, dass Sie bremsen, wenn Ihnen etwas vors Auto läuft, oder dass Sie beim Tennis den Ball nach einem Aufschlag retournieren. Solche Reaktionen, als unbewusste Reflexe ausgeführt, ermöglichen es uns, unmittelbar und angemessen auf Bedrohungen oder Notfälle in unserem Umfeld zu reagieren. Sobald wir diese Aktivitäten in ein Programm integriert haben, wird unser Verhalten unter ähnlichen Umständen zu einer Sofortreaktion und in gewisser Hinsicht automatisiert. Und das ist gut so, denn auf diese Weise können wir im gegebenen Fall wie eine gut geölte Maschine unbewusst und flüssig reagieren.

Wenn Sie beispielsweise schon einmal eine Kampfsportart ausgeübt haben, dann werden Sie einen bestimmten Schlag oder Tritt Tausende Male geübt haben, sodass Ihr Unterbewusstsein irgendwann die Regie übernahm und die Reaktion steuerte. Denn wenn Sie auf der Straße überfallen werden, ist es schließlich ausgesprochen wichtig, dass Sie nicht erst nachdenken müssen, wie man einen Angriff abwehrt oder zuschlägt! Natürlich wäre es ein noch besserer Weg der kleinsten Wirkung, wenn Sie die ersten Anzeichen von Gefahr in Ihrem Umfeld so gut wahrnehmen könnten, dass Sie gar nicht erst in eine gefährliche Situation geraten.

Wege der kleinsten Wirkung sind in vielen Bereichen nützlich, allerdings nicht bei *Matrix Energetics*. Immer, wenn ich bewusst auf etwas schaue und es zu benennen und zu ändern suche, wende ich das gleiche alte und ausgelutschte Modell der newtonschen Physik an, das darauf abzielt, die physische Realität in die Konstrukte und Erwartungen eines persönlichen oder Weltmodells zu zwängen. Anders gesagt: Die Art, in der wir unsere Realität wahrnehmen und uns entscheiden, sie zu konstruieren, stellt häufig eine Vielzahl von Wegen der kleinsten Wirkung in unserer Neurologie dar.

Einen neuen Bezugsrahmen schaffen

Wenn Sie einen anderen *Bezugsrahmen* einsetzen, lässt der zugehörige Filter andere *Informationen* in Ihr Bewusstsein durch. Unser Bezugsrahmen oder unsere Sicht der Realität ist etwas, was wir einfach nur erfunden haben. Das ist in etwa damit vergleichbar, wenn Sie verschiedene optische Linsen nehmen und sie austauschen oder drehen, so wie in dem Film *Das Geheimnis der Tempelritter*. In dieser Geschichte hatte Ben Franklin eine Brille mit auswechselbaren farbigen Gläsern erfunden. Jede Linsenkombination erlaubte es dem Betrachter, andere Informationen zu sehen, die mit bloßem Auge nicht zu erkennen waren. Die grünen Gläser zeigten beispielsweise bestimmte Informationen oder Muster. Die roten Linsen eröffneten den Blick auf zusätzliche Daten, die zuvor vom bewussten Verstand unterdrückt wurden.

Welche Linse oder welchen Standpunkt Sie wählen, das hat großen Einfluss darauf, was Sie sehen können bzw. was Sie wahrscheinlich sehen werden. Wenn Sie mehr oder anders sehen möchten, wenden Sie für Ihr Bewusstsein, das ständig Prioritäten setzt und „nützliche" Informationen herausfiltert, das gleiche Prinzip an: Sie können eine neue Regel einführen, die etwa besagt, dass Sie nur

1 Prozent mehr von dem sehen werden, was zuvor als irrelevant aussortiert und ignoriert wurde. Sie können die Wahl treffen, das stärker wahrzunehmen, was bisher für Sie zum größten Teil unbewusst war. Sie können den Regelwiderstand Ihres Verstandes so einstellen, dass er mehr Licht und Informationen hineinlässt.

Jedes Modell der Realität basiert auf unserer persönlichen Einschätzung. Es gibt einen eindeutigen Unterschied zwischen der Art, wie *meine* Realität funktioniert, und der Art *Ihrer* Realität. Woher ich das weiß? Nun, Sie sind Sie und ich bin ich, und sofern unsere Erfahrungen sich nicht bei einem Seminar oder innerhalb der Seiten dieses Buches kreuzen, sind wir getrennt. Das bedeutet nicht, dass ich oder Sie einen *besseren* Bezugsrahmen für die Realität hätten als der jeweils andere. Es ist durchaus vorstellbar, dass mein Ansatz unter bestimmten Bedingungen und in Bezug auf bestimmte Punkte einen nützlicheren Bezugspunkt darstellt als der ihrige und umgekehrt.

Wenn Sie beispielsweise Ihr Geld damit verdienen, Häuser zu bauen, ist Ihre praktische Erfahrung auf diesem Gebiet als Bezugsbasis sicherlich wesentlich geeigneter als meine. Würden wir beide versuchen, uns eine Art Notunterkunft zu bauen, stehen die Chancen gut, dass *Ihre* Version nicht völlig nutzlos wäre! Wenn ich ein Haus baute, gäbe es vermutlich lauter schiefe Winkel und reichlich Stellen, an denen es hineinregnen würde. Ob wir nun den Rohbau eines Hauses errichten, eine einzigartige Satzstruktur bauen oder das Fundament für die Bauelemente einer neuen Realität legen – die Fertigkeiten, die wir hierzu benötigen, sind unterschiedlich. Bei jedem dieser Beispiele ist das Schaffen von sinnesspezifischen und individuellen Bezugsrahmen von Belang für die Glaubenssätze und den kontextabhängigen Bezug des Betrachters. Nicht nur die Schönheit liegt im Auge des Betrachters, wie es ein berühmter Ausspruch sagt – alles andere tut es auch.

Kapitel 6

Die Tore der Wahrnehmung:
Der Durchbruch zur anderen Seite

Ich glaube, dass der Vorstoß zum Unbekannten eine lange, anhaltende Verwirrung der Sinne erfordert.

JIM MORRISON

Sie allein können die Bedeutung und Qualität Ihrer Erfahrungen gutheißen und ihnen den Stempel der Authentizität aufdrücken. Weil wir verschieden sind, gibt es einen Unterschied zwischen *meiner* Wahrnehmung dessen, wie die Dinge funktionieren, und der Ihren. Wir können uns entscheiden, durch beiderseitige Übereinstimmung in bestimmten Punkten ein *spezielles Relativitätsmodell zu erstellen,* das alles beinhaltet oder miteinander verbindet, was Sie und ich entscheiden, zu glauben oder zu erfinden.

Wir können uns entscheiden, eine Verbindung einzugehen und eine gemeinsam genutzte Realität aufzubauen, in der wir die Regeln gemeinsam festlegen. Dann können wir formulieren, welche Arten von Wahrnehmungen diese Regeln steuern. Natürlich steht es uns frei, eindeutige Wege zu formulieren, um die Bedeutung unserer Erfahrungen in unserer speziell erschaffenen Realitätsteilmenge festzulegen. *Matrix Energetics* ist ein Beispiel für eine solche spezielle Teilmenge der Realität, da ich sie erfunden habe. Gemeinsam verstärken wir sie, indem wir die Wahl treffen, eine Reihe von Überzeugungen und Erfahrungen miteinander zu teilen. Wir haben damit sozusagen Geppettos „Quantenpuppe" Pinocchio erschaffen.

Wenn genügend Menschen das Bewusstsein einer „Sonderfall-Realität" wie *Matrix Energetics* aufrechterhalten, funktioniert sie durchgehend und zuverlässig. In dem Moment, in dem das Bewusstseinsfeld eine kritische Masse erreicht, entsteht Resonanz für ein eindeutiges morphisches Feld. *Sobald diese kritische Schwelle überschritten wird, erzeugt und erhält das Denk- oder Glaubenssystem sich selbst: „Es lebt!"* Lieben Sie Ihre Träume so sehr, dass Sie anfangen, sie zu verkörpern. Ich habe es getan!

Um einen seit Langem bestehenden Zustand oder ein ebensolches Muster oder Verhalten zu ändern, *müssen Sie lernen, Ihr Bewusstsein auf die Information oder den Zustand zu richten, mit der/dem Sie eine Empfindung verbinden.* Wohlgemerkt: Ich rede über Empfindungen, nicht Emotionen. Das Ziel ist, sich Gefühlsreaktionen bewusst zu machen, indem Sie einfach *bemerken, was Sie bemerken.* Lassen Sie mich Ihnen ein Beispiel geben.

> **Übung: Die Tore der Wahrnehmung**
>
> Nehmen wir einmal an, Sie hätten ein unerwünschtes Verhaltensmuster, das Sie gerne ändern möchten. Stellen Sie sich weiterhin vor, dass sich vor Ihnen eine lange Reihe von zehn Türen befindet. Hinter jeder dieser Türen verbirgt sich ein Muster oder eine Information. Die Information hinter der Tür kann für Ihre Zwecke relevant sein oder auch nicht. Die Entscheidung, ob Sie durch eine bestimmte Tür gehen möchten, wird davon abhängen, welche Information Sie erhalten – was Sie bemerken oder wahrnehmen, und nicht davon, wie Sie sich fühlen.
>
> Beim Öffnen der ersten Tür empfinden oder spüren Sie nichts, also schließen Sie sie wieder. Als Sie die zweite Tür öffnen, strömt Ihnen ein warmes Gefühl entgegen und im Inneren scheint ein helles und zugleich sanftes Licht. Definitiv eine Möglichkeit, denken Sie – diese Tür behalte ich zum späteren Erkunden im Auge. Sie gehen zur dritten Tür, aber sie lässt sich nicht öffnen. Nicht weiter beunruhigt schreiten Sie weiter zur nächsten.
>
> Die vierte Tür ist in einem zarten Grünton gestrichen. Der Rahmen sieht glatt und edel aus und Sie stellen fest, dass Sie im Vergleich zu vorher nun entspannter sind. Allein diese Tür anzufassen erzeugt tief in Ihrem Inneren ein Gefühl der Wärme und des Willkommenseins. Schlagartig wird Ihnen klar, dass diese Tür Ihren Namen trägt, und Sie treffen eine Entschei-

dung. Aus irgendeinem Grund wissen Sie ganz genau, dass Sie durch diese Tür gehen können und dahinter alle Antworten und jedwede Unterstützung finden, die Sie benötigen.

Auf irgendeine Weise ist die grüne Tür unbewusst mit dem Reich Ihrer tiefsten inneren Natur verbunden. Das meine ich mit „Spüren". Es geht nicht darum, sich in einem bestimmten emotionalen Zustand zu befinden. Wenn Sie die Gründe für Ihre Wahl analysieren oder abgleichen wollten, welche Hinweise würden Sie bemerken? Beginnen wir mit den physiologischen Reaktionen. „Hmmm ... Ich fühle mich irgendwie ruhiger, als wäre mein Angstpegel ein gutes Stück gesunken. Mein Herz schlägt langsamer und gleichmäßiger. Ich scheine ruhiger und tiefer zu atmen. Ich fühle mich sehr entspannt und gleichzeitig auf merkwürdige Weise wacher und frischer."

All diese Veränderungen resultieren allein daraus, dass Sie sich vorgestellt haben, durch die grüne Tür zu gehen. Die physiologischen Anzeichen, die Sie erhalten, helfen Ihnen eindeutig dabei, im jeweiligen Moment eine gute Entscheidung zu treffen.

Wir lernen, auf der Basis unserer Sinneswahrnehmungen Verallgemeinerungen über die Natur von Türen zu treffen. Wir legen unbewusst eine Datenbank an, in der wir alles ablegen, was wir entdecken, wenn wir einer neuen Tür begegnen. Im Laufe der Zeit, nachdem wir viele Türen gesehen und durchschritten haben, erarbeiten wir uns einen *Weg der kleinsten Wirkung* in Bezug auf Türen. Auf diese Weise können wir, selbst wenn wir auf eine U-Boot-Luke oder auf das Tor zu einer Hobbithöhle treffen, aufgrund unserer vorherigen Erfahrungen mit Türen herausfinden, wie wir sie durchschreiten können. Das ist wichtig, damit wir das Prinzip der Tür nicht jedes Mal, wenn wir auf eine stoßen, neu entdecken müssen! Bei *Matrix Energetics* haben Sie im jeweiligen Moment eine gute Wahl getroffen, wenn Sie *zur Kenntnis nehmen, was Sie bemerken,* und wenn Sie ohne Hinterfragen oder Nachdenken auf die Hinweise reagieren.

Die andere Art, mit neuen Informationen umzugehen, besteht darin, die Augen und den Geist zu öffnen und zu akzeptieren, was auch immer Sie im jeweiligen Moment sehen, fühlen und erfahren. *Vertrauen Sie darauf, dass alles, was sich zeigt, auf irgendeine Weise sinnvoll ist.* Wenn wir eine neue Realität erschaffen oder Wunder in unser Leben holen möchten, können wir dies damit beginnen, dass wir lernen, die Dinge in unserem Leben auf eine neue Weise zu *sehen*.

Wir *erschaffen* die Aspekte unserer Realität, die wir schließlich als Teil unseres Gewebes aus Ansichten, Erwartungen und Erfahrungen akzeptieren. Wir *erfinden* zu einem nicht geringen Teil das Gewebe der energetischen Muster, die wir „unsere Welt" nennen.

Kapitel 7

Die Wissenschaft von unserer selbst konstruierten Realität

In der wissenschaftlichen Forschung führt jeder neue Denkansatz, der sich mit der Realität beschäftigt, zu mehr Mathematik. Wenn diese Denkansätze nun getestet werden und die Physik- und Mathematikgenies mit ihnen herumexperimentieren, finden sie Dinge, die ihrem Modell nicht entsprechen. Kein Problem! Dann werden eben noch mehr Gleichungen und Theorien entwickelt. Und wenn vorhandene oder errechnete Daten nicht mit den Ergebnissen der Experimente übereinstimmen, werden entweder einfach Daten gefälscht oder aber weitere Gleichungen aufgestellt, die den Ergebnissen der Experimente entsprechen.

Wenn Sie beispielsweise ein Stück Materie nehmen und es auf Lichtgeschwindigkeit beschleunigen, wird es laut der entsprechenden Gleichung immer schwerer, je schneller es wird. Wir wissen nicht, ob das wirklich passiert, aber die Gleichung $E = mc^2$ suggeriert dies. Wenn also beide Seiten der Gleichung nicht den gleichen Wert ergeben oder die im wirklichen Leben erzielten Ergebnisse keinen Sinn ergeben, blenden die Wissenschaftler einfach einen Teil aus und arbeiten nur mit dem anderen weiter – und schon ist wieder alles okay. Das ist keine Unterstellung von mir und kein Scherz!

Mathematiker haben sogar einen Namen für diesen Vorgang, sie nennen ihn *Renormierung*. Der Quantenphysiker Richard Feynman wiederum bezeichnete das schlicht als verdrehten Hokuspokus.[1]

Das Universum entsprechend unseren Ideen umstrukturieren

Wenn Sie eine Realität schaffen, die besagt: „Dieses X plus dieses Y plus dieses Z ergibt null Wunder in meinem Leben", dann ist das die Gleichung, nach der Sie vorgehen. Nach dieser Gleichung vorzugehen ist nicht realer als $E = mc^2$ – was übrigens noch nicht einmal in der ursprünglich von Einstein vorgelegten Gleichung so vorkam. Einstein war Legastheniker und hatte daher einige Terme rückwärts geschrieben.[2] Seine Legasthenie war so ausgeprägt, dass er stotterte. Im Kindesalter machte er es sich daher zur Gewohnheit, einen Satz zuerst im Kopf aufzusagen, bevor er ihn laut aussprach. Manchmal kam er dabei durcheinander und sprach den Satz *zweimal* laut aus, weshalb er öfter mal für dumm oder geistig zurückgeblieben gehalten wurde.

Für viele Menschen ist Einstein so etwas wie ein Gott. Er hat das passende weiße Haar und ist von diesem gewissen „Supergenie"-Mythos umgeben – auch wenn er manchmal vergaß, seine Hose zuzumachen. Er zollte dieser Welt einfach keine große Aufmerksamkeit und ähnelte darin in gewisser Weise John von Neumann, einem weiteren berühmten Mathematiker, der tatsächlich einmal behauptete, Bäume hätten ihm während der Fahrt den Weg versperrt und sein Auto demoliert ... (Er trank ganz gerne mal einen über den Durst.[3]) Alles die reine Wahrheit! Sie können es gerne nachlesen, wenn Sie möchten – auch wenn ich das schon für Sie erledigt habe. Sie können mir da in den meisten Fällen wirklich vertrauen. Wenn nicht sogar in allen.

Wenn Sie eine Methode festlegen, auf deren Grundlage etwas beobachtet werden soll, und dann Regeln festlegen, *wie* es beobachtet wird, dann bewegen Sie sich stets innerhalb Ihres Regelwerks. Als

Einstein sagte, dass sich nichts schneller als mit Lichtgeschwindigkeit bewegen könne, meinte er eigentlich, dass man nichts beobachten könne, was sich schneller als mit Lichtgeschwindigkeit bewegt, da das Hilfsmittel, das wir zur Beobachtung benötigen, das Licht selbst ist. Licht kann nicht schneller reisen als es selbst – was wiederum nicht bedeutet, dass Gedanken nicht schneller als das Licht reisen können. Und es bedeutet nicht, dass die *Torsionsfelder*, mit denen sowjetische Wissenschaftler in den 1980er-Jahren arbeiteten, nicht wesentlich schneller sind als das Licht. Das Problem ist eher folgendes: Sobald Sie etwas analysieren und auseinandernehmen, müssen Sie es von Ihren Regeln der Realität aus betrachten.

Es gibt zwei Prozesse, die unser Gehirn einsetzt, um Informationen wahrzunehmen, umzuwandeln oder zu klassifizieren: *serielle Verarbeitung* und *parallele Verarbeitung*. Bei der *seriellen* Verarbeitung wird ein Ding mit dem nächsten und dem nächsten und dem nächsten … verbunden, ähnlich wie bei Differenzialgleichungen in der Trigonometrie (nicht dass ich etwas davon verstünde, in Algebra war ich eine totale Niete – ich habe es einzig und allein deshalb zum Doktor in Chiropraktik gebracht, weil ich dafür keine Physikkurse belegen musste, in denen komplizierte mathematische Berechnungen gefragt waren). Bei der *parallelen* Verarbeitung laufen mindestens zwei Prozesse gleichzeitig ab, und innerhalb des Körpers ist es die neurale Integration, die komplexen mentalen Prozessen zugrunde liegt.

Machen Sie sich keine Sorgen wegen Ihrer Schwierigkeiten mit der Mathematik. Ich kann Ihnen versichern, dass meine noch größer sind.

ALBERT EINSTEIN

Selbst der große Einstein hatte mitunter Schwierigkeiten mit der Mathematik. Er ließ sich Gleichungen einfallen, die überhaupt keinen Sinn ergaben. Aber er erhielt die richtige Antwort. Oder er hatte die richtige Gleichung und die falsche Antwort. Er war schließlich Legastheniker, Sie erinnern sich? Was tat Einstein also? Er nahm die besten Teile und bastelte sie zusammen. Er war so ein wichtiger

Mann, er hatte diese wirre Haarmähne und all das – er war Kult und die Leute wollten ihm einfach gerne glauben.

Eines der Postulate der speziellen Relativität ist, dass sich nichts in unserem beobachteten Universum schneller als mit Lichtgeschwindigkeit bewegen kann.[4] Und wissen Sie auch, warum? Weil das Licht das Instrument ist, mit dem wir messen! Das ist der Grund. Ein Teil des elektromagnetischen Spektrums umfasst Licht. Wenn Licht nun das Instrument ist, das man für die Messungen benötigt, dann erfolgen alle Geschwindigkeitsmessungen in Relation zu diesem Faktor. Deshalb sagte Einstein auch, dass *von einem relativen Messpunkt aus* nichts schneller reisen könne als mit Lichtgeschwindigkeit. Er meinte damit keineswegs, dass nichts schneller sein könne als das Licht. Man kann es einfach nur nicht *messen*.

Die spezielle Relativität des Bewusstseins

Immer, wenn Sie etwas künstlich beschreiben, und zwar detailliert genug und mit voller Überzeugung, erzeugen Sie eine sogenannte Warp-Blase, eine „spezielle Relativität" [oder Spezialfallrelativität, engl. *special case relativity*], in der das Beschriebene existiert. Diese Wissenschaft ist „real" – bis sie es nicht mehr ist. Das Modell Ihrer Realität hält so lange stand, bis Sie zu viele gegenläufige Erfahrungen gemacht haben. Wenn Sie Erfahrungen machen, die Ihrem Modell widersprechen, werden Sie diese Information entweder unterdrücken, indem Sie sie in Ihr Unterbewusstsein packen, oder Sie kreieren ein neues Modell, in das die widersprüchlichen Erfahrungen integriert werden können.

Damit wir interagieren können, hat jeder von uns seine Warp-Blase des relativen Bewusstseins. Sie haben Ihre, ich habe meine – und dann können wir etwas Einmaliges schaffen, wenn wir es beide möchten. Um sich mit der Realitätsblase einer anderen Person zu verbinden, können Sie die Schaffung einer singulären und unverwechselbaren Realitätsblase zulassen, in die sowohl Ihre Erfahrungen als auch die der anderen Person Eingang finden. So entsteht eine neue spezielle Relativität, in der die Regeln beider Seiten zutreffen oder nicht zutreffen.

Anders gesagt: Dinge, die nützlich sind, können bleiben und Dinge, die es nicht sind, heben sich gegenseitig auf. Das ermöglicht einen *energetischen Rapport* zwischen uns, durch den bestimmte Dinge eintreten können. Wenn wir auf diese Weise verbunden sind, haben wir ein spezielles einheitliches Bewusstseinsfeld geschaffen. Im Grunde genommen haben wir eine spezielle Relativität erzeugt, die über das Herz auf das einheitliche Bewusstseinsfeld zugreifen kann. Auf subatomarer Ebene ist selbst die physikalische Realität nichts weiter als ein Feld an Möglichkeiten, das durch den bloßen Akt des Beobachtens manipuliert werden kann. Winzigste Veränderungen der Impulse und der Bahn subatomarer Teilchen können sich fortpflanzen und so wesentlich größere physische Auswirkungen in der Erscheinungswelt auslösen.[5]

Die Teilchenphysik und die Ideologie des Zerteilens und Zerlegens

Die Bausteine unserer gegenständlichen Welt gehören in das Reich der *Teilchenphysik*. Haben Sie sich jemals gefragt, warum Wissenschaftler das Atom in immer kleinere Teilchen zertrümmern wollen? Die Anzahl der neuen Teilchen, die durch diesen Prozess des wissenschaftlichen Auseinandernehmens entstehen und entdeckt werden, ist erstaunlich. Wir zerlegen die Dinge in Stücke, schauen uns die verstreuten Teile an und weisen ihnen einen Namen und eine Funktion zu. Haben Sie als Kind schon einmal ein Spielzeug genommen, sagen wir, ein kleines rotes Feuerwehrauto, und es mit einem Hammer zerschlagen?

Wenn Sie hart genug zuschlagen, fliegen die Teile überall hin. Wenn das Feuerwehrauto aus Plastik ist, zerspringt es in winzige Fragmente. Was wäre nun, wenn Sie all diese kleinen Fragmente nehmen und sie benennen würden: Das ist ein Prusson, das ist ein Dingsbumsion, das ist ein Klingon usw. ... Haben Sie jemals versucht, alle Teile wieder zusammenzusetzen, nachdem Sie etwas zerstört haben? Das ist nicht so einfach, wenn es denn überhaupt möglich ist. Und eins steht von vornherein fest: Mutter und Vater des so zuschlagenden Kindes werden sein tolles Experiment einfach nur als Chaos oder Trümmerhaufen bezeichnen!

Ich persönlich glaube, dass die Dinge einfacher sind. Ich glaube, dass alles nur Geist ist und die Dinge zu dem werden, was wir vorgeben. Folglich existierten *virtuelle Teilchen* nicht, bis sie es dann taten. Nachdem wir einmal an sie gedacht hatten, war es allerdings zu spät und man konnte das Ganze nicht mehr zurücknehmen. Das macht eine Szene aus dem Film *Ghostbuster* deutlich. Als die Hauptdarsteller versuchen, an nichts zu denken, erscheint der Marshmallow-Mann, dessen plötzliche Existenz Dan Aykroyd wie folgt zu verteidigen sucht: „Ich versuchte, an die harmloseste Sache zu denken ..., etwas, was ich geliebt habe in meiner Kindheit, etwas, was uns nie, unter keinen Umständen vernichten könnte: der Marshmallow-Mann!"[6] Nun, mit Ihren Glaubenssätzen verhält es sich ganz genauso, nur dass sie vielleicht nicht ganz so klebrig sind ...

Warum glauben wir, herausfinden zu können, wie etwas funktioniert, indem wir es in Stücke schlagen und dann die Einzelteile analysieren? Ich erinnere mich, wie ich während meiner Schulzeit im Biologieunterricht einen Seestern seziert habe. Ich habe mich nicht an den Arbeitsbogen gehalten, sondern ihn einfach mit meinem Messer in Teile geschnitten. Gelernt habe ich daraus nichts. Gott sei Dank setzte ich den Versuch nicht gleich zu Hause bei meinem Goldfisch fort. Ein wesentlich aufregenderes Erlebnis hatte ich mit einem Seestern in *SeaWorld*, als ich ihn ganz vorsichtig in meinen Händen hielt. Ich konnte die einzigartige Schönheit dieser Lebensform spüren und würdigen, die sich da in meine Hände schmiegte. Wie alle anderen jubelte ich im Kino bei Steven Spielbergs Klassiker *E.T. – Der Außerirdische*, als E.T. die Frösche im Biologieunterricht vor dem unmittelbar bevorstehenden Tod durch Sezieren rettete. Dies führte zur Formulierung des Theorems des „Physikers" Steven Spielberg: „Rette den Frosch – küss das Mädchen!"

Der Irrtum, der in einem rein mechanistischen Rahmenkonzept auftritt, ist unser Sehen und Klassifizieren. Wir scheinen zu denken, dass wir durch das Zerlegen eines Organismus oder einer Idee in ihre Einzelteile verstehen, worum es dabei wirklich geht. Es gibt einen großen Unterschied zwischen dem Riechen von Formaldehyd, während man sich über die Sezierschale beugt, um eine leblose Amphibie zu betrachten, und dem Fangen und Festhalten eines lebenden Frosches. Haben Sie schon einmal mehrere Frösche gefangen, in ein Gatter gesetzt und sie angefeuert, während sie auf die Ziellinie zuhüpften? Ich habe das als kleiner Junge bei uns im Hinterhof mit Schildkröten gemacht. Es war nicht so aufregend wie mit Fröschen, aber ich denke, Sie verstehen das Grundprinzip: Sie lernen mehr über das Leben, wenn Sie lebende Beispiele betrachten.

Bei *Matrix Energetics* lehren wir Menschen, wie man Frösche in Prinzen verwandelt. Es ist der Unterschied zwischen dem Akzeptieren des Modells eines anderen und dem tatsächlichen eigenen Erleben des Modells, inklusive des Herausfindens, dass die Dinge anders sind, als man Ihnen erzählt hat. Es ist der Unterschied zwischen stagnierender Theorie und Vitalismus.

Wissenschaftler beschäftigen sich mit der Klassifizierung unbelebter Hauptwörter. Ich hingegen sage: „Klassifizieren, ab damit in die Kartei und vergessen!" *Das Leben ist ein Prozess.* Der berühmte Physiker Werner Heisenberg sagte: „Das Atom ist kein Ding."[7] Der amerikanische Schriftsteller und Physiker Nick Herbert entwickelte diese ursprüngliche Aussage von Heisenberg weiter, indem er sagte: „Menschen sind auf die gleiche Weise keine Dinge, wie Atome keine Dinge sind."[8] Ein Körper oder eine Person besteht der Struktur nach aus Atomen, den konzeptionellen Bausteinen der gesamten Natur. Das Atom besteht aus Elektronen und dem Kern, der wiederum aus Protonen und Neutronen besteht.

Und nun kommt es: Ein Elektron existiert nur dann, wenn es beobachtet wird. Erst wenn wir es anschauen, nimmt das Elektron das Erscheinungsbild einer festen und stabilen Umlaufbahn an. Wird es hingegen nicht beobachtet, *existiert das Elektron in Form einer Wahrscheinlichkeitswolke.* Diese Wolke besteht aus allen möglichen Umlaufbahnen, in denen es sich befinden könnte, bevor der Akt der Messung es in einer stabilen Umlaufbahn rund um den Kern fixiert. Da wir Menschen auf der atomaren Ebene ebenfalls aus Atomen bestehen, *kann man sagen, dass wir aus einer Reihe von Zuständen bestehen, die sich aus einem unendlichen Vorrat an oszillierenden Möglichkeiten zusammensetzen.* Die Fähigkeit, Ihre festen Einstellungen – Ihren Bezugsrahmen – loszulassen, kann die Wahrnehmungsplattform, von der aus wir entscheiden, was möglich und was nicht möglich ist, erweitern. Ein etwas flexibleres Denken kann viel dazu beitragen, verschiedenste Aspekte des menschlichen Befindens zu lindern oder zumindest abzuschwächen.

Es ist wichtig, Spaß zu haben, denn wenn Sie Spaß haben, fangen Sie an, virtuelle Teilchen namens „Spaßteilchen" zu erzeugen, die wirklich nützlich sind. Virtuell und buchstäblich *bricht eine gute Zeit für Sie an.* Warum? Weil Sie durch das Erzeugen virtueller Spaßteilchen in der Tat den Spin der Elektronen in der Umlaufbahn, aus denen die neurochemischen Muster Ihres Gehirns und Nervensystems bestehen, verändern. Wenn Sie bessere Neurotransmitter produzieren, können Sie leichter veränderte Zustände von Spaß und Freude erfahren. Und womöglich begegnen Ihnen dabei nicht nur *Endorphine,* sondern sogar *Endelphine!*

Wissen Sie, was der theoretische Physiker John Archibald Wheeler (der Lehrer von Feynman) einmal über das Universum sagte? Er nannte es eine „sinnhaltige Software", die sich „wer weiß wo" befinde.[9] Nun, wie viele von Ihnen denken, dass er verwirrt war und gleichzeitig nicht verwirrt? Ihm wurde klar, dass es im höchsten Grade unwahrscheinlich war, dass die von ihm erkannte, dem Universum innewohnende Ordnung reiner Zufall war. Angeblich hatte Wheeler vor einigen Jahren ein schwerwiegendes gesundheitliches Problem, das eine Nahtoderfahrung beinhaltete. Wheeler „verließ" seinen Körper und „erfuhr" das Universum. Als er zurückkam, sagte er, dass er unbedingt etwas weitergeben müsse, bevor er sterbe. Seine Botschaft lautete: „Wenn es eine Sache in der Physik gibt, für die ich mich stärker verantwortlich fühle als für andere, dann ist es die Erkenntnis, wie sich alles zusammenfügt."[10] Mir scheint, er hatte erkannt, dass die mathematischen Modelle nicht bis zum Herz aller Dinge vorstoßen – dem Gewahrsein des Vielen als das Alles [engl.: *awareness of the many as the All*].

Insofern sich die Sätze der Mathematik auf die Wirklichkeit beziehen, sind sie nicht sicher, und insofern sie sicher sind, beziehen sie sich nicht auf die Wirklichkeit.

ALBERT EINSTEIN

Kapitel 8

Führung statt Kontrolle

Das *newtonsche Weltbild* betont die Kraft, die *Quantenphysik* die Raffinesse. Es besteht ein großer Unterschied zwischen Kontrolle und Führung. Kontrolle setzt voraus, dass Sie wissen, was abläuft, dass Sie alle Faktoren kennen und dass Sie Maßnahmen ergreifen können, damit etwas anderes passiert. Es ist die analytische linke Gehirnhälfte, die sagt: „Ich kann das." Nein, kann sie nicht. Tut mir leid – sie kann es wirklich nicht.

Führung kommt aus dem Herzen. Ihr Leben zu führen ist Ihr Geburtsrecht. Wenn Sie Ihr Leben auf diese Weise betrachten, ohne zu urteilen, dann *kollabiert die Wellenfunktion* in einer Art, die nichts mit der Wahrscheinlichkeit dessen zu tun hat, was normalerweise passiert. (Keine Sorge, dieses „Kollabieren" wird noch erklärt.) Stattdessen konfigurieren sich die Dinge neu, und zwar rund um den Gedanken: „Was könnte im nächsten Moment passieren?" Hört sich an, als könnte es nützlich sein? Auch das ist Physik. Wirklich!

Führung braucht keine Kontrolle. Wenn Sie das Kommando führen, dann heißt das nicht, dass Sie versuchen, etwas geschehen zu lassen. Haben Sie schon einmal die Passage in der Bibel (im Buch Jesaja) gelesen, wo es heißt: „Und wollt ihr mir Befehl geben wegen des Werkes meiner Hände?" Beim Konzept der Führung geht es darum, in einen Raum des Herzens zu treten, wo Sie mit dem Feld aller Möglichkeiten verbunden sind. Wenn Sie aus diesem heiligen Raum heraus *loslassen, dann ist es bereits vollbracht.* Worte werden zu virtuellen Kelchen aus Licht, zu Mustern aus Informationen. Die Art, wie sie miteinander verwoben sind, ergibt einen magischen *Knotenpunkt der Möglichkeiten,* der die Dimensionen Ihres Bewusstseins erweitert und es ihm so ermöglicht, andere Zustände, Dinge und Orte zu erfahren. Dieses Konzept wird Ihnen im Verlauf dieses Buches immer mehr einleuchten.

> *So spricht Jahwe, der Heilige Israels, und sein Bildner: Ihr stellt mich zur Rede wegen meiner Söhne und macht mir Vorschriften über die Werke meiner Hände ...*
>
> Jesaja 45, 11

Eintauchen, eine Absicht formulieren und loslassen

Ich möchte an dieser Stelle auf etwas sehr Wichtiges hinweisen. Wenn Sie zu einem meiner Seminare kämen, würden Sie womöglich einige Dinge beobachten, die ehrlich gesagt ein bisschen so aussehen, als seien sie einer Zusammenkunft der Quanten-Entdeckungsbewegung entsprungen. Was Sie mich scheinbar *tun* sehen, hat jedoch wirklich nichts damit zu tun, dass ich tatsächlich etwas täte. *Das ist wichtig, denn der Akt des Tuns baut einen Widerstand auf gegen das, was im nächsten Moment geschehen könnte.* Um etwas zu tun, muss ich mich darauf vorbereiten, zu *arbeiten.* Nehmen wir an, ich wollte mit einer Schaufel ein großes Loch graben. Was muss ich dann tun? Zunächst muss ich eine Schaufel haben. Dann muss ich entscheiden, wo ich graben möchte. Dann muss ich den Boden prüfen, um zu sehen, wie hart er ist. Dann muss ich überlegen, wie viel *Kraft* ich benötige, um mein Loch zu graben. Richtig? All dies sind bewusste Überlegungen.

Ganz anders ist es hingegen, wenn Sie sich in die Erfahrung *hineinfallen lassen.* Dann müssen Sie nichts tun, nichts sein. *Es gibt nichts zu ändern.* Es ist der Zustand, in dem Sie einfach nur zur Kenntnis nehmen, was Sie bemerken [engl.: *notice what you notice*], ohne zu urteilen. Dieser frei fließende Zustand unterscheidet sich grundlegend von Konzepten wie „ganzheitliche Gesundheit" oder Krankheit oder Krankenpflege oder Technik oder Behandlungsmethode oder Ursachenanalyse von Beschwerden oder selbst Transaktionsanalyse von Beschwerden (oder auch *Trance*-aktionsanalyse – dieser Scherz ist für alle Psychiater unter Ihnen, die dies lesen und mich bereits diagnostiziert haben).

Es gibt keinen Unterschied zwischen dem Zustand der Materie und dem, was wir als Tatbestand konstatieren, beobachten [engl.: *between states of matter and matter-of-fact states*]. Allein der Informationsgehalt des Feldes oder der Spin der Elektronen bringt etwas dazu, auf eine bestimmte Weise zu reagieren. Der Akt des Beobachtens bewirkt eine sofortige Veränderung auf der Quantenebene. Auch Sie bestehen aus Lichtmustern, die in Informationsmatrizen gespeichert sind – das ist alles. Das Erlernen von *Matrix Energetics* ist nicht nur leicht – aber *Matrix Energetics* steht für Konzepte und Fähigkeiten, die grundlegend für Ihre Realität sind. Es sind Ihre Versuche, etwas zu tun, Ihr Bedürfnis, etwas zu beobachten, und Ihr Wunsch, Macht auszuüben, die Sie vom Erfahren der Dinge abhalten.

Eintauchen – die Absicht formulieren – loslassen

Eintauchen oder sich hineinfallen lassen bedeutet: eintreten in einen Zustand veränderter Möglichkeiten, in dem *andere* Regeln oder *keine* Regeln zur Anwendung kommen können.

Die Absicht formulieren ist ein Konzept, das häufig missverstanden wird. Für uns ist Absicht üblicherweise gleichbedeutend damit, dass wir entscheiden, was wir wollen, und uns dann mächtig *anstrengen*, um es zu bekommen, indem wir mit

> Affirmationen oder Visualisierungen arbeiten. Kommt Ihnen das bekannt vor? Und hört es sich nicht nach einer Menge Arbeit an? Und warum müssen Sie das so häufig tun? Weil Sie denken, es stehe Ihnen nicht zu. Weil Sie nicht daran glauben, dass Sie es bereits haben. Sie stehen bereits in einer Beziehung zu den Dingen, die Sie möchten. Sie verstehen nicht, dass sie unteilbar sind und nicht getrennt werden können. Es ist Ihr Wunsch, etwas zu haben, der den Zustand des Nichthabens verstärkt. Verstehen Sie, was ich meine? Gehen Sie *spielerisch* mit der Absicht um – sie ist nur eine weitere virtuelle Realitätssimulation.
>
> *Loslassen* ist ein recht eindeutiges Konzept: Sie müssen loslassen, damit etwas passieren kann. Je mehr Sie loslassen, umso mehr lassen Sie Dinge geschehen.

Bruce Lee brachte seinen Schülern drei grundlegende Prinzipien bei:

1. *Nehmt auf, was nützlich ist.*
Das bedeutet wahrzunehmen, was man im jeweiligen Moment wahrnimmt.
2. *Gebt die klassische Unordnung auf.*
Das ist genau das, wovon ich zuvor sprach – das Zertrümmern all dieser Teilchen und der anschließende Versuch, das Universum wieder zusammenzusetzen und es einen Sinn ergeben zu lassen. Es ergibt keinen Sinn. Geben Sie die klassische Unordnung auf, die Regeln, die in Ihrer Realität gelten und Ihre Rezeptur dafür, wie die Dinge sind.
3. <u>Kein</u> *Weg als Weg.*
Das bedeutet, dass Sie im Moment die Regeln anwenden, die sich zeigen, sich aber keinesfalls in Ihrem Selbstausdruck durch sie begrenzen lassen. Erwägen Sie auch andere Muster oder Möglichkeiten. Sie können wie ein schamanisches Chamäleon

zum Gestaltwandler werden. Sie können lernen, Ihre Realität zu verändern, indem Sie *eine* Realität einatmen und eine *andere* ausatmen. Es ist nicht so schwierig, wie es sich anhört – und falls es sich von vornherein nicht schwierig angehört hat, dann deshalb, weil es das auch nicht ist.

Ihr Quantenbewusstsein erweitern

Eine der nützlichen Ideen der Quantenphysik ist, dass dies eine Realität ist, an der wir beteiligt sind. Wir *erfinden* lauter Zeugs. Die Art, in der wir die Wahrnehmungen oder Parameter unserer Realität wählen, legt fest, was wir im jeweiligen Moment erleben können. Das einzige Problem dabei ist: Wenn die Dinge einen Sinn ergeben müssen, dann haben Sie für sich ein sehr eng gefasstes und begrenztes Sortiment an möglichen Ergebnissen definiert. Was wäre, wenn die Dinge gleichzeitig Sinn ergeben könnten und auch wieder nicht? Wenn Sie beginnen, die Parameter dessen zu öffnen, was möglich ist, dann ist da Raum sowohl für Ihre normalen Erwartungen als auch für ein kleines Bisschen mehr.

Quantenphysik und komplexe Zahlen

In der Physik verwenden Wissenschaftler sogenannte *konjugiertkomplexe Zahlen*, um das Kollabieren der Wellenfunktion beschreiben zu können. Mit sich selbst multipliziert ergeben diese immer eine reale Zahl. Nehmen wir beispielsweise die konjugiert-komplexe Zahl $(3 + i)(4 - i) = 12$. Die imaginäre Zahl, i, repräsentiert den Status aller Möglichkeiten, die über die Grenzen von Zeit und Raum hinaus existieren, bevor ein Akt des Beobachtens stattfindet. Durch den Akt des Beobachtens tritt aus einem Zustand aller möglichen Ergebnisse heraus eine spezielle Aktion ein. Dieses Ergebnis repräsentiert – im Bereich unseres Bewusstseins – das, was wir wahrnehmen, oder das, was das Endergebnis zu sein scheint.

Kapitel 8

Die Gnade in Ihre „Lebensgleichung" aufnehmen

Diejenigen unter Ihnen, die mein erstes Buch gelesen haben, kennen die Geschichte bereits, die jetzt kommt. Allerdings möchte ich diesmal noch ein paar „Quanteneinsichten" beisteuern, die mir inzwischen zu dieser denkwürdigen Begebenheit gekommen sind.

> Es war an einem bitterkalten Januartag in Bozeman, Montana, kurz nach vier Uhr morgens. Draußen stürmte und schneite es unaufhörlich. Der Tag war nicht gerade ideal für eine sechsstündige Autofahrt ins wunderschöne ländliche Missoula. Doch meine dortigen Kontaktleute hatten für das Wochenende eine stattliche Anzahl an Klienten eingetragen. Wahrscheinlich würde ich an diesem Wochenende mehr verdienen als die ganze Woche zuvor – und wir brauchten das Geld. In meiner letzten Laufbahn war ich Profimusiker, hatte nie auch nur einen einzigen Auftritt verpasst und damit wollte ich auch jetzt nicht anfangen. (Die Show muss in jedem Fall weitergehen ...) Müde zog ich Jeans und Pullover an und holte meinen dicken Mantel und die Winterstiefel aus dem Schrank.
>
> Als ich ging, rief meine Frau mir hinterher: „Achte auf Blitzeis!" Ich hatte noch nie so etwas gesehen, deshalb glaubte ich nicht daran. Also schlug ich ihre Bedenken in den Wind und trat – wild entschlossen, pünktlich dort zu sein – aufs Gaspedal. Mein Oldtimer mit seinem 5,4-Liter-Motor segelte ein wenig unsicher die verlassene Autobahn entlang. Zum Glück waren die Straßen leer. So würde ich Zeit wettmachen können auf der langen, geraden Strecke, die vor mir lag.
>
> Ich brauste also mit über 120 Stundenkilometern meinem Schicksal entgegen. Bei der wunderbaren Zeit, die ich herausfuhr, würde ich bald in Missoula sein. Dann, kurz hinter Butte, begegnete mir genau das Phänomen, vor dem meine Frau gewarnt hatte: das berühmt-berüchtigte, extrem glatte und

praktisch unsichtbare Blitzeis. Ich entdeckte nicht nur zu spät, dass es das tatsächlich gab, sondern ein Eisstück auf einer Brücke kurz hinter dem Ortsausgang von Butte trug praktisch meinen Namen. Meine Reifen schlitterten über die spiegelglatte Todesfläche, die sich in der Mitte der Brücke gebildet hatte. Mit Entsetzen bemerkte ich, dass die Reifen nicht mehr griffen. Panisch nahm ich meinen Fuß vom Gas und trat immer wieder leicht auf die Bremse, aber ich war einfach zu schnell unterwegs.

Mein altes Auto besaß lediglich einen dieser Beckensicherheitsgurte. Natürlich hatte es auch weder Airbags noch ein Antiblockiersystem und ohne göttliches Eingreifen hatte ich praktisch keine Chance, den bevorstehenden Zusammenstoß zu überleben. Wie ein Irrer trat ich immer stärker auf die Bremse, wodurch nun auch noch das Heck meines Wagens ins Schleudern geriet und ich geradewegs frontal auf einen Brückenpfeiler zuschoss. Sekunden vor dem Aufprall blickte ich auf meinen Tacho – er zeigte forsche, tödliche 100 Stundenkilometer. Ich starrte dem Tod ins Gesicht – und er grinste zurück. Ich akzeptierte mein Schicksal, gab jede Illusion einer Kontrolle auf, legte die Hände vors Gesicht und schrie mit ganzer Kraft und aus vollem Herzen: „Erzengel Michael, hilf!" Dann krachte ich gegen den Brückenpfeiler.

Ich nahm einen blendenden Blitz aus elektrischem blauen Licht wahr – und dann nichts mehr. Ich hatte das Gefühl zu schweben, schwerelos in einer großen blauen Blase schützender Energie, die so dick war, dass mir nichts geschehen konnte. Der Erzengel Michael beschützt die Gläubigen und die Unschuldigen. Ich glaube an das Prinzip der Gnade und vielleicht hatte ich den mir in diesem Leben zugewiesenen Anteil an diesem wertvollen Geschenk noch nicht ganz aufgebraucht. Woran es auch immer gelegen haben mag – ich fand mich in meinem Auto sitzend wieder, bei laufendem Motor und auf einem eisigen Brückenabschnitt inmitten der Walachei – und das volkommen unverletzt!

Nach einigen Minuten hatte ich mich ausreichend gesammelt, um meine Situation zu begutachten. Ich versuchte die Fahrertür zu öffnen, doch sie war so stark eingedrückt, dass ich das Fenster herunterkurbeln und hinausklettern musste. Schockiert sah ich, dass die ganze Motorhaube bis zur Windschutzscheibe eingedrückt war. Es war tiefster Winter auf einer verlassenen, verschneiten Straße und sonst schien niemand so dumm gewesen zu sein, sich bei diesen Straßen- und Wetterverhältnissen auf den Weg zu machen. Falls mein Auto nicht mehr führe, würde ich wahrscheinlich sterben, denn der kalte Wind hatte die Temperatur mittlerweile auf minus 15 Grad gesenkt. Ich fragte mich, ob ich vielleicht vor dem sicheren Tod gerettet worden sei, nur um hier langsam zu erfrieren.

Ich entschloss mich, alles anzunehmen, was auch immer als Nächstes kommen würde, kletterte durch das Fenster wieder hinter das Steuer und legte den Rückwärtsgang ein. In ängstlicher Erwartung hielt ich den Atem an. Die Räder drehten kurz durch, fanden dann aber auf der glatten Straße ausreichend Halt. Ich setzte ein Stück zurück, legte den Vorwärtsgang ein und setzte meine Fahrt fort. Ohne weitere Zwischenfälle kam ich an meinem Zielort an und machte mich an die Arbeit.

Als es Zeit für die Heimfahrt war, hielt ich an einer Tankstelle und tankte. Sonst konnte ich wenig tun, um die Fahrtauglichkeit meines Wagens zu überprüfen, denn die Motorhaube war so eingedrückt und verbeult, dass ich daran zweifelte, sie jemals wieder öffnen zu können. Im Vertrauen darauf, dass das göttliche Eingreifen weiterhin gut funktionieren würde, fuhr ich nach Hause, wobei ich im Stillen ganze Heerscharen von Engeln (die die Rolle von Automechanikern übernehmen sollten) anflehte, das Auto nur noch ein Weilchen länger zusammenzuhalten. Ich bog in unsere Auffahrt ein; kurz bevor ich den Zündschlüssel umdrehte, begann der Motor zu stottern und gab dann endgültig seinen Geist auf. Das Auto war so hinüber, dass es nur noch zum Verschrotten taugte. Wieder einmal hatten mir meine Schutzengel zur Seite gestanden und die Dankbarkeit, die ich empfand und immer noch empfinde, ist unermesslich.

Wenn Sie mit 100 Stundenkilometern unterwegs sind und auf einer Brücke plötzlich auf blankes Eis geraten, wie es mir passiert ist, dann entsteht eine sehr interessante Gleichung im Bewusstsein. Falls Ihr Regelwerk für einen Zusammenstoß in etwa lautet: „Mit 100 Stundenkilometern fahrendes Auto mal Blitzeis mal Brückenpfeiler, verstärkt um die Aufprallkraft", dann kann sich auf der anderen Seite des Gleichheitszeichens die Wahrscheinlichkeit ergeben, dass Sie tot oder zumindest schwer verletzt aus dem Ereignis hervorgehen.

Wenn Ihre Gleichung ausreichend flexibel ist, um das Vorhandensein einer verborgenen Variable (wie beispielsweise Engel) zu erlauben, dann verschiebt sich das Gleichgewicht der Gleichung in Richtung einer geringeren Vorhersehbarkeit. Das Ergebnis könnte im wirklichen Leben wesentlich sicherer und angenehmer für Sie ausfallen. Das Einfügen nur einer Variablen in die Gleichung kann den Unterschied zwischen Leben und Tod, zwischen einer gewonnenen oder verlorenen Liebe, zwischen Erfolg oder Misserfolg bedeuten. Fügen Sie doch einmal probeweise die Variable „Vertrauen in erhoffte Dinge und Glaube an das Unsichtbare" in Ihre persönliche Lebensgleichung ein.

In meiner oben aufgeführten Gleichung stehen die echten Zahlen für die Geschwindigkeit des Fahrzeugs, für die Vereisung der Brücke, den Verlust des Bodenhaftungskoeffizienten und für die Aufprallkraft. Durch das Einfügen einer imaginären Zahl in diese

Gleichung, nämlich der imaginären oder unsichtbaren Zahl $i = $ *Engel*, ergibt sich ein anderes Endergebnis. Die verborgene Variable, könnte man sagen, steht für den Glauben an das Unsichtbare.

Wenn an Engel zu glauben einen zu großen Quantensprung für Sie bedeutet, dann weisen Sie meinen Vorschlag zurück! Was auch immer Sie glauben, das bestimmt die Filter Ihrer Wahrnehmung. Wie Sie entscheiden, die Dinge zu sehen, das bestimmt, was sich zeigt. Einige von uns könnten selbst die Aussage des Jesus von Nazareth: „Ich bin das Wasser des ewigen Lebens", so interpretieren, als würde Gott einen stets vom Regen in die Traufe befördern (speziell, wenn sie in Seattle wohnen!). Begrüßen Sie den Tropfen Gnade, der zum Ozean des Lebens wird, mit offenen Armen, lieben Sie sich selbst und verwandeln Sie Ihre Realität.

Kapitel 9

Moment mal – was ist hier gerade passiert?

Die von Werner Heisenberg formulierte *Unschärferelation* oder *Unbestimmtheitsrelation* besagt, dass es nicht möglich sei, die Geschwindigkeit und die Position eines Teilchens *gleichzeitig* zu messen: Wenn Sie die Position bestimmen, können Sie nicht gleichzeitig die Geschwindigkeit festhalten; wenn Sie die Geschwindigkeit bestimmen, können Sie nicht gleichzeitig die Position festlegen. Meine geistigen Führer haben mir mitgeteilt, *warum* wir nicht beide Faktoren gleichzeitig messen können: Was wir mit unseren Sinnen wahrnehmen, basiert auf den Informationen, die unser bewusster Verstand aus unseren Wahrnehmungen herausfiltert. Die linke Gehirnhälfte analysiert die Rohdaten und entscheidet dann, welche Informationen für unser Überleben relevant sind. Alle anderen Daten werden unterdrückt – obwohl sie wahrgenommen und aufgezeichnet werden, lässt der „Türsteher" (unsere linke Gehirnhälfte) sie nicht durch und sie werden in den dunklen Winkeln unseres Unterbewusstseins gelagert.

> *Die Naturwissenschaft beschreibt und erklärt die Natur nicht einfach, so wie sie „an sich" ist. Sie ist vielmehr ein Teil des Wechselspiels zwischen der Natur und uns selbst.*
> WERNER HEISENBERG

Der bewusste Verstand agiert wie eine Fotokamera mit Blendenverschluss: Er nimmt schnell hintereinander Fotos auf und setzt die Informationen dann nahtlos zusammen, sodass Sie Fehlendes nicht bemerken – genau wie bei einem Film, bei dem die Handlung ja in Wirklichkeit auch nicht fließend abläuft, sondern aus einer Reihe von Standbildern besteht. Wenn wir ein Objekt oder eine Information betrachten, können wir bewusst weniger als 0,01 Prozent des sichtbaren *elektromagnetischen Spektrums* nutzen, das unsere Augen sehen können. Wir können visuell nicht mehrere Informationskanäle gleichzeitig wahrnehmen, weil unsere linke Gehirnhälfte Informationen nur „seriell" verarbeiten kann, also ein Bild nach dem anderen.

Deshalb sagt man auch, dass wir nur sieben (plus oder minus 2) Bit an Daten pro Sekunde verarbeiten könnten. Der Prozess, den wir zur Analyse sensorischer Daten verwenden, funktioniert nur *linear* – er ist sehr schnell, kann aber nur jeweils ein Bild oder einen Informationshappen gleichzeitig präsentieren. Unser Unterbewusstsein hingegen ist ein *Parallelprozessor* und kann Millionen Bit an Daten in einer Sekunde betrachten. Seine Schlussfolgerungen stehen uns nur leider im normalen Bewusstseinszustand nicht zur Verfügung.

Hier kommt nun das Messproblem der Quantenphysik ins Spiel. Um die Daten zu analysieren, die unsere Experimente erzeugen, müssen wir unseren bewussten Verstand einsetzen. Da unsere linke Gehirnhälfte ein serieller Prozessor ist, können wir die Daten immer nur aus einem einzigen Blickwinkel pro Sekunde sehen. Zusätzlich verschränken wir in dem Moment, in dem wir „schauen", den Prozess unseres Beobachtens mit dem Objekt oder Subjekt unserer Wahrnehmungen.

Unser Bewusstsein ist vergleichbar mit der Figur, die in dem Film *Eine Frage der Ehre* von Jack Nicholson verkörpert wird; Ihr bewusster Verstand sagt: „Ich will die Wahrheit!" Und schon höhnt Jack als Ihr Unterbewusstsein: „Sie können die Wahrheit doch gar nicht vertragen!"[1] Jack bewacht die Grenze, und um sie zu überwinden, müssen wir die Fronten wechseln. Wenn wir multidimensional wahrnehmen möchten, müssen wir den Parallelprozessor der rechten Gehirnhälfte einsetzen. Um die erhaltenen Daten dann auch interpretieren zu können, müssen wir allerdings wiederum aus Sicht der linken Gehirnhälfte analysieren.

Das Unschärfeprinzip bezieht sich nur auf die Unfähigkeit unseres *bewussten* Verstandes, die Geschwindigkeit und die Position eines Objekts gleichzeitig zu beobachten. Unser Unterbewusstsein schafft das spielend – und passt noch dazu mit einer unendlichen Zahl von Engeln auf einen Stecknadelkopf! Für mich eines der besten Argumente, die Fähigkeit zum Erreichen veränderter Bewusstseinszustände zu kultivieren. Da auf der Quantenebene der Akt des Beobachtens die Aktivität dessen verändert, was wir beobachten, und Sie aus Lichtmustern bestehen, können Sie den Ausgang der Dinge (ebenso wie Ihr Einkommen) beeinflussen, indem Sie lernen, durch die Augen der veränderten Wahrnehmung zu schauen.

Die Auswirkungen, die ein Einblick in die Welt der Quantenphysik mit sich bringt, sind drastisch und nicht zu leugnen. Möglichkeiten werden zu Wirklichkeiten.

> Wenn Sie Ihre Regeln nicht ändern, erhalten und behalten Sie eine Wirklichkeit, in der es keine Möglichkeit für Veränderung gibt.

Das liegt daran, dass Sie die Dinge in Ihrem Leben so eingerichtet haben, dass diese sich gemäß Ihrem Denken verhalten müssen. Das tun Sie natürlich nicht bewusst, sondern es läuft auf einer unbewussten Ebene ab. Allerdings wird es *bewusst durch die Art gesteuert, mit der Sie in Ihrer physischen Realität Dinge bemerken und erkennen.*

Wenn wir auf der Quantenebene eine Messung vornehmen, verändern wir das, was wir messen. Der Akt des Beobachtens ändert auf dieser Ebene das Beobachtete. Wenn ich also feststelle, dass sich etwas „unbeweglich" oder „starr" anfühlt, fälle ich kein Urteil, sondern ich mache eine Beobachtung. Wenn ich eine Beobachtung mache und anschließend die Frage stelle: „Wie wäre es, wenn es anders wäre?", kann ich stattdessen etwas anderes wahrnehmen und das Ergebnis kann völlig anders sein. Es ist eine offene Frage – und über einen offenen Prozess gelange ich in den „Zustand des Nicht-Urteilens".

1970 führte Lizzie James ein Interview mit Jim Morrison von der Band *The Doors*. Sie sprachen über das Leben im Allgemeinen und Jims Leben im Speziellen. Das Interview wurde zehn Jahre nach seinem Tod in der Zeitschrift *Creem* unter dem Titel „Ten Years Gone" veröffentlicht. Hier ein Ausschnitt:

Die wichtigste Art von Freiheit ist, man selbst zu sein. Viele tauschen ihre Realität gegen eine Rolle ein, ihr persönliches Empfinden gegen eine Pose. Sie verzichten auf ihre Fähigkeit zu fühlen und setzen stattdessen eine Maske auf. Es kann keine größere Revolution stattfinden, bevor nicht bei jedem Einzelnen eine Revolution auf persönlicher Ebene stattgefunden hat. Es wird zuerst innen drin passieren. Sie können einem Menschen seine politische Freiheit nehmen und werden ihm nicht wehtun – es sei denn, Sie nehmen ihm die Freiheit, zu fühlen. Das kann ihn zerstören ... Diese Art von Freiheit kann man weder gewähren noch für jemand anderen erobern.[2]

Ihr Herz kennt den Unterschied zwischen dem, was wahr ist, und dem, was nicht wahr ist. Ihr Herz kann das beurteilen, weil es der einzige Ort ist, an dem ein Urteil überhaupt einen Sinn ergibt. Das Herz ist der Ort, wo gerechte Urteile gefällt werden, weil Sie dort nicht analysieren. Wenn Sie analysieren, befinden Sie sich stets in einer Polarität oder Dualität mit dem, was Sie verstehen möchten: Es ist entweder gut oder schlecht. Schwarz oder weiß. Abgrundtief schlecht oder besser als gut. Ein Engel oder der Teufel. Es kann weder beides noch kann es keins von beidem sein – und genau diese Einstellung herrscht auch in der Wissenschaft vor.

Kohärenz und Dekohärenz als selektive Wahrnehmung

Das Konzept des „Kollabierens der Wellenfunktion" geht davon aus, dass es jenseits des Geltungsbereichs von Zeit und Raum unendliche Möglichkeiten gibt. Alles kann passieren. Die Gesetze der Quantenwahrscheinlichkeit besagen, *dass der Akt des Beobachtens das Beobachtete dazu bringe, sich zu dem zusammenzusetzen, was wir erwarten zu sehen.* Wenn ein bestimmtes Ergebnis gewählt oder beobachtet wird, *zerfallen* in Bezug auf diese spezielle Raum-Zeit-Konstellation alle anderen Möglichkeiten. Was wir nicht erwarten zu sehen, das tritt auch nicht ein. Es gibt eigentlich nur *eine* präzise Formel, die bestimmt, was Sie in Ihrer Welt manifestieren können:

> Sie werden *das* erleben, was Sie erwarten.

Wenn Sie Ihre Regeln bezüglich dessen, was wahrscheinlich ist, lockern, werden Sie beginnen, eine Menge anderer Sachen zu sehen. Ihre „Realitätssoftware" wird sozusagen in Bezug auf Ihre Wahrnehmung „aktualisiert".

Das Doppelspaltexperiment

Physiker führen einen Versuch durch, von dem zwar mittlerweile viele gehört haben, der aber dennoch eine wiederholte Betrachtung lohnt. Dazu nimmt man eine Blende mit zwei Schlitzen, die gerade groß genug sind, um ein Elektron hindurchzulassen, öffnet dann einen Schlitz und schießt Elektronenstrahlen auf eine Fotoschicht an der dahinterliegenden Wand. Wenn man das Ergebnis auf der Fotoschicht auswertet, stellt man eine gleichmäßige Verteilung von Teilchen fest – das, was die Physiker auch als Ausgang des Experiments erwarteten.

Werden jedoch *beide* Schlitze geöffnet, scheint das Elektron mit sich selbst zu interferieren und durch beide Schlitze gleichzeitig zu gehen. Es erzeugt auf der Fotoschicht helle und dunkle Streifen. Wie das? In den dunklen Bereichen interferiert es mit sich selbst und hebt sich auf. In den hellen Bereichen multiplizieren sich die Wellen, schaffen ein Summationspotenzial (reale Physik) und es wird größer, breiter und heller. Das Doppelspaltexperiment besagt also grundlegend Folgendes: Sie haben zwei Schlitze und verschließen beide. Sie haben einen Elektronenstrahl, der einzelne Elektronen abschießt. Dahinter haben Sie eine Wand, die so präpariert ist, dass man jedes Mal ein „Pling" hört, wenn ein Teilchen auf sie trifft, und die zudem mit einer Beschichtung (Fotoschicht) versehen ist, die das Muster der Elektronen aufzeichnet.

Und jetzt wird es interessant: Wenn Sie *einen* Schlitz öffnen und ihn beobachten, verhält sich das Elektron genau wie erwartet. Es gibt eine eng beieinanderliegende Verteilung von Teilchenpunkten. Öffnet man hingegen beide Schlitze gleichzeitig, passiert etwas Merkwürdiges: Das Teilchen scheint sich zu teilen und mit sich selbst zu interferieren, sodass auf dem Film Wellenmuster entstehen. Wenn die Wissenschaftler das Experiment nur beobachten, bleibt es ein Teilchen.

Falls Sie Kinder haben, wissen Sie aus erster Hand, wie dieses Experiment im wirklichen Leben aussieht: Sobald *beide* Schlitze offen sind, sodass das Elektron *wählen* kann und die Physiker es nicht im Auge behalten, beschließt es, „unartig" zu sein – genau so, wie Sie das von Ihren Kinder womöglich auch kennen. Es entsteht gewöhnlich ein Interferenzmuster aus hellen und dunklen Streifen auf der Fotoplatte.

Der berühmte Mathematiker John von Neumann wurde als Experte hinzugezogen, um die verblüffenden Ergebnisse des Doppelspaltversuchs zu erklären. Er befand, dass das Vorhandensein einer verborgenen Variable die einzig mögliche rationale Erklärung sei. Laut der Abhandlung von Thomas J. McFarlane („Quantum Physics, Depth Psychology, and Beyond", zu Deutsch etwa: Quantenphysik, Tiefenpsychologie und darüber hinaus) konstatierte von Neumann dann, dass der fehlende Faktor X nichts anderes sei als das menschliche Bewusstsein! Er sagte, der Grund dafür, dass das

Photon oder Elektron mit sich selbst interferiere, sei der, dass es tatsächlich unser (menschliches) Bewusstsein sei, welches das Kollabieren der Wellenfunktion bewirke und bestimme, ob das Elektron/Photon als Teilchen oder Welle gesehen werde.

Anders gesagt: Wenn wir es *nicht* ansehen oder nicht erwarten, etwas zu sehen, verhält es sich wie eine Welle und kann mit sich selbst interferieren. Beobachten wir es jedoch und nehmen wir Messungen vor und erwarten wir gleichzeitig, dass es sich auf bestimmte Weise verhält, dann tut es dies auch. Basierend auf der Idee, dass wir alle aus Photonen bestehen, kann demnach der Akt des Messens das Kollabieren der Wellenfunktion bewirken und die tatsächliche Struktur, wie ein Mensch aufgebaut ist, verändern. Im Grunde genommen ist unser Universum dann eine „Erfindung". Und unser Bewusstsein ist der X-Faktor, der in allen Experimenten ausgelassen wird, aber die meisten Effekte erklärt, die wir in der Quantenphysik sehen.

Sie können sich komplexe Muster von interagierenden Photonen vorstellen, die eine charakteristische Verbindung bilden, die man Wellenfunktion nennt. Die Art Ihrer persönlichen „Wahrnehmungsverzerrung" bestimmt die Wellenfunktion der Möglichkeiten, die Sie annehmen und als Ergebnis akzeptieren können. *Die Möglichkeitswelle basiert auf Ihrem Bewusstseinsmodell.* Mit anderen Worten: Wenn Sie das Modell Ihrer persönlichen Realität erweitern, ändern sich Ihre Ergebnisse. Und sie ändern sich exponentiell.

Diese Möglichkeitswellen sind transzendente Potenziale, die durch die *Freiheit der Wahl* manifestiert werden. Durch die Art, wie Sie beobachten, entscheiden Sie, welche Dinge sich zeigen. Ihre Beobachtung oder Messung erzeugt das *Kollabieren der Wellenfunktion*. Physiker hängen an diesem Begriff zur Bezeichnung der Quantenmessung, weil er so gut das Bild von ausgebreiteten Wellen wiedergibt, die plötzlich in ein örtlich begrenztes Teilchen kollabieren; so sieht das Ganze aus.

Veränderungen treten ein, sobald Sie den Versuch aufgeben, etwas zu tun. Wenn Sie versuchen, etwas Bestimmtes eintreten zu lassen, befinden Sie sich mit der beobachteten Information bzw. dem beobachteten Objekt in einer teilchenbasierten Wirklichkeit. Wenn Sie nun mit einem „Wusch!" Ihr Bewusstsein aus dem Labor Ihres Herzens heraus in alle Richtungen erweitern, lassen Sie in dem Augenblick alle bewussten Begrenzungen hinter sich und überschreiten die Grenze des Raum-Zeit-Bereichs.

Im nächsten Moment stürzen Sie wieder von der wellenartigen Transzendenz zurück in die teilchenbasierte Realität. Ein Teil Ihres Bewusstseins, das weder Teilchen noch Welle ist, kann die Wellenfunktionen der Wahrscheinlichkeit und die teilchenbasierte Realität *gleichzeitig* verfolgen. Und wenn Sie diese Melodie einmal im Kopf haben, können Sie gemeinsam mit den Engeln dazu tanzen. Mit der Zeit wird sie immer leichter zu hören sein und auch das Tanzen macht mit ein bisschen Übung noch mehr Spaß!

Wenn Sie die Wellenfunktion kollabieren lassen, kollabiert sie aus einem Zustand verwischter Möglichkeiten in einen Zustand der Eindeutigkeit. Alles, was Sie womöglich machen müssen, wenn Sie Schmerzen oder ein Problem haben, ist, sich bewusst zu machen, dass Ihre Erwartungen auf Ihrer eigenen „verzerrten" oder voreingenommenen Wahrnehmung beruhen. Ihr Problem ist zum Teil deswegen ständig vorhanden, weil Sie davon ausgehen, dass es vorhanden ist; also zeigt es sich jedes Mal auf die gleiche Weise. Es kann aber im nächsten Moment ganz anders sein. Sie gehen davon aus, dass das nicht sein kann, weil die physische Realität sich scheinbar nicht ändert. Das ist eine rationale Annahme, die auf dem Modell eines geschlossenen Systems basiert. Es ist eine Lüge!

> Ihre Erfahrung Ihrer persönlichen Realität ist ein gänzlich offenes System: Wenn Sie die Art und Weise ändern, in der Sie wahrnehmen, verändert dies das Objekt Ihrer Beobachtung, und das kann im selben Moment auch Ihre Ergebnisse ändern!

Weil Sie jedoch Ihre Wirklichkeit auf eine solche Weise eingerichtet haben, dass sich das beobachtete Objekt nach Ihren Vorstellungen verhalten muss, ändert sich scheinbar nichts. Das machen Sie natürlich nicht bewusst. Es wird jedoch bewusst durch die Art und Weise bestimmt, wie Sie in Ihrer physischen Realität wahrnehmen und erkennen. Ihre gewohnheitsmäßigen Wahrnehmungsmuster legen die Schablone fest, mit der Sie Ihre täglichen Erfahrungen gewinnen.

Der folgende Bericht stammt von einer Seminarteilnehmerin. Allein schon durch das Lesen dieses Buches befinden Sie sich in einem morphischen Feld, das die Arten an Erfahrungen enthält, die hier beschrieben werden. Sie müssen dazu wirklich kein Seminar besuchen (auch wenn die Seminare jede Menge Spaß machen). Ich gebe Ihnen dieses Beispiel weiter, weil das Ganze lustig war und der Effekt sofort eintrat!

Mein erstes Seminar besuchte ich auf Empfehlung meiner Freundin Susanne. Wir kannten uns erst einen Monat und ich haderte mit mir, ob ich wirklich hingehen sollte. Konnte ich es mir leisten? War es überhaupt möglich, dass es so etwas gab? Am Ende ging ich hin und es war eine der besten Entscheidungen meines Lebens.

Am Freitagabend, nachdem ein Haufen Leute auf der Bühne umgekippt waren und ich mir etwas Sorgen machte, was da wohl genau mit ihnen passierte, lernte ich Dr. Bartlett persönlich kennen. Er kam auf mich zu und erkannte sofort meine Skoliose. Innerhalb der nächsten Sekunden fühlte ich, wie meine Wirbelsäule meinen Körper verließ – Sie haben richtig gehört: Meine Wirbelsäule verließ meinen Körper – und völlig verändert wieder zurückkehrte. Nachdem Dr. Bartlett bemerkt hatte, dass einige der inneren Organe in meinem Brustkorb eingeklemmt waren, meine Lungen nicht die volle Kapazität hatten und meine Hüften nicht richtig ausgerichtet waren, bat er mich nachzuspüren, wie ich mich fühlte. Immer noch fest entschlossen, nicht zu glauben, dass solche Veränderungen innerhalb weniger Minuten möglich sein sollten, versuchte ich wegzugehen. Das klappte allerdings nicht so, wie ich es mir vorgestellt hatte, denn meine Beine hatten in etwa die Konsistenz von Wackelpudding!

Nachdem ich gelernt hatte, mit einer neuen Wirbelsäule zu gehen (und im Spiegel auf das gestarrt hatte, was vorher eine krumme Missbildung gewesen war), ging ich mit einem breiten Lächeln auf dem Gesicht nach Hause. Am nächsten Tag lernte ich bei dem Seminar viele wunderbare Menschen kennen, erfuhr, dass viele Dinge, die ich schon lange vermutet hatte, tatsächlich zutreffen und dass es immer Möglichkeiten gibt, sie zu messen. Am darauffolgenden Tag lernte ich dann, dass gar keine Notwendigkeit besteht, sie zu messen – sie <u>sind</u> einfach.

Bisher habe ich Matrix Energetics bei mehreren Leuten angewendet und die Ergebnisse sind vielversprechend. Ich sehe die Welt nun ganz anders und bin sicher, dass es vielen von Ihnen ebenso ergehen wird. Zu einem Seminar zu gehen ist das Beste, was Sie für sich selbst, Ihre Freunde und Ihre Familie tun können. Sollten Sie ebenso unentschlossen sein wie ich am Anfang, dann zögern Sie nicht länger. GEHEN SIE HIN! Sie werden das Seminar als veränderter Mensch verlassen, und das ist gut so!

A. M.

Kapitel 10

Die Welle zum Kollabieren bringen

Wenn wir beobachten, lassen wir die Welle des Elektrons kollabieren und legen es damit auf eine bestimmte Position fest. *Zwischen unseren Beobachtungen existiert die Wellenfunktion im Reich der Möglichkeiten jenseits unserer Raum-Zeit-Welt.* Deshalb sage ich:

- *Gleiten Sie hinab*, lassen Sie sich vom Kopf in Ihr Herz hinunterfallen und treten Sie in einen veränderten Zustand ein.
- *Formulieren Sie Ihre Absicht:* „Ich möchte, dass sich dies ändert!" Mehr Absicht brauchen Sie gar nicht. Wenn Sie auch nur für einen Moment fühlen können, dass ein neues Ergebnis möglich ist, dann gleicht dieser Gefühlszustand offener Erwartung einem „Quantengebet".
- *Lassen Sie los:* Verlassen Sie für den Bruchteil einer Sekunde die Welt von Raum und Zeit. Im nächsten Moment schnellen Sie wieder zurück, aber Ihre Erfahrung der Realität kann sich grundlegend verändert haben. Wenn Sie die Wahl treffen, Ihr Leben aus einer erweiterten Perspektive heraus zu beobachten, kollabieren die Wellenmuster Ihres „Alles wie gehabt"-Daseins in eine neue Dimension der Möglichkeiten. Dieser kreative Akt

des göttlichen oder höheren Willens, kombiniert mit dem grenzenlosen Potenzial, das Sie in Ihrem Herzen tragen, kann zum Codieren und Entstehen eines ganz neuen „Ich" beitragen!

Die Funktion der gewichteten Wahrscheinlichkeit

Vertrauen Sie auf die Weisheit des Herzens. Wenn Sie Ihre Aufmerksamkeit auf das richten, was geschehen könnte, wird es Teil der gewichteten Wahrscheinlichkeit, die in der Form erzeugt und aufrechterhalten wird, wie Sie beschlossen haben, die Dinge zu beobachten.

> Bewusstsein – gefiltert durch das Medium Ihrer Ansichten – erzeugt Ihre Erfahrungen.

Niemand sieht das gleiche Ereignis auf exakt die gleiche Weise wie Sie. Wir befinden uns auf der Innenseite und schauen nach draußen. Wenn Ihnen nicht gefällt, wie das Leben abläuft, dann lassen Sie das Bedürfnis los, es kontrollieren zu wollen. Lassen Sie sich in Ihr Herzzentrum hinabgleiten und vertrauen Sie auf die Führung, die Sie von diesem Ort erhalten.

Für mich liegt ein Schlüssel in den folgenden beiden Zitaten aus dem Neuen Testament:

Und wenn ein Haus in sich selbst entzweit ist, so kann dieses Haus keinen Bestand haben.

MARKUS 3, 25

Niemand kann zwei Herren dienen: Denn entweder wird er den einen hassen und den andern lieben oder dem einen anhangen und den andern verachten. Ihr könnt nicht Gott dienen und dem Mammon.

MATTHÄUS 6, 24

Ihre Glaubenssätze in Bezug auf die Realität und Ihr Leben können Sie zum Sklaven der Art von Erfahrungen machen, die Sie wahrscheinlich machen werden. Wenn Sie sich so stark auf Ihren Schmerz, Ihr Problem, Ihre Beschwerden konzentrieren, dass alle anderen Möglichkeiten ausgeschlossen sind, dann werden die Probleme zu Ihrem Meister. Wenn Sie die Weisheit eines Meisters für sich nutzen möchten, müssen Sie entscheiden, wem oder welcher Sache Sie dienen und welche Realität Sie bedienen möchten. In dem Moment, in dem Sie Ihr Sortiment an Erwartungen öffnen und ein Wunder zulassen, werden Sie nicht länger von den Strukturen dessen, was Sie zuvor geschaffen haben, versklavt. Sie können eine neue Wahl treffen.

Machen Sie sich bewusst, dass auf der grundlegenden Ebene Licht das Haus Ihrer Atome, Zellen und Elektronen ausmacht. Daraus besteht Ihr physischer Körper. Wenn der Fokus Ihrer Aufmerksamkeit so sehr auf das Beobachten Ihrer Probleme und die Substanz Ihres physischen Körpers gerichtet ist, dass alle anderen Möglichkeiten ausgeschlossen sind, befinden Sie sich in der Dualität des Dieners zweier Herren. Um das Ergebnis zu ändern oder ein Wunder geschehen zu lassen, lassen Sie einfach für einen Moment los. Lassen Sie zu, dass die Urrealität durchscheint, das Licht. Auf diese Weise können Sie die Struktur der Realität neu definieren. Der Dienst am Licht ist der Dienst am Grenzenlosen. Paramahansa Yogananda schrieb in seinem Buch *Autobiographie eines Yogi* über die Lehren von Jesus Christus. Das Buch enthält auch eine Beschreibung seiner Erfahrung mit dem Licht des Einsseins:

... Sogleich verlor mein Körper seine grobstoffliche Beschaffenheit ..., ich fühlte, wie mein schweremloser Körper ... abwechselnd leicht nach links und nach rechts schwebte. Dann blickte ich im Zimmer umher. Möbel und Wände sahen unverändert aus, doch die Lichtmasse hatte sich derart vermehrt, dass die Decke nicht mehr sichtbar war ... „Dies ist der Mechanismus des kosmischen Films", sprach eine Stimme ... Dein Körper ist nichts als Licht!"

Ich blickte auf meine Arme und bewegte sie auf und ab, ohne dass ich ihr Gewicht spürte ... Dieser kosmische Lichtkegel, aus dem sich mein Körper herauskristallisierte, schien eine göttliche Reproduktion jener Lichtstrahlen zu sein, die aus dem Vorführraum eines Filmtheaters dringen ... Als ich mich von der Täuschung, einen stofflichen Körper zu besitzen, völlig freigemacht hatte und im Zustand tiefster Verwirklichung alle Gegenstände als reines Licht wahrnahm ...[1]

Bei *Matrix Energetics* lehren wir eine Mythologie, die besagt, dass wir aus Photonen bestehen. In der Physik haben wir die Dinge bis ins Kleinste zerteilt. In diesem Reich der virtuellen Teilchen und kollabierenden Wellenfunktionen verhält sich die Realität gemäß den Quantenregeln, die in der Tat sehr merkwürdig sind. Gleichzeitig sagen wir, dass große Objekte wie beispielsweise unsere physischen Körper, allein den Gesetzen der klassischen Physik unterliegen, also den newtonschen Gesetzen.

Aus wissenschaftlicher Sicht bestehen wir letztendlich aus Atomen. Atome wiederum bestehen aus Elektronen, Protonen und Neutronen. Im Gegensatz zu dem, was wir in der Schule gelernt haben, umkreisen die Elektronen in Wirklichkeit nicht den Atomkern. Stattdessen besitzen sie sogenannte *Orbitale*. Sie haben nur dann eine definierte Umlaufbahn um den Kern, wenn wir sie beobachten. Sie existieren in einer *Elektronenwolke*. In dem Moment, in dem wir sie messen und erwarten, dass sie sich in einer bestimmten Umlaufbahn bewegen, kollabieren sie in die von uns erwartete Bahn. Ich spreche übrigens immer noch von Ihnen und von dem, woraus sich die sichtbare Struktur Ihres physischen Körpers und Ihre Umgebung zusammensetzt.

Vom Elektron aus bewegen wir uns in noch kleinere Bereiche, die aus virtuellen Teilchen bestehen, wie etwa Myonen, Gluonen usw., bis wir beim Photon ankommen. Das Photon kann entweder als Teilchen oder als Welle auftreten. (Oder wie Louis de Broglie es darstellen würde: als Teilchen *und* als Welle.) Wir haben es nun mit

Licht und Informationen zu tun – und ich persönlich glaube, dass wir genau daraus bestehen. Und aus nichts anderem.

Wenn wir auf einer grundlegenden Ebene lediglich aus einem Strom an Photonen bestehen, die durch Bewusstsein zusammengehalten werden, warum sind wir es dann nicht auch auf der makroskopischen Ebene unseres Körpers? Ich möchte Sie noch einmal daran erinnern, dass wir alles, was wir auf der Quantenebene messen, verändern. Das nennt man den Beobachtereffekt. Wir können die Geschwindigkeit oder die Position des Quantenteilchens nicht messen, ohne es durch den Akt unserer Beobachtung zu verändern. Die Frage, die wir uns also stellen müssen, lautet: Durch welche Beobachtungslinse schauen wir?

Kapitel 11

Der Kollaps der Wellenfunktion menschlicher Erfahrung

Die wissenschaftliche Sprache, die hinter der Zwei-Punkt-Methode von *Matrix Energetics* steckt, hat durchaus ihren Sinn. Ich glaube, dass *Matrix Energetics* es ohne meine wachsende Liebe zur Wissenschaft und speziell zur Physik nicht bis zu seiner jetzigen Reife gebracht hätte. Der Zwei-Punkt-Prozess ist ein Messinstrument, das uns wesentlich besser in die Lage versetzt zu bemerken, wo wir uns an das Netz von *All That Is* anschließen können.

Nun, woher wissen wir, was eine Messung ist? Eine Art Messung ist es beispielsweise, wenn wir jemandem in die Augen sehen und bemerken, ob er oder sie wütend ist oder freudig erregt oder vielleicht auch verwirrt. Wir nehmen eine Messung vor auf der Grundlage von Milliarden von Berechnungen. All diese Komplexität kann darauf reduziert werden, einfach wahrzunehmen, was man wahrnimmt, und die Dinge können dabei immer noch komplex bleiben; Sie können in die Gitternetze der Manifestation springen, ohne dass Sie alles im Detail verstehen müssen.

Wie Sie die Welle kollabieren lassen

Noch einmal zur Erinnerung: Zwei oder mehr Quantensysteme können sich die gleiche Quantenwelle teilen. Wenn sie dies tun, kann man sagen, dass sie sich verbinden oder *verschränken*. Auf subatomarer Ebene bestehen Sie selbst aus energiereichen Photonen. Ihr Körper besteht aus Licht und Informationen, die in Form von Interferenzmustern oder -wellen vorliegen. Wenn Sie bei unserer Zwei-Punkt-Methode die beiden Punkte verbinden, haben Sie sie bewusst als verbunden beobachtet. Sie haben diese Verbindung über Ihre Vorstellungskraft hergestellt. Was Sie sich auf Photonenebene vorstellen, hat eine enorme Kraft und kann diese Muster aus Licht und Informationen verändern. Wenn Sie nun auf dieser Ebene fokussieren, auf der alles lediglich aus Lichtenergie besteht, verhält sich das von Ihnen Beobachtete anders. Sie lassen die *teilchenbasierte* Anordnung Ihrer Welt in komplexe Muster oder *Wellenfronten* aus Licht kollabieren. Fühlen und spüren Sie, wie das passiert.

Es ist hilfreich, sich vorzustellen, dass Sie beim Anwenden der Zwei-Punkt-Methode bei einer anderen Person auf eine sehr reale Weise mit einem Aspekt Ihrer selbst verbunden sind. Ihre Erfahrung der anderen Person entspricht nicht dem, wie die andere Person sich selbst oder auch Sie erfährt. Es ist ein spezieller Mischzustand, und wenn Sie sich an der Schaffung eines solchen Ergebnisses beteiligen, haben Sie die einmalige Gelegenheit, eine Bewusstseinstransformation zu erleben. Durch diesen Prozess ändern sich nicht nur die Dinge, auf die Sie sich konzentrieren, sondern auch Sie selbst verändern und verwandeln sich. Indem Sie „nichts tun" und nicht versuchen, während dieses Prozesses irgendetwas zu „reparieren", starten Sie die Transformation.

Wenn Sie die Kunst der Zwei-Punkt-Methode ausüben, dann stellt diese ein neues Paradigma dar für die Dinge, die Sie mit dem sensorischen Verfahren des Berührens tun beziehungsweise auf die Sie damit zugreifen können. Wenn Sie dies täglich tun, beginnen Sie Einblicke in die verborgene und komplexe Realität zu erhaschen, die sich hinter dem Schleier des Alltäglichen verbirgt. Dinge stoßen Ihnen nicht länger zu. Stattdessen übernehmen Sie Verantwortung für Ihren kreativen Einsatz der universellen Energie.

Exkurs zur Zwei-Punkt-Methode

Radio-Interview mit Dr. Richard Bartlett[1]

Frage: Wie wenden Sie die von Ihnen entwickelte Matrix-Energetics®-Methode in Ihrer Praxis zur Förderung der Gesundheit oder zum Bearbeiten von Beschwerden an?

Antwort: Ich spreche nicht gerne über Gesundheit und Gesundheitsvorsorge, denn wenn wir das tun, schließen wir gleichzeitig auch immer Krankheit mit ein. Bekanntlich handelt es sich bei Gesundheit und Krankheit um zwei Zustände, die zwar gegensätzlich sind, aber in Bezug zueinander stehen. Wann immer wir uns mit dem einen Zustand befassen, arbeiten wir auch gleichzeitig an seinem Gegenstück. Wenn Sie also versuchen, jemanden zu heilen, dann versuchen Sie, ihn oder sie von einer Krankheit zu befreien. Doch jedes Mal, wenn Sie das tun, werden Sie von Ihren Konditionierungen und vorgeprägten Einstellungen ausgebremst. Wenn Sie sich von dieser konditionierten Reaktion freimachen, wenn Sie Abstand nehmen von dem Drang, zu reagieren, und wegkommen von der gewohnheitsmäßigen Denkweise oder Erwartung, dann können Sie sagen: „Ich weiß zwar nicht, was als Nächstes passieren wird, doch ich lasse mich völlig unvoreingenommen auf diesen Moment ein und öffne mich dem, was kommt. Daraus kann ich lernen."

Wie ermitteln Sie, was genau Sie tun müssen, um einem Menschen zu helfen?

Unter anderem wollen wir den Teilnehmerinnen und Teilnehmern unserer Seminare beibringen, besser zu differenzieren, *indem sie wahrnehmen, einfach zur Kenntnis nehmen, was sie gerade bemerken*. In Hinblick auf unsere medizinische Ausbildung bedeutet das Folgendes: Wenn ein Patient zu mir kommt und mir erzählt, er habe Schmerzen in seinem Knie, dann beschäftige ich mich ausschließlich mit diesem Knie und nehme den Patienten nur als Menschen mit einem Knieproblem wahr. Ich stülpe also dem Ganzen eine Diagnose über, die laut medizinischem Lehrbuch zu den Symptomen passt. Jede Wahrscheinlichkeit ist nun einzig und allein auf das Muster „Knieproblem" reduziert. Das heißt, ich habe somit alle anderen Möglichkeiten ausgeschlossen und der Patient kann jetzt nur noch hoffen, dass ich mich wirklich gut mit Knieproblemen auskenne.

Auf der anderen Seite werde ich – das wäre nämlich das andere Extrem – dem Patienten sicherlich nicht lapidar entgegnen, dass auch ich ein Knie habe. Nein, ich werde den Patienten ernst nehmen, ihm und seinen Beschwerden mit Respekt begegnen und das Knie sanft berühren und halten. Es geht mir um eine doppelte Sichtweise und Herangehensweise: Ich gelange an den Punkt, den ich in meinem Buch als „Problemkomplex" bezeichne. Dies umfasst den schmerzhaften Zustand des Knies, inklusive Schwellung, mögliche Diagnosen, Behandlungsansätze und alles, was in der Vergangenheit diesbezüglich bereits unternommen wurde. Gleichzeitig kann ich mein Bewusstsein für all das öffnen, was sich in diesem Moment manifestiert.

In der medizinischen Ausbildung lernt man, sich auf etwas zu konzentrieren, auf eine Sache oder eine Struktur; wir sehen zum Beispiel das Knie und konzentrieren uns darauf. Was wäre, wenn ich plötzlich, beim Anblick des Knies, ein anderes Ziel in Augenschein nähme? Ein Ziel, das 15 Zentimeter vom Knie entfernt ist und auf das ich meine Aufmerksamkeit richte? Ich gehe also davon aus, dass ich an dieser 15 Zentimeter vom Knie entfernten Stelle erste Veränderungen in dem Muster wahrnehmen werde. Anders gesagt: Ich werde von einer Stelle angezogen und konzentriere mich darauf, *aber eben nicht in der Art, dass ich alles andere ausschließe.*

Ich trete also in einen Zustand der sogenannten *zweiten Aufmerksamkeit* ein, ich lasse mein Bewusstsein frei wandern. Ich richte mein Bewusstsein auf das, was auftaucht, und arbeite damit. Es ist wie bei einer Unterhaltung: Ich bemerke Veränderungen und interagiere. Und wenn ich mich darauf einlasse, wird mir auch bewusst, worauf sich meine Aufmerksamkeit als Nächstes richtet. Verbinde ich diese beiden Erfahrungen miteinander, so erschaffe ich eine spezifische Syntax oder Sprache, die mir einen Zugang zum Problem des Patienten verschafft, ohne jedoch selbst zu einem Teil des Problems zu werden.

Es geht also tatsächlich darum, das eigene Bewusstsein zu erweitern?

Ganz genau! Das wollen wir in den Kursen vermitteln. Wenn die Teilnehmer die im Kurs vermittelte Berührungsmethode anwenden und so einen Zustand erreichen, in dem sie die Veränderungen wahrnehmen, dann sind sie selbst – genauso wie der sie umgebende Raum erfüllt von diesem erweiterten Potenzial. In diesem Zustand ist es unerheblich, *was genau* sie tun, denn *alles*, was sie tun, bewirkt etwas.

Und wie funktioniert die Zwei-Punkt-Methode genau?

Lassen Sie es mich an einem Beispiel erklären: Wenn Sie zwei Magnete aneinander halten, beispielsweise zwei Kühlschrankmagnete, dann stoßen sie sich entweder ab oder sie ziehen sich an. Es entsteht eine dynamische Spannung zwischen diesen beiden Magneten. Berühren Sie nun irgendetwas mit Ihrem Finger, eine Gitarre, eine Stelle am Auto oder eben ein Knie. Spüren Sie, wo es sich hart, steif oder blockiert anfühlt. Es muss gar nicht wehtun! Sie werden bemerken, dass sich diese Stelle anders anfühlt als der Rest des Knies. Damit haben Sie den ersten Punkt gefunden, den Sie bewusst wahrnehmen sollen. Nur zur Kenntnis nehmen, sonst nichts. Finden Sie mit dem zweiten Finger nun eine andere Stelle, egal wo. Sie haben *dann* den richtigen Ort gefunden, wenn sich die Stelle, auf der sich ihr erster Finger befindet, plötzlich anders anfühlt, härter oder blockierter. Oder wenn es sich so anfühlt, als ob die beiden Stellen, die Ihre Finger berühren, wie magnetisch voneinander angezogen werden. Nach genau dieser Verbindung suchen wir, hier setzen wir unsere Zwei-Punkt-Berührungsmethode ein.

Man spürt es also in den Fingern?

Nein, Sie spüren es als ein Verhärten des Gewebes oder der Stelle unter Ihren Fingern. Sie haben beispielsweise einen Punkt an einem Bein gefunden, der sich ein klein wenig anders anfühlt als der Rest des Beins. Warum fühlt sich diese Stelle anders an? Sie fühlt sich deshalb anders an, weil Sie ein Spiel spielen und Ziel dieses Spiels ist, einen Punkt zu finden, der sich anders anfühlt als der Rest. Aber eben nicht, weil er anders *ist*. Sondern weil *Sie* ihn *auswählen*.

Wenn Sie nun mit den Fingern der anderen Hand über das Bein spüren, haben Sie den passenden zweiten Punkt dann gefunden, wenn es sich so anfühlt, als würden diese beiden Stellen voneinander angezogen. Das ist zwar eine künstliche, willkürliche Verbindung, doch Sie haben dadurch die Möglichkeit, in dieser virtuellen Realität mitzuspielen. Nun haben Sie also eine Verbindung hergestellt und auf quantenphysikalischer Ebene verursacht dieses willkürliche Zusammenfügen eine Veränderung in Ihrer Bewertung der Situation. Jetzt lassen Sie einfach los, so, als würden Sie ein kleines Steinchen in einen Brunnen fallen lassen. Lassen Sie nicht das Bein los! Stellen Sie sich vor, dass Sie *das Bedürfnis loslassen, diesen Zustand körperlich zu erhalten*. Dann spüren Sie diese ausgedehnte Welle zwischen den beiden Punkten.

Viele Teilnehmer fühlen eine Leichtigkeit, eine Weite oder einfach Freude. Manche Menschen machen andere Erfahrungen, sehen Farben, spüren den nachlassenden Schmerz; alles Mögliche kann sich verändern. Wie kann das sein?, werden Sie sich jetzt fragen. Nun, machen Sie sich bewusst, dass die beiden Punkte kein Bein mehr sind. Sie sind einfach nur zwei Punkte, die Sie ausgesucht, bewertet und miteinander verbunden haben. Das führt zu einer unsichtbaren Verbindung mit allen anderen Punkten, mit 60 Billionen Zellen und all ihren Photonen, mit allen Emotionen und Chakren. Es verbindet Sie mit der Erfahrung, ein Mensch zu sein.

Was ich dabei fühle, wenn ich das tue, kann man also als eine Art Wärme bezeichnen?

Ja, das kommt hin. Wärme ist ein Aspekt des Ganzen. Wenn Sie es als warm empfinden, dann ist das völlig in Ordnung. Das ist eine spürbare Veränderung, und danach suchen wir. Aber auch die Auswirkungen, die uns nicht sofort bewusst werden, sind uns willkommen. Anders gesagt: Wenn Sie eine Wärme in Ihrem Bein verspüren, dann hat sich vielleicht auch die Beziehung zu Ihrem Hund, Ihrem Auto oder zu dem Verkehrsaufkommen auf der Autobahn verändert.

Möglicherweise verändert sich Ihr Gedächtnis, Krankheiten oder andere Probleme verschwinden. Warum? Tja, an diesem Punkt spielen Sie mit neuen Regeln. Diese neuen Regeln ermöglichen es Ihnen, als eine Ansammlung von Photonen oder als Licht oder als bloße Information zu agieren. Und um auf dieser Ebene einen Zustand zu verändern, brauchen Sie eben nur die Information zu verändern, die dieses Muster ausmacht.

Sollte man versuchen, das betreffende Muster in seinem erwünschten Zustand zu visualisieren?

Nein, denn wenn Sie etwas visualisieren, dann beschränken Sie das Ergebnis auf das, was Sie sich vorstellen können. Dadurch können Sie die Grenzen der materiellen Welt nicht überschreiten; es hindert Sie daran, die Wellenfunktion dieser Photonen in ein neues Muster kollabieren zu lassen. Sie sehen, dass es kaum mehr als einen Wimpernschlag braucht, um eine Wellenfunktion kollabieren zu lassen, und genau so fühlt es sich möglicherweise auch an. Die meisten Menschen nehmen entweder subtile oder sehr stark ausgeprägte Unterschiede wahr. Genau an diesem Punkt treten Sie in eine andere, umfassendere Realitätsdimension ein. Dann ist alles nur noch eine Frage der Übung. Um es noch einmal ganz deutlich zu machen: Sie setzen die Zwei-Punkt-Methode nicht ein, um ein Problem zu kurieren. Vielmehr steht dieser Vorgang als Metapher für Ihr Leben und Ihr ganzes bewusstes Erleben.

Sie sehen sich selbst also nicht nur als Photonenmuster, sondern als holografisches Photonenmuster?

Das ist richtig. Der von Ihnen gewählte Punkt ist eine Art Referenz, zu der Sie alle Aspekte Ihres Ichs in Bezug setzen können. Lassen Sie uns ein anderes Beispiel nehmen: Wählen Sie ein nicht auf den Körper bezogenes Thema aus, das sie gerade beschäftigt. Das könnte zum Beispiel Ihr Liebesleben sein oder Ihre Finanzen einfach etwas, was sie derzeit beschäftigt und für das sie eine Lösung finden möchten. Suchen Sie nun ebenfalls wieder einen Punkt auf Ihrem Bein, der zu diesem Gefühl passt. Denken Sie daran, es geht nicht um das Bein. Ihr Bein steht stellvertretend für Ihre Gefühle zu einem Thema X, was auch immer das sein mag.

Ist es egal, mit welcher Hand ich beim Anwenden der Zwei-Punkt-Methode anfange?

Ja, das ist egal. Es geht hier nicht um Polaritäten. Sie müssen eigentlich nicht einmal Ihre Hände benutzen. Ich unterweise ja Ihren Verstand. Finden Sie also diese eine Stelle, die zu Ihrer Situation passt. Können Sie mir allgemein umschreiben, worum es bei Ihrem Thema geht?

Es geht um ein Projekt.

Das ist so eine Sache mit Projekten. Machen Sie Ihr Thema globaler als ein Projekt. Es geht nicht um ein bestimmtes Ergebnis am Ende Ihres Projektes. Es geht um Ihr *Gefühl* zu diesem Projekt. Finden Sie dann einen Punkt auf Ihrem Bein, der zu diesem Gefühl passt. Es ist viel einfacher, es zu tun, als es zu erklären, weil Sie es ja im Grunde erfinden. Sie finden einen Punkt und entscheiden, dass dieser Punkt der richtige ist. Das ist alles. Jetzt geht es nur noch darum, den zweiten Punkt zu finden. Der muss sich nicht auf Ihrem Bein befinden! Diese zweite Stelle kann auf Ihrem Schreibtisch oder an Ihrem Telefon sein. Jeder beliebige Punkt funktioniert. Das Einzige, was zählt, ist Ihre Verbindung zu diesen beiden Punkten.

Nun stellen Sie sich einfach vor, wie Sie all Ihre Sorgen und Angelegenheiten plötzlich loslassen; Sie erheben sich in die Luft wie ein spiralförmiger Lichtstrahl, frei von allen weltlichen Sorgen. Dann verändert sich alles. Kommen Sie nun zurück und bewerten Sie Ihre Situation neu. Berühren Sie den Punkt nochmals und denken Sie dabei an das, woran Sie vorher gedacht haben, und Sie werden feststellen, dass es sich verändert hat. Kehren Sie an Ihren Ausgangspunkt zurück und werden Sie sich dessen bewusst, was Sie vorher fühlten. Spüren Sie, wie es sich jetzt anfühlt. Meistens wird es jetzt nicht mehr möglich sein, das Thema auf die ursprüngliche Art zu definieren, oder es fühlt sich alles sehr offen und weit an, und manchmal ist es nicht einmal möglich zu beschreiben, was man fühlt.

In meinem Fall ist es irgendwie kälter, wie ein kühles Getränk an einem heißen Tag.

Das kenne ich. Manchmal fühlt es sich so an, als wehte eine kühle Brise durch mein Gehirn. Es ist ein sehr greifbares Gefühl.

Ich fühle mich auch leichter und strahlender.

Achten Sie darauf, wie Sie sich jetzt fühlen. Lösen Sie Ihre Aufmerksamkeit von dem Punkt und nehmen Sie einfach wahr, was Sie fühlen. Wie ist es jetzt?

Auf jeden Fall ist es ein sehr positives Gefühl, sehr optimistisch. Es fühlt sich fabelhaft an.

Lassen Sie dieses Gefühl sich nun über Ihren Körper hinaus ausdehnen und spüren Sie, wie sich der Sie umgebende Raum anfühlt. Suchen Sie jetzt einen Punkt auf Ihrem Stuhl, der Ihre Aufmerksamkeit weckt. Bringen Sie diese Stelle mit nichts in Verbindung. Die Stelle fühlt sich vielleicht hart oder magnetisch an oder zieht einfach Ihre Aufmerksamkeit auf sich. Finden Sie jetzt den zweiten Punkt, vielleicht irgendwo an Ihrem Körper, auf der Schulter oder der Brust. Suchen Sie ihn so aus, dass er mit dem Gefühl korrespondiert, das der Punkt am Stuhl bei Ihnen hervorruft.. Das heißt, Sie spüren, dass die beiden Punkte miteinander in Verbindung stehen. Es ist wirklich ganz einfach.

Lassen Sie die Punkte nicht los. Lassen Sie Ihr Bewusstsein los, lassen Sie es sich ausbreiten, bis in die Unendlichkeit des Universums. Das wird als Kollabieren der Wellenfunktion bezeichnet und genau das geschieht dabei auch. Wenn Sie jetzt Ihren Stuhl anfassen, fühlt er sich seltsam an. Es fühlt sich ausgeweitet an. Es lässt sich nur schwer erklären, aber genau das erzählen mir die Kursteilnehmer immer wieder.

Meine Hände fühlen sich ein bisschen merkwürdig an, obwohl ich die Punkte gar nicht direkt berührt habe, sondern mit meinen Fingern ein paar Zentimeter darüber in der Luft war.

Das ist fantastisch. Sie müssen nämlich gar nichts *anfassen*. Sie können Punkte finden, die es gar nicht gibt, denn in der Quantenwelt existiert ja nichts. Sie erschaffen Ihre Erfahrung der Außenwelt und bauen Sie dann in Ihrem Gehirn auf. Ihre Augen funktionieren wie Merkmalsdetektoren und in Ihrem Gehirn entsteht eine holografische Referenz der äußeren Welt. Einige Physiker behaupten sogar, es gebe „da draußen" gar nichts, was messbar sei.

Seltsam, aber meine Hände fühlen sich immer noch so an, als ob ich feinstofflichen Energien manipulieren würde.

Es geht hier nicht darum, Energien fließen zu lassen, und es ist auch nicht einmal so feinstofflich. Erweitern Sie das noch etwas und spüren Sie, wie sich Ihre linke große Zehe in Bezug auf diese Erfahrung anfühlt. Bevor Sie aufgefordert werden, Ihre Aufmerksamkeit darauf zu richten, werden Sie dies vermutlich gar nicht bemerken. Aber Sie werden feststellen, dass dieser Effekt in Ihrer ganzen Welt wirksam wird.

Das ist so faszinierend und so einfach zu lernen!

Es ist wirklich einfach, ein Kinderspiel. Je mehr Sie agieren wie ein Kind, umso weiter ist Ihr Bewusstsein und umso tiefergehend sind die Ergebnisse. Kinder verstehen das sofort.

Ein bekannter Krebsspezialist besuchte vor kurzem eines meiner Seminare. Er war ziemlich skeptisch. Ich bat ihn zu mir auf die Bühne und wendete die Zwei-Punkt-Methode an. Er verlor kurz das Bewusstsein, ohne wirklich zu wissen, was da mit ihm geschah. Alle 140 Kursteilnehmer spürten diesen heiligen Raum, der plötzlich um uns herum entstand.

Schauen Sie, wenn so etwas in einer Gruppenatmosphäre geschieht, dann ist das eine Art göttliche Erfahrung einer nicht alltäglichen Realität. Es bekommt eine sakrale und schamanische Anmutung, aber es ist gleichzeitig auch sehr real, reproduzierbar, mit einem greifbaren, sichtbaren Ergebnis. Anders formuliert: Wir sehen, wie eine Skoliose sich bessert oder wie Kopfschmerzen verschwinden, wie blockierte Kiefergelenke sich spontan wieder bewegen. Manchmal lösen sich Tumore oder andere körperliche Gebrechen sofort oder nach einer gewissen Zeit auf. Das ist es. *Sie können nur die Dinge beobachten, die Sie sehen. Doch es geschehen auch Veränderungen, die Sie nicht sehen können – und sie sind vielleicht die gravierendsten Veränderungen.*

Unsere Zeit ist leider um. Können Sie Matrix Energetics® für uns in einem Satz zusammenfassen?

Transformation geschieht, wenn wir uns freimachen vom Bedürfnis nach Veränderung.

Kurzüberblick über die Zwei-Punkt-Methode

1. Suchen Sie einen Punkt an Ihrem Körper oder an dem Ihres Partners, der sich blockiert, hart oder unbeweglich anfühlt.

2. Finden Sie einen zweiten Punkt, der so beschaffen ist, dass dessen Berühren in Verbindung zum immer noch gehaltenen ersten Punkt dazu führt, dass sich das Verhältnis zwischen den beiden Punkte noch „straffer" anfühlt, so als bestünde eine magnetische Anziehungskraft zwischen ihnen.

3. Das Herstellen einer in gewisser Weise willkürlichen Verbindung zwischen diesen beiden Punkten ermöglicht es Ihnen, eine Art Messung vorzunehmen. Erinnern Sie sich? Laut Quantentheorie können Sie nichts beobachten, ohne sich damit gleichzeitig zu „verschränken" oder damit zu interagieren. Indem Sie also die Verbindung zwischen diesen beiden Punkten spüren oder sich vorstellen und beobachten, stellen Sie sie her. Dadurch verschränken sich die Informationen. Das führt zum Kollabieren der Welle von Materie/Bewusstsein, die Sie für Ihre Beobachtung und Interaktion ausgewählt haben.

4. Achten Sie darauf, was sich anschließend anders anfühlt. Der Bereich zwischen Ihren beiden Punkten fühlt sich dann vermutlich weicher und weniger steif an. Vielleicht nehmen Sie eine veränderte Atmung wahr, vielleicht ist Ihnen oder Ihrem Partner warm geworden oder Ihre Gesichter sind gerötet. Es ist nicht ungewöhnlich, wenn der Körper anfängt, zu schwanken oder sich nach einem unbewussten Urrhythmus zu bewegen. Stellen Sie sich hinter Ihren Partner, denn wenn er tatsächlich in einen der gerade beschriebenen Zustände eintritt, kann er auch mal kurz das Bewusstsein verlieren. Es ist gut, auf alles vorbereitet zu sein – auch auf spontanes Lachen oder Weinen oder andere Arten emotionalen oder körperlichen Loslassens.

> **Das Wichtigste nochmals zur Erinnerung**
>
> - Man braucht mindestens zwei Punkte, um etwas zu messen.
> - Um etwas Neues zu erfahren, beginnen Sie damit, auf das zu achten, was anders ist.
> - Achten Sie auf Unterschiede, auf das, was anders ist. Das hilft Ihnen, Ihr kritisches Urteil in der Schwebe zu halten, und schafft Raum für das Erschaffen eines neuen Weges der kleinsten Wirkung. (Mit anderen Worten: Sie kreieren eine neue Handlung, die durch Übung zu einer neuen Fertigkeit wird.)

Der folgende Bericht zeigt, wie ein Teilnehmer bereits nach seinem ersten *Matrix-Energetics*-Seminar einen schmerzhaften Zustand beheben konnte, indem er einfach konzentrierte Absicht und die Zwei-Punkt-Methode auf das Problem anwandte:

Ende Oktober nahm ich an einer Konferenz am John-F.-Kennedy-Flughafen in New York teil. Ich war mir zunächst nicht sicher, was ich mit dieser Erfahrung anfangen sollte und ob sie überhaupt irgendeinen Nutzen für mich haben würde, hoffte allerdings, meiner Frau helfen zu können, die bereits seit über sechs Monaten Probleme mit ihrer Schulter hatte (starke und schmerzhafte Versteifung). Nach der ersten Anwendung durch mich war sie bereits zu 80 Prozent geheilt und die Wirkung trat sofort ein! Natürlich ist sie ganz begeistert von dem Ergebnis. Allein dafür hat sich die Reise schon gelohnt!

Demonstration der Zwei-Punkt-Methode

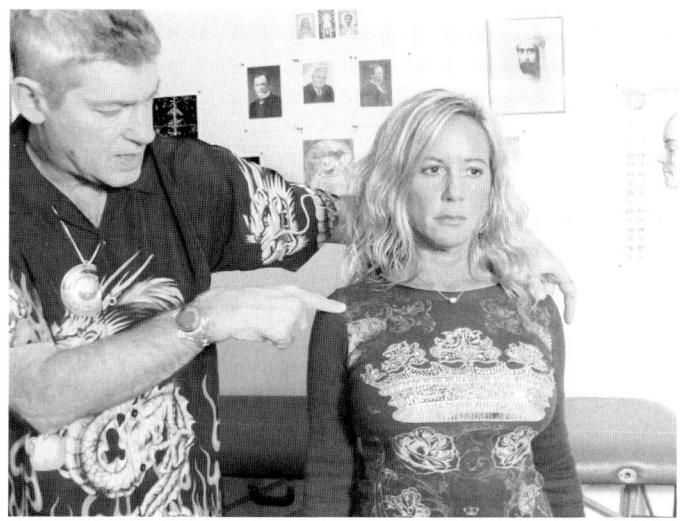

Die Grundtechnik, vorgeführt von Dr. Richard Bartlett: Messen von vergleichbaren Punkten am Körper (in diesem Fall an den Schultern)

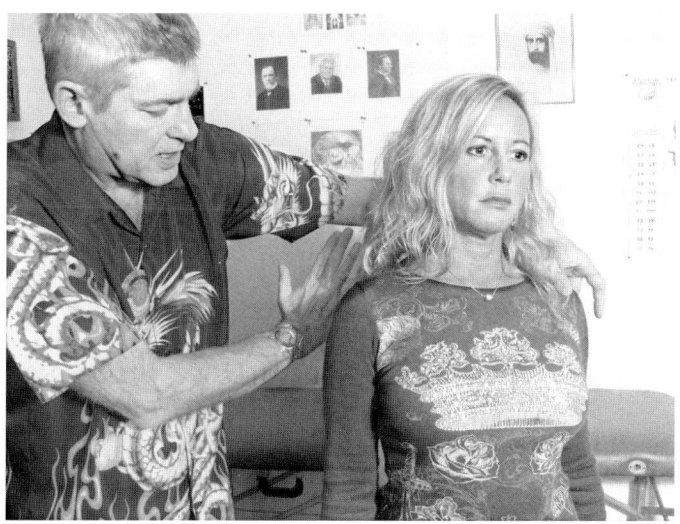

Prüfen der relativen Bewegung an den Schulterpunkten und zur Kenntnis nehmen, was zu beobachten ist

Kapitel 11

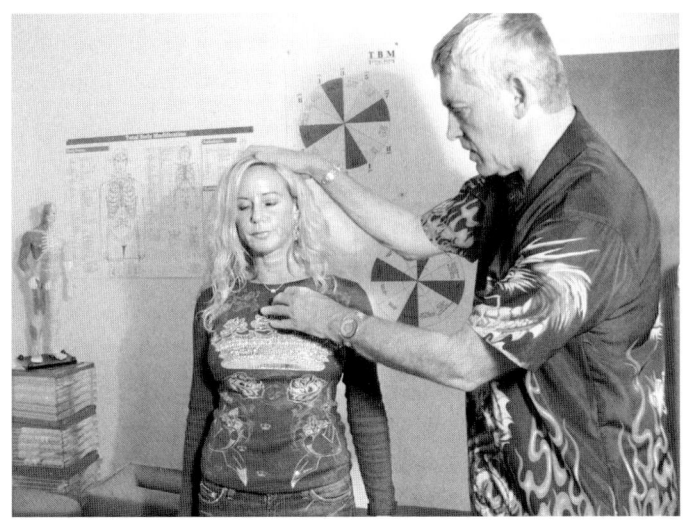

Die Anwendung der Grundtechnik irgendwo am Körper

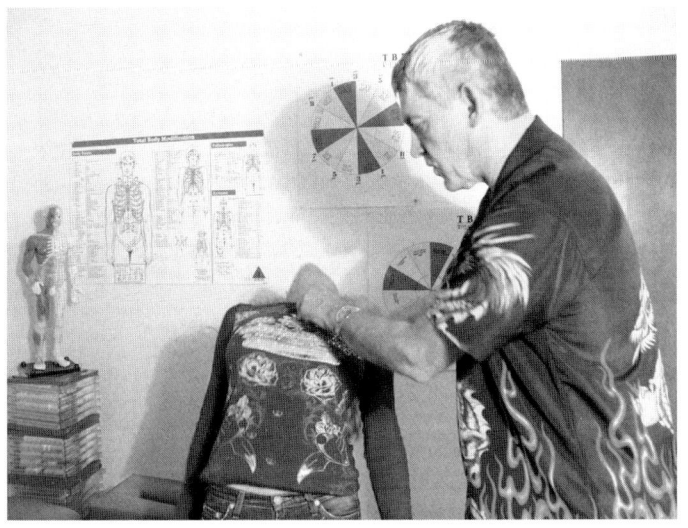

Das Kollabieren der Welle – deutlich ablesbar an der Körperreaktion

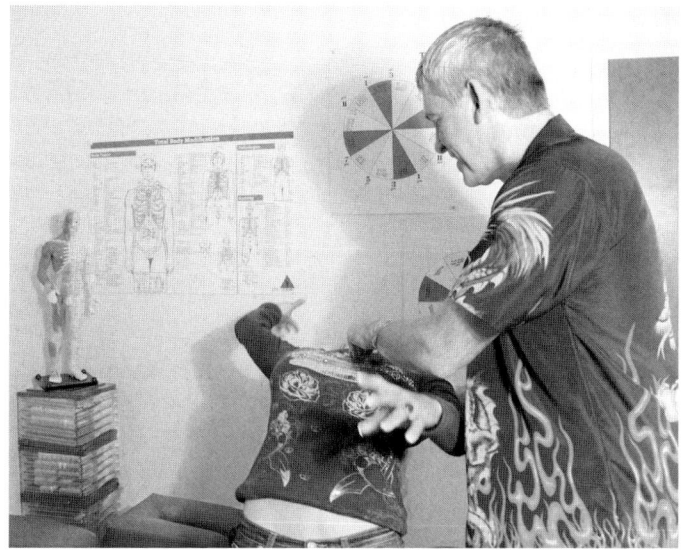

So sieht es aus, wenn man sofortige Transformation erlebt, ...

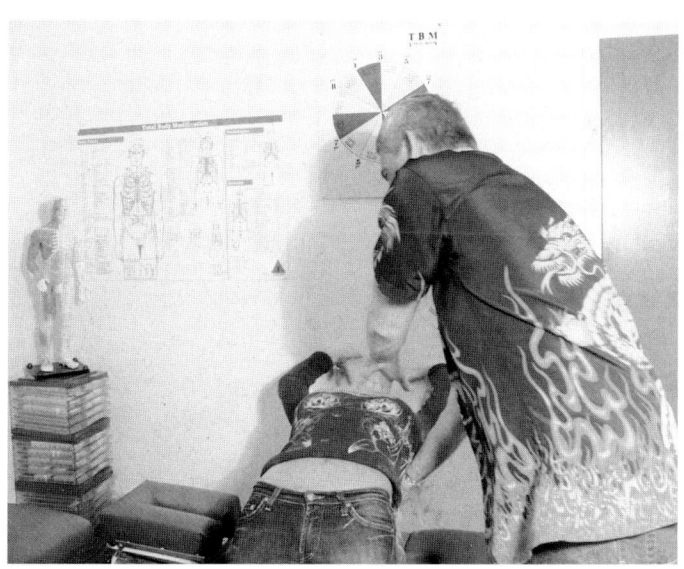

... und so geht es weiter.

Kapitel 11

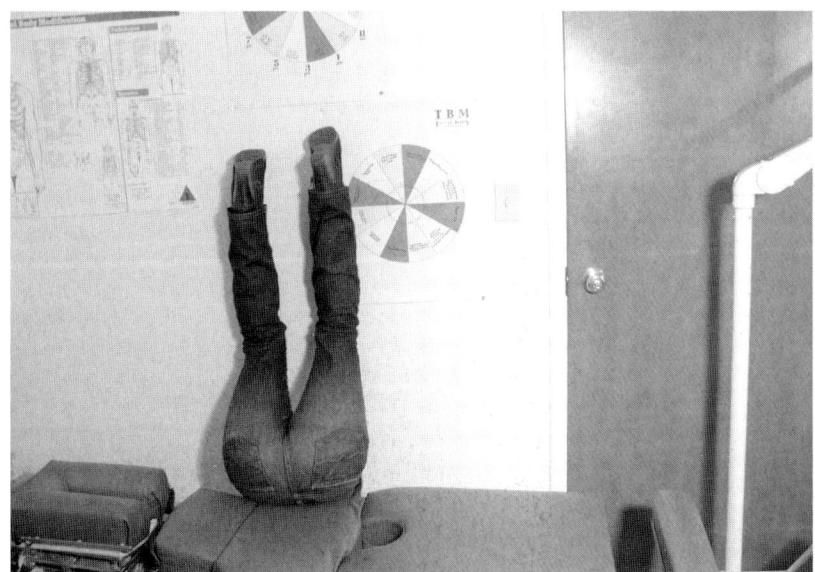

Ihre Welt wurde gerade auf den Kopf gestellt!

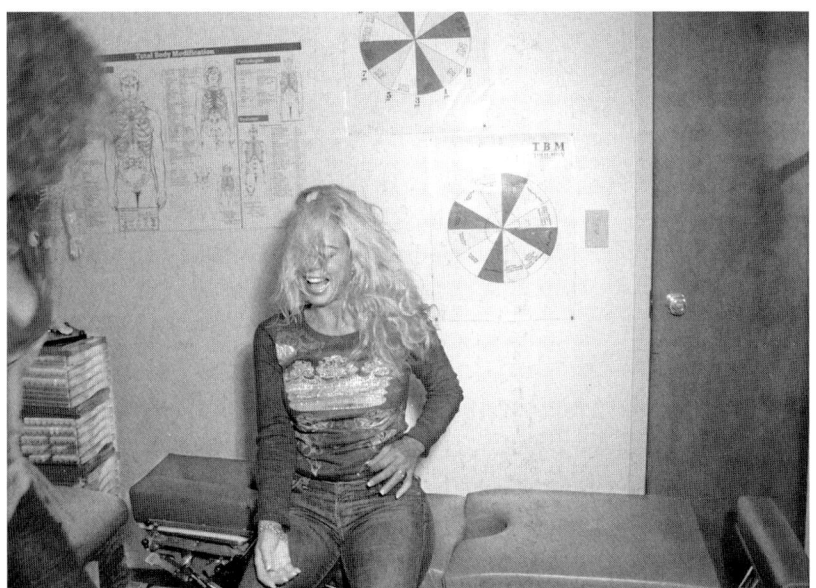

„Wow! Das war eine riesige Welle. Lass uns weitermachen!"

Der Kollaps der Wellenfunktion menschlicher Erfahrung

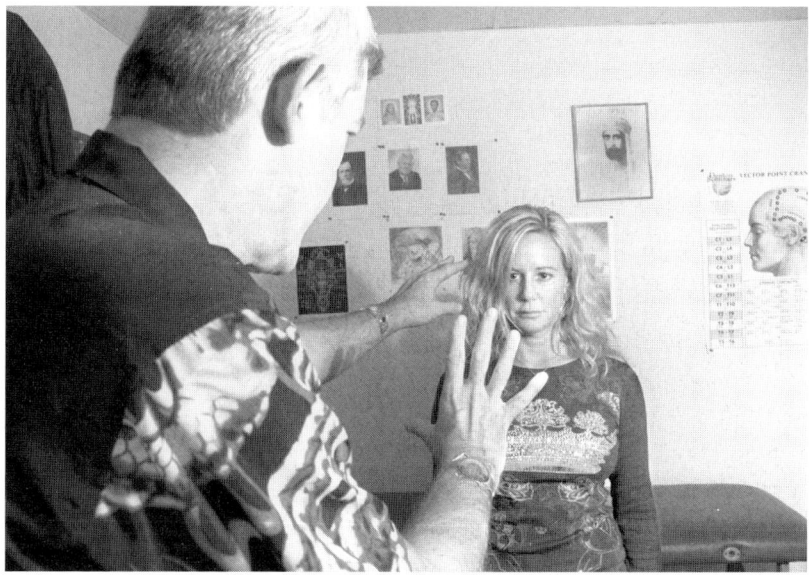

Einsatz der Zwei-Punkt-Methode in einiger Entfernung vom Körper

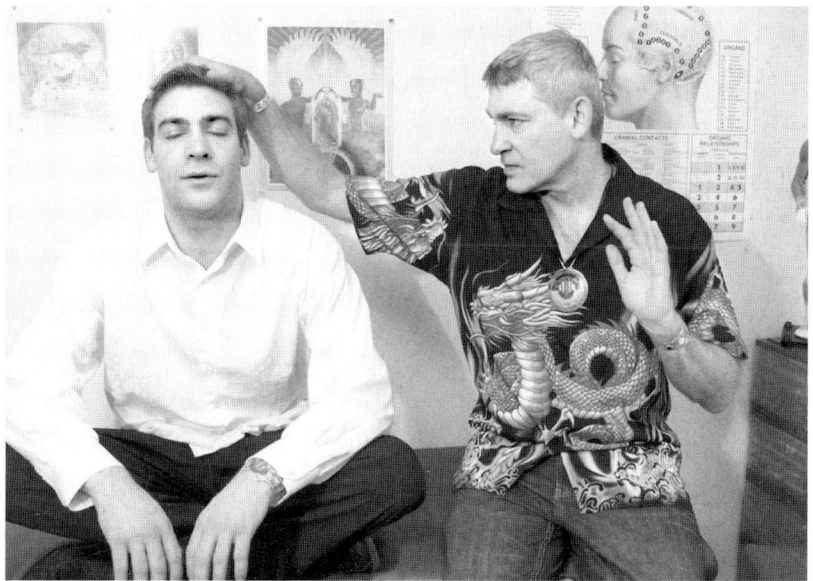

Übergang in den Matrix-Zustand

Kapitel 11

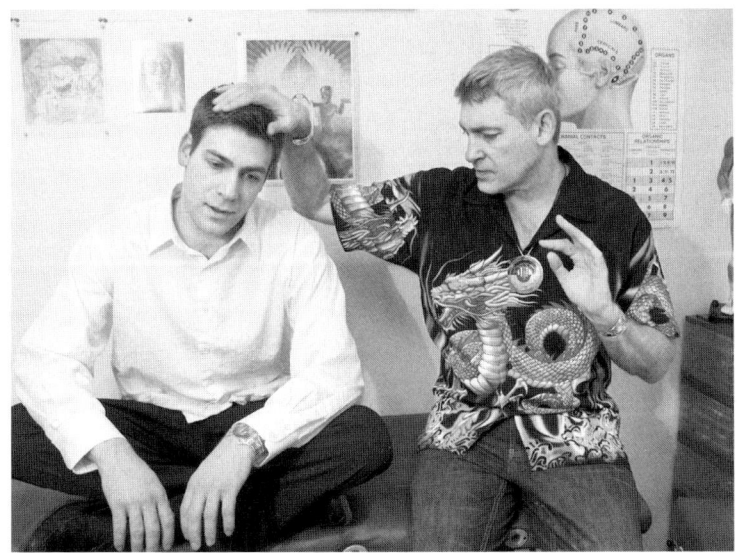

Eintauchen in einen stark veränderten Bewusstseinszustand

Einfache Zwei-Punkt-Anwendung
für ein Schulterproblem

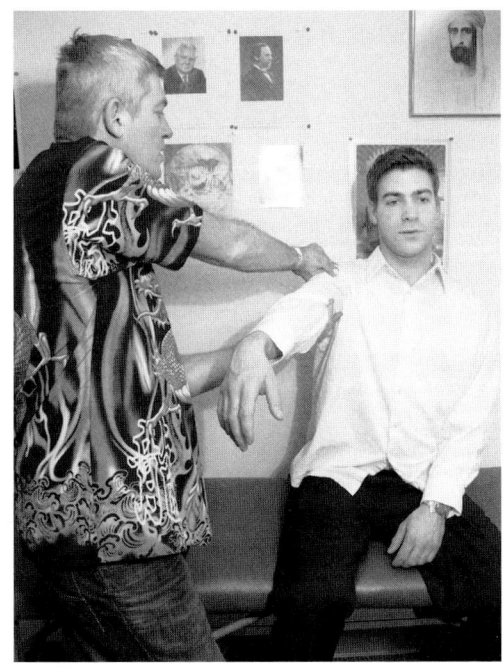

Der Kollaps der Wellenfunktion menschlicher Erfahrung

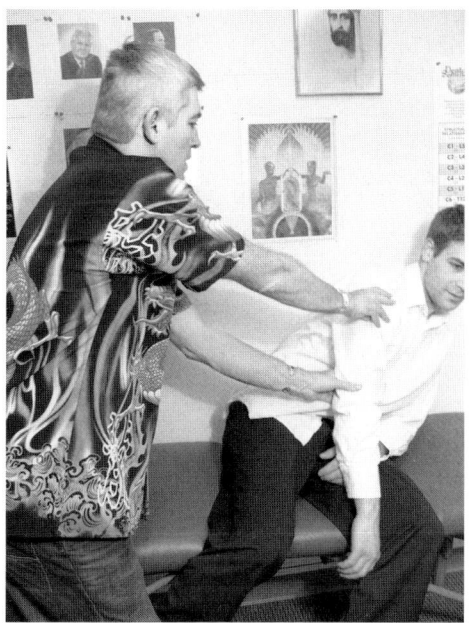

Da fühlt er sich schon besser ...

Tiefes Eintauchen in das im Herzen zentrierte Bewusstsein

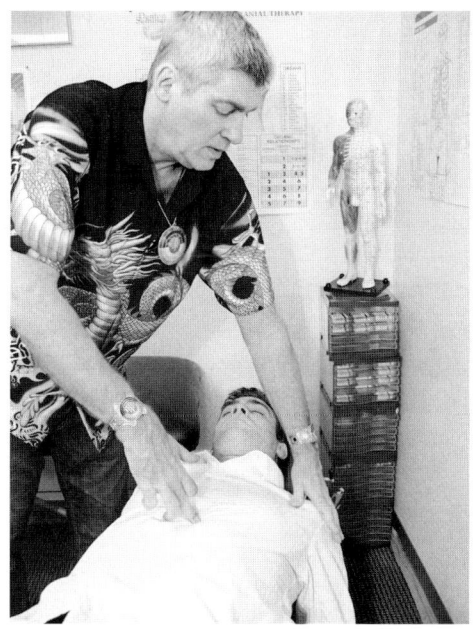

Kapitel 11

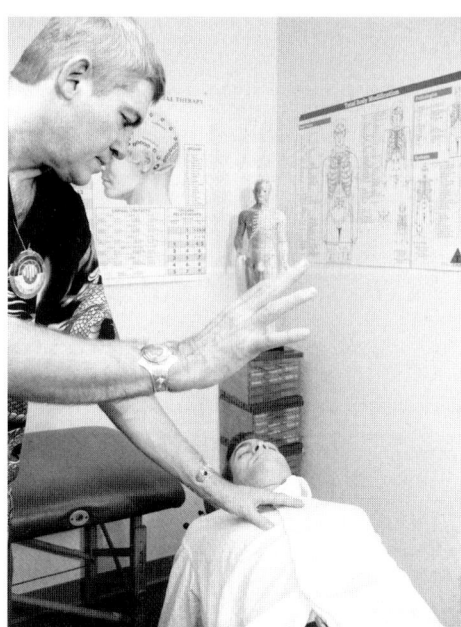

Zwei-Punkt-Methode zur
Erweiterung des Herzfeldes

Einsatz der Zwei-Punkt-Methode an
einem Akupunkturmodell im Rahmen
einer Fernbehandlung

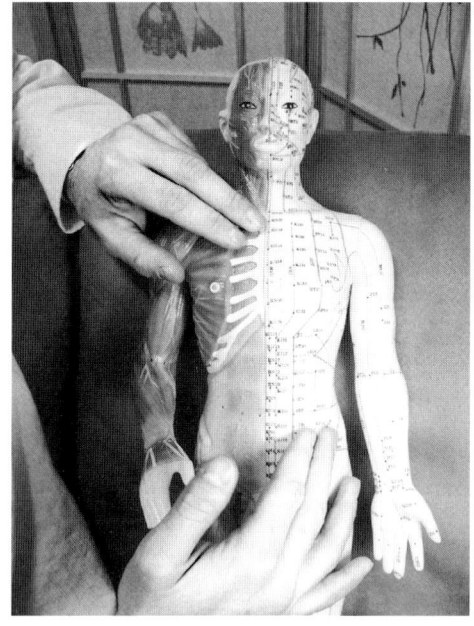

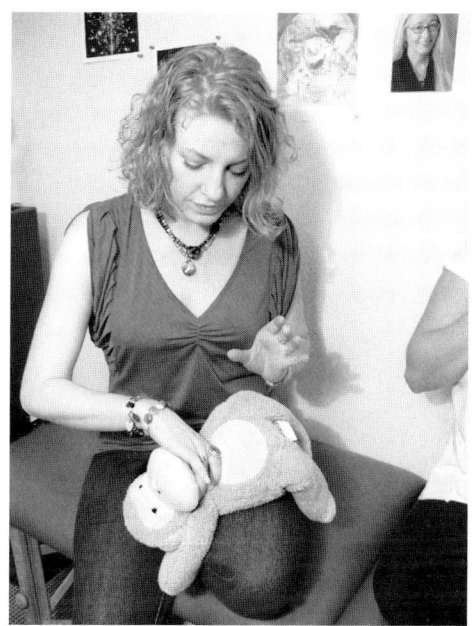

Zwei-Punkt-Methode an einem Surrogat zur Fernbehandlung

Zwei-Punkt-Methode im Energiefeld des Beckenbereichs

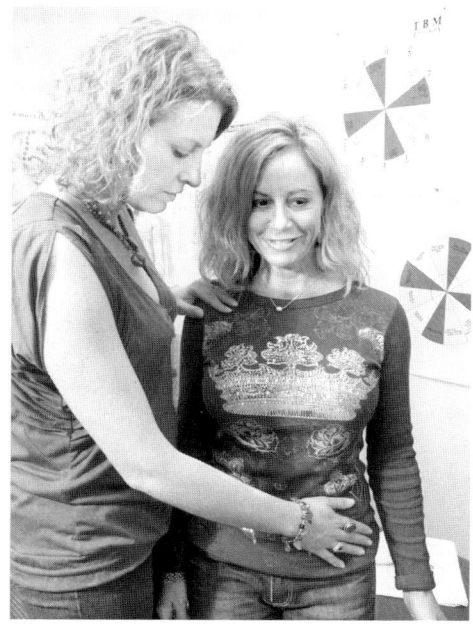

Kapitel 11

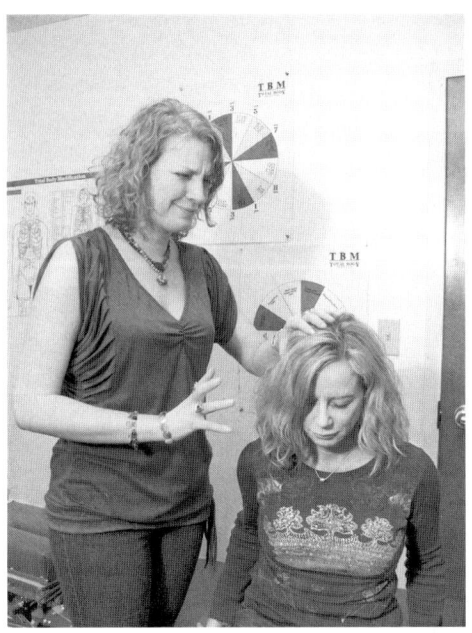

Wahrnehmen, wie etwas in Bewegung kommt

Weg in gerade mal 60 Sekunden!

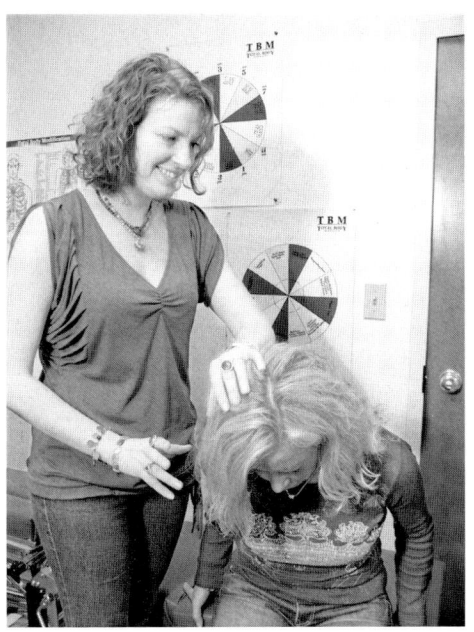

Der Kollaps der Wellenfunktion menschlicher Erfahrung

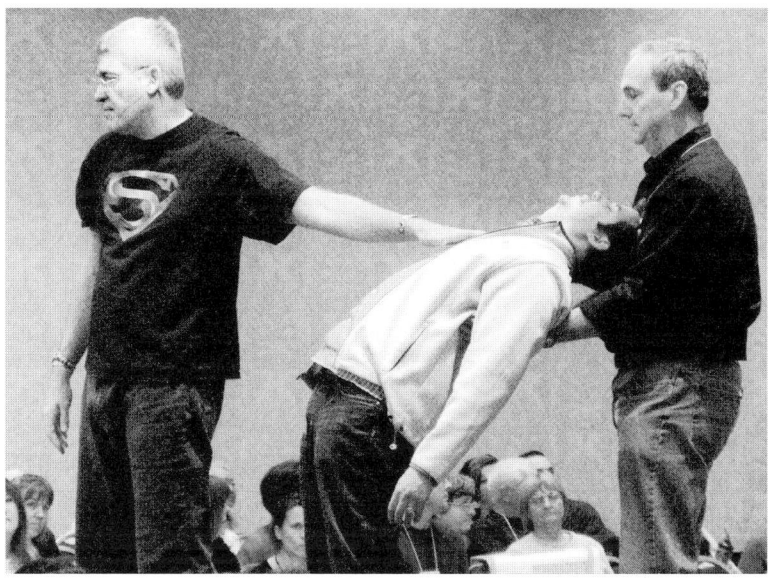

Noch so ein typischer Vorgang in einem meiner Seminare

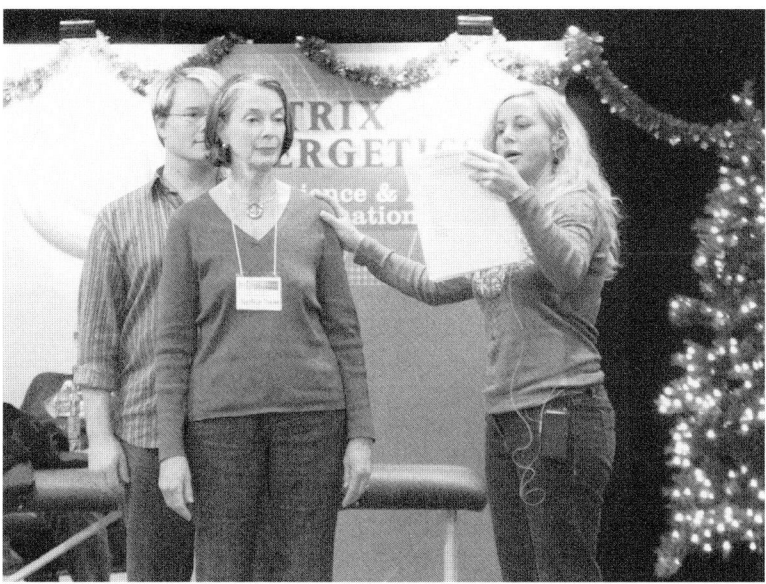

Arbeit mit dem Fernanwendungsprotokoll (Practitioner-Zertifizierung)

Kapitel 12

Vertrauen Sie dem, was sich gerade zeigt!

Wenn wir messen, *beurteilen* wir zumeist auch das, was wir messen. Wir versuchen, es zu analysieren. Wir versuchen, es zu verstehen. Wir versuchen, ihm ausgehend von *unseren* Erkenntnissen und Vorstellungen darüber, wie die Welt da draußen funktioniert, eine Bedeutung zu geben. Es gibt aber auch etwas, was man als „unschuldiges" Wahrnehmen und Auffassen bezeichnen könnte [engl.: *innocent perception*]. Unschuldiges Wahrnehmen oder Anwenden der Wahrnehmungsmuster bedeutet, dass Sie einfach nur zur Kenntnis nehmen, was sich zeigt. In der Regel erwarten wir, dass alle Dinge dem Prinzip von Ursache und Wirkung unterliegen: Wenn wir *dies* tun, dann passiert *das*, und wenn wir es nicht tun, dann passiert wieder etwas anderes. In Wirklichkeit besitzt das Ganze jedoch keine Logik.

Ihre Erfahrung der Realität – wie auch immer Sie sie definieren – bestimmt, was Sie beobachten und erklären *können*. Das bedeutet nicht, dass Sie keine Erfahrungen außerhalb der Grenzen Ihrer Realität machen könnten. Es bedeutet vielmehr, dass Sie, um eine Erfahrung machen zu können, eventuell zu einer anderen Art der Wahrnehmung übergehen müssen; das ist völlig in Ordnung.

Vertrauen Sie dem, was sich gerade zeigt!

> Eines der wichtigen Dinge, die Sie in diesem Buch lernen, ist: *das* wahrzunehmen, was Sie tatsächlich bemerken – und nicht etwas, was Sie *glauben,* wahrnehmen oder denken zu müssen.

Ich werde Ihnen nicht verraten, was das Ziel des Spiels ist, sondern bitte Sie nur, einen frischen und unverstellten Blick auf das zu werfen, *was* Sie bemerken, und darauf, *wie* Sie es bemerken,.

Wenn ich auf einen Punkt zwischen Ihren Augen blicke, meine Augen aber auf eine etwa einen Meter von Ihrem Körper entfernte Stelle abdriften, dann werde ich sehr aufmerksam. Ich lasse meinen Blick weich werden und frage mich: „Was nehme ich hier unbewusst wahr?" Und dann vertraue ich darauf, dass die Informationen, die ich bekomme, im jeweiligen Moment passend und nützlich und mein Vertrauen wert sind. Und dann gehe ich hierhin und dorthin und spüre nach. Und plötzlich, da ist es! Das eröffnet uns beiden einen Zugang zu neuen Möglichkeiten.

Wenn Sie feststellen, dass Ihre Augen Richtung Fußboden wandern, wenn Sie auf den Brustkorb eines anderen Menschen schauen, oder dass sie unwillkürlich zum Ohr oder den Haaren springen oder zu einer Lampe, dann vertrauen Sie dem Impuls. Wenn Sie das tun, erhalten Sie Zugang zu anderen Realitäten. Sobald Sie einmal anfangen, auf diese Weise zu „spielen", programmieren Sie sich selbst darauf, andere Erfahrungen zu machen. Sie beginnen zunehmend Informationen zu sehen, die Ihre Sinne normalerweise nicht wahrnehmen, bevor Sie die Priorität festlegen, für diese Dinge aufmerksam zu sein.

Alles, was Sie tun müssen, um große Veränderungen herbeiführen zu können, ist, etwas wahrzunehmen, was Ihre Aufmerksamkeit weckt. Es geht darum, zu vertrauen und sich selbst zu gestatten, an den Ort zu gehen, von dem die Aufmerksamkeit angezogen wird. Das ist auch eine Art Messung, Bewertung. Gestatten Sie sich, *etwas im Moment zu bemerken, und das wird dann Ihr erster Punkt.* Die

Messung (Bewertung) des Gefühls oder Ausdrucks oder einfach dessen, was Ihnen einen neuen Bezugspunkt geben kann, stellt den *zweiten Punkt* dar.

Ich weiß nicht genau, was das sein wird, und Sie müssen es auch nicht wissen. Dies ist sozusagen ein geheimer Vertrag, nur für *Ihre* Augen bestimmt, und Sie erfahren nur das, was Sie in dem Moment wissen müssen. Allein sich in einen Raum zu begeben, in dem jeder Aspekt Ihres Lebens anders sein kann, öffnet eine Tür zu neuen Daseinsmöglichkeiten. Das Ziel ist, in einen Raum zu gelangen, in dem sich die Dinge anders zeigen können, als dies Ihren normalen Erwartungen entspricht. Machen Sie sich nicht zu viele Gedanken über das, was Ihrer bewussten Aufmerksamkeit zu entgehen scheint.

Es ist völlig in Ordnung, wenn Sie sich gestatten, verwirrt zu sein oder gar infrage stellen, ob überhaupt irgendetwas von dem, was ich hier erzähle, der Wahrheit entspricht. Das ist eine gesunde Einstellung – eine Einstellung entspannter Skepsis. Gestatten Sie sich, in das Gefühl des Nichtwissens einzutauchen, denn dort liegt die wahre Kraft. In dem Moment, in dem Sie das Bedürfnis loslassen, etwas wissen oder tun zu müssen, kollabieren Sie die Wellenfunktion des Problems in die unsichtbare Antwort. Und dann können Sie in sich selbst das gewünschte Objekt oder den gewünschten Zustand herbeiführen. Wenn Ihre Ergebnisse stets auf Ihren bewussten *Erwartungen* beruhen sollen, wo bleibt dann noch Raum für Wunder?

Dr. Hector Garcia ist Chiropraktiker und ein guter Freund von mir. Außerdem ist er Certified Master Practitioner für *Matrix Energetics* und zertifizierter Lehrer für die Yuen-Methode. Er setzt seine einzigartigen Fähigkeiten als intuitiver Mediziner [engl.: *medical intuitive*] ein, um mit den verschiedenen Energiesystemen des Körpers zu arbeiten. Und so beschreibt *er* das Konzept „Bemerken, was man bemerkt":

> *Ich bemerke Dinge in meinem Geist und projiziere diese Wahrnehmung dann in mein externes Umfeld. Ich beginne, das zu tun, wovon Richard gesprochen hat, indem ich mir erlaube, zu bemerken, was ich „von da draußen" bemerke. Seit ich begon-*

nen habe, dieses Prinzip einzusetzen, arbeite ich einfach mit dem, was meine Aufmerksamkeit weckt oder was sich zeigt.

Aus irgendeinem Grund kommen viele Patienten mit Tumoren oder Geschwulsten zu mir. Bei einem Tumorpatienten kalibriere ich zunächst die Energie. Mit Kalibrieren meine ich hier, dass ich den Körper des Patienten dort berühre, wo sich der Tumor befindet. Das wird dann mein erster Punkt für die Zwei-Punkt-Methode, ein Mess- oder Beobachtungspunkt. Als Nächstes suche ich einen zweiten Punkt, bei dem sich das Gefühl des Haftens oder der Anziehung einstellt, von dem Richard in seiner Beschreibung des Zwei-Punkt-Prozesses spricht.

Der zweite Punkt muss nicht körperlich sein, sondern kann auch ein energetisches Konstrukt oder Konzept darstellen. Nehmen wir an, ich wollte herausfinden, ob ich die Energie des Tumors im Körper des Patienten kalibrieren kann. Das Energiemuster eines Tumors kann meiner Erfahrung nach, auch wenn seine genaue Position über eine Kernspintomografie, Röntgenbilder oder andere Diagnosetechniken bestimmt wurde, drei verschiedenen Quellen entstammen:

1. Ein Tumor oder ein anderes Symptom kann mir – im Hinblick auf sein Energiemuster – als direkt zum Körper gehöriges, rein physisch bedingtes Phänomen erscheinen; das bedeutet, dass der Tumor eine physische Ursache hat und dass seine Energie im physischen Körper selbst zentriert ist. Wenn meine Kalibrierung dies ergibt, weiß ich, dass ein Diagnosetest in diesem Fall zumeist einen klinisch überprüfbaren Befund ergibt. (Meine Frage in Kurzform: „Tumor _im_ Körper?")

2. Die zweite Quelle für ein tumorartiges Muster kann etwas sein, was laut meiner Sondierung vom Körper her, aus dem Körperinneren herauskommt. In diesem Fall haben sich Prozesse des Körperinneren in Form des Tumors manifestiert, das heißt, es gibt eine innere Quelle für das Problem. Somit kann der Tumor etwa genetisch bedingt sein oder auf einem Muster in der Ahnenreihe auf der mütterlichen oder väterlichen Seite der

Familie beruhen. Ein gewohnheitsmäßiges Glaubensmuster könnte ebenfalls die Ursache sein, ebenso eine Kombination aus genetischen, emotionalen und physischen Faktoren. (Kurzform: „Tumor vom Körper?")

3. Das dritte allgemeine Energiemuster, mit dem ich arbeite, ist eine Situation oder Gegebenheit, die von außen zum Körper kommt und die Ursache für den Tumor darstellt. Diese Art Muster kann aus Giftstoffen resultieren – etwas, was aus dem externen Umfeld stammt. Es könnte auch Ergebnis eines externen Traumas sein, das auf den Körper wirkte und manchmal schon lange zurückliegt und dann den Prozess in Gang setzt, der letztendlich zur Bildung eines Tumors oder eines anderen Zustands führt. (Kurzform: „Tumor zum Körper?")

Esoterisch betrachtet könnten ein Tumor oder ein anderes Krankheitsmuster von der Übernahme „giftiger" Glaubenssätze von einer anderen Person oder von der Gesellschaft ganz allgemein herrühren – beispielsweise von dem Glauben, ein bestimmter Anteil der Bevölkerung sei aufgrund seines Geschlechts oder seiner Hautfarbe, seiner Erbfaktoren, Essgewohnheiten, Einstellungen, kulturellen Bräuche oder irgendwelcher anderen Faktoren anfälliger für bestimmte Beschwerden oder Störungen. Solche Glaubenssätze, oder auch sogenannte wissenschaftliche Fakten, können in einigen Fällen der Nährboden sein, auf dem ein Tumor oder ein ähnliches Symptom wächst und gedeiht.

Sie können im Nu gesund werden

Die Sichtweise der Quantenphysik kann Sie zu einem Punkt des Einsseins mit dem Reich „zauberhafter" Möglichkeiten bringen. Wenn Sie das einheitliche Feld des Herzens betreten, dann können Sie heil werden. Von daher können auch Dinge wie Krankheiten, Phobien und andere Beschwerden oder begrenzende Erwartungen aufhören zu existieren, sobald wir die Zwei-Punkt-Methode anwenden. Wenn Sie diesen Dingen keine Wichtigkeit mehr beimessen, dann können sie einfach verschwinden.

Kapitel 13

Zeit für einen Wechsel

Im Jahr 1837 deutete der Mathematiker, Astronom und Physiker Sir William Hamilton in seinen gesammelten Werken die Möglichkeit einer Wissenschaft von der reinen Zeit an, da es ja allseits bekannt sei, dass die grundlegenden Einheiten der Zeit, die in der Wissenschaft verwendet werden, willkürlich seien. Was bedeutet das? Nun, nichts anderes, als dass wir diese Zeiteinheiten frei erfunden haben. Es ist sogar möglich, die gesamte Wissenschaft auf einer einzigen Einheit aufzubauen: Zeit.

Zeitreisen als Ausdrucksform des Quantenbewusstseins

Wie misst man Zeit? Man misst die Streuung *elektromagnetischer Energie* über eine Entfernung; und Entfernung mal Kraft ergibt den Messwert für die Zeit. (Siehe unten, Tom Bearden) Das macht bereits deutlich, wie wahr Hamiltons Aussage ist. Es ist sogar noch merkwürdiger, denn in der Quantenmechanik ist Zeit nicht wahrnehmbar. In dieser Realität existiert sie nicht. Einstein sagte, Zeit sei etwas, was Uhren messen. Er ließ die Zeit in Raumzeit kollabieren. Er sagte, man müsse die beiden zusammen kollabieren lassen.

In der Physik kann der mathematische Term für Zeit in beiden Richtungen eingesetzt werden: sowohl „vorwärts" als auch „rückwärts". Die entsprechende Gleichung funktioniert in beide Richtungen gleich gut. Gleichungen, die diese Art von Spiegelsymmetrie aufweisen, werden gerne von den Wissenschaftlern ignoriert. Sie sagen dann beispielsweise: „Das ist nur ein Artefakt der Art und Weise, wie es untersucht wird." Aber was ist, wenn das nicht stimmt? Hier mag ein Indiz vorliegen, dass man sich womöglich auf eine bisher unvermutete Weise in der Zeit vorwärts- und rückwärtsbewegen kann. Wenn die Gleichung in beide Richtungen funktioniert, dann kann es theoretisch auch eine Möglichkeit geben, wie Sie dies für sich nutzen können.

Photonen können sich in der Zeit vorwärts und rückwärts bewegen. Eine Welle von Photonen, die in der Zeit vorwärtsreisen, stellt eine „avancierte" Welle dar, und eine Welle, die in der Zeit rückwärtsreist, ist eine „retardierte" Welle. Dort, wo diese phasenkonjugierten Photonenwellen aufeinandertreffen, entsteht der gegenwärtige Moment. Warum wohl heißt ein Bestandteil unseres Gehirns „Temporallappen"? Fred Alan Wolf, Autor, unabhängiger Gelehrter und Forscher im Bereich Physik und Bewusstsein, spekuliert, dass es etwas mit Zeitreisen zu tun haben könnte. Er behauptet, es gebe bereits eine Zeitmaschine – und zwar unser Gehirn.

Der gegenwärtige Moment ist *jetzt*. Tom Bearden, Oberstleutnant außer Dienst und einer der Entwickler des MEG (*Motionless Electromagnetic Generator*), beschäftigt sich im Ruhestand weiterhin mit skalarem Elektromagnetismus und der einheitlichen Feldtheorie; er sagt, was wir die lineare Erfahrung von Zeit nennen, sei nichts anderes als der Streuvorgang elektromagnetischer Energie entlang eines gemessenen Raumvolumens. Wir messen die Strecke, die die sich zerstreuende Energie zurücklegt, und wir nennen dies das Verstreichen der Zeit oder *Entropie*. Über Zeit messen wir Arbeit. Arbeit ist nichts anderes als das, was im Laufe der Zeit passiert, wenn Energie sich verteilt und verbraucht wird.

Was würde nun passieren, wenn wir die „Polung" oder „Phase" der Zeit umkehren, sodass die Energie in den Kern des Atoms gerichtet wäre? Wenn Sie dies tun, erhalten Sie ein umgekehrtes Muster, also negative Energie oder *Negentropie – umgekehrte Zeit*. Negentropische Energie verstreut sich nicht, sie hält zusammen (sie „kohäriert"). Wenn Sie also die Energie einer Krankheit *umkehren*, können Sie die Zellen in einen kohärenten oder gesunden Zustand zurückversetzen.

Wenn Sie eine komplexe Wellengleichung erstellen, die von Ihrer Absicht gesteuert und von Ihrer elektromagnetischen Energie bzw. von Ihrem Gefühlszustand angetrieben wird, erzeugen Sie einen geschlossenen Regelkreis, der Ihnen die Antwort auf Ihre Bitte bringt. Dieser Gefühlszustand oder dieses personalisierte Muster elektrischer Energie kann als Antrieb für das Erschaffen und Erhalten eines *künstlich erzeugten Quantenpotenzials* dienen.

In dem Film *Zurück in die Zukunft* erfindet der Professor den sogenannten Fluxkompensator. Dieser Fluxkompensator könnte auf einer tatsächlichen Erfindung beruhen, auf dem virtuellen Fluss des Vakuums, der laut Bearden dirigierbar ist. Wenn Sie den Raum krümmen, beeinflusst das die Zeit: Es verändert sie entsprechend. Dies impliziert gleichzeitig, dass es negativen Raum und negative Zeit geben muss und dass Energie die Information im Vakuum darstellen könnte. Wenn Sie eine Einheit negativer Zeit erzeugen, dann wird sie tatsächlich zusammengehalten und dies führt zu einer Konzentration der Energie, anstatt sie zu zerstreuen.

Die Kräfte der Entropie (gemessen in Einheiten positiver Zeit, von „tatsächlicher" elektromagnetischer „EM"-Energie) und die der Negentropie (gemessen als negative oder rückwärts fließende Zeit, „virtuelle" oder potenzielle Energie) sind eine paarige Manifestation. Diese gepaarten Kräfte stellen sozusagen das Yin und Yang des Universums dar. Sie können auf diese Energie von negativem Raum und negativer Zeit zugreifen und sie verwenden, um die örtliche Raumzeit zu krümmen. So können die Beschränkungen der Gesetze der klassischen Physik unterlaufen werden.

Wenn Sie die Konzepte der Negentropie oder der zeitinvertierten Wellen anwenden, beginnen Sie ein wissenschaftliches Modell für die Umkehrung von Krankheitszuständen zu erstellen. Wenn Sie in diesen kreativen Topf auch noch das Potenzial zum künstlichen Erstellen von Mustern oder „Maschinen" des Bewusstseins werfen, mit denen Sie eine spezielle Aufgabe oder Funktion ausführen können, wird die Physik der Wunder verständlich und reproduzierbar. (Ich fühle mich immer getrieben, die Dinge auf die nächste Ebene zu heben, wie immer diese auch aussehen mag.)

> Das Kollabieren der Wellenfunktion des Problemzustands ermöglicht, dass Wunder geschehen.

Negative Zeit, negativer Raum – und Victor

Mit etwa drei Jahren bekam mein Sohn Victor die Windpocken. Zu dieser Zeit hatte ich gerade einen Vortrag des mittlerweile pensionierten Tom Bearden gehört. Ich hatte kein Wort von dem verstanden, was er gesagt hatte, aber irgendwo war wohl doch etwas hängen geblieben.

In mir machte es „klick" und eine Gewissheit machte sich breit. Ich dachte an die Gesundheit meines Sohnes und sofort kam mir der Gedanke: „Negative Zeit, negativer Raum." Das war alles. Mein zweiter Gedanke war: „Geh dahin zurück, woher du gekommen bist" – dies richtete sich an das Bewusstseinsmuster des Windpockenvirus. Innerhalb einer Stunde zeigte Victor keinerlei Anzeichen von Windpocken mehr. Sein Fieber und die laufende Nase waren wie weggeblasen, ebenso wie der Ausschlag. Es passierte von jetzt auf gleich! Meine wissenschaftliche Erklärung dafür ist, dass ich auf das Skalarwellenpotenzial der Trägerwelle zugegriffen hatte und es sich sofort umkehrte. (Mehr über Skalarwellen zu einem späteren Zeitpunkt)

Zeitreisen nutzen

Durch den Einsatz der Instrumente von *Matrix Energetics*, wie zum Beispiel der Zeitreise, können die Ursachen vieler Krankheiten rückgängig gemacht werden. Sie können die prägenden Erlebnisse Ihrer Kindheit noch einmal „besuchen", ohne die früheren emotionalen Belastungen und inhärenten Traumata erneut durchleben oder durchspielen zu müssen. Sie können lernen, wie man die Wellenmuster Ihres Bewusstseins so ändert, dass Ihre Kindheitserlebnisse in dem Moment, in dem Sie in die Gegenwart zurückkehren, keinerlei Rolle mehr spielen. Die Möglichkeiten sind wirklich unbegrenzt.

Die einzelnen Schritte unserer Zeitreise-Technik

Die folgende Übung zeigt Ihnen, wie Sie vorgehen sollten, wenn Sie mit einer anderen Person eine Zeitreise machen möchten:

1. Führen Sie eine Messung durch, wie bereits bei der Zwei-Punkt-Methode beschrieben.

2. Erfragen Sie das Alter Ihres Partners / Ihrer Klientin. Es wird Ihr Ausgangspunkt.

3. Beginnen Sie, in Fünfjahresschritten rückwärtszuzählen, während Sie weiterhin die beiden in Schritt 1 gefundenen Punkte halten.

4. Formulieren Sie Ihre Absicht, sodass die Quantenwellen der Veränderung sich aktivieren, sobald Sie bei dem Ereignis, dem Lebensalter oder Zeitraum ankommen, auf das oder den Sie einwirken wollen. Sie müssen den genauen Zeitpunkt gar nicht wissen, denn wenn Sie ungefähr bei dieser Zeit ankommen, werden Sie spüren, wie die beiden Punkte, die Sie halten, weicher werden und sich unter Ihren Händen verändern.

5. Seien Sie darauf vorbereitet, dass es bei Ihnen oder der Person, mit der Sie arbeiten, zur Freisetzung körperlicher oder emotionaler Energie kommen kann. Unterstützen und trösten Sie sanft, ohne jedoch in den Prozess einzugreifen oder die Verarbeitung der Informationen und Erfahrungen zu beeinflussen.

6. Wenn die Situation sich beruhigt hat und der Prozess offensichtlich zu einem Abschluss gekommen ist, bewerten Sie das Ergebnis erneut mit der Zwei-Punkt-Methode. Wiederholen Sie den Prozess, sofern erforderlich, denn es kann mehrere Zeitpunkte geben, die Sie ansteuern müssen, um das Problem oder Muster vollständig aufzulösen.

Die Uhr zurückdrehen

Eine Seminarteilnehmerin erzählte uns die folgende Geschichte, die deutlich macht, dass *alles* möglich ist.

Vor einigen Jahren hatte ich ein Erlebnis, das ich bis heute nicht einordnen kann und das auch etwas beängstigend war. Ich hatte bis spät in die Nacht spirituelle Essenzen abgefüllt, mit denen ich damals meinen Lebensunterhalt verdiente. Als ich ins Badezimmer ging und in den Spiegel schaute, war ich plötzlich 28 Jahre alt. Meinem Mund entfuhr der Satz: „Das glaube ich nicht!" Den Rest der Nacht blieb ich wach und sah zu, wie sich das Bild im Spiegel langsam wieder in das Gesicht einer Frau von Ende fünfzig verwandelte – mein damaliges Alter. Das Ganze hat mir einen riesigen Schrecken eingejagt. Es gab in meinem Weltbild keinen Bezugsrahmen und keinen Begründungszusammenhang, mit denen ich mir das Geschehnis hätte erklären können.

J. M.

Lassen Sie mich ein weiteres Beispiel anführen, das die Anwendbarkeit von Zeitreisen als „Bewusstseinstechnik" deutlich demonstriert:

> Eine Frau hatte eines unserer Seminare besucht und ließ sich im Anschluss daran in ihrer Heimatstadt als Heilerin nieder. Eine Klientin besuchte sie in ihrer Praxis (= ihrem Zuhause); deren Anliegen war, von einer bestimmten Phobie geheilt zu werden. Das Besondere daran war die Art der Phobie – die Dame hatte panische Angst vor Vögeln. Unsere Teilnehmerin, frisch vom Seminar gekommen, wusste nicht, was sie tun sollte.
>
> Sie hatte keine Ahnung, wie man Phobien heilt. Was machte sie also? Sie berührte einfach zwei Punkte am Körper der Klientin und ging „in der Zeit zurück", bis sie an einem Punkt anlangte, der zeitlich vor dem Einsetzen der Phobie lag. Die Dame sank halb bewusstlos zu Boden, wand sich dort ein paar Minuten lang und kam dann wieder zu sich. Das war alles. Am nächsten Tag erhielt die frischgebackene *Matrix-Energetics*-Anwenderin (die nur *ein* Seminar besucht hatte) früh morgens einen begeisterten Anruf der Klientin, die sagte: „Sie werden nicht erraten, was ich gerade tue: Ich rufe Sie von meinem Handy aus an, während ich die Vögel in meinem Garten füttere!"

KAPITEL 14

Die Viele-Welten-Theorie und Sie

Albert Einstein wusste, dass es nicht zwei getrennte Gruppen physikalischer Gesetze gab, obwohl man in dieser Weise mit ihnen arbeiten und sie so beschreiben kann. Einstein begriff, dass der Akt des Beobachtens auf der Quantenebene das Beobachtete verändert; deshalb sagte er auch, wenn er die Quantentheorie *akzeptieren* würde, dann könne eine Maus ihn ansehen und damit verändern. Aber Einstein und auch andere Wissenschaftler – praktisch veranlagt, wie sie nun einmal waren – sagten, sie sähen nicht, dass so etwas passiere. Warum also passiert das nicht?

Wenn wir wissen, dass wir aus Photonen bestehen, dann sollten wir in der Lage sein, etwas anzuschauen und dabei eine Veränderung zu sehen. Allerdings bewirkte das Anschauen von Einstein aus der Perspektive der Maus keine augenscheinliche Veränderung bei Einstein. Für einen Physiker wird nur dann etwas zum Gesetz, wenn es *jederzeit* zutrifft. Wenn sich also etwas ändern *sollte*, sich aber de facto *nicht* ändert, dann muss es eine andere Erklärung geben. Es muss eine verborgene Variable geben – etwas, was wir nicht kennen oder dessen Aufnahme in die Gleichung die derzeitige Theorie nicht erlaubt.

Die Physiker Hugh Everett und John Wheeler fanden eine Erklärung, die sie die *Viele-Welten-Theorie* nannten. Diese Theorie besagt, dass in dem Moment, in dem Sie etwas ansehen, das Angesehene sich in Universen unbegrenzter Möglichkeiten aufsplittet. Der Grund, warum Sie die Veränderung (bei der Maus oder etwas anderem) nicht sehen können, liegt in der Art und Weise, *wie* Sie darauf schauen. Ihr gewohnheitsmäßiges Wahrnehmen führt dazu, dass die beobachtete Realität mit den über Ihre Sinne gesteuerten Erwartungen konform geht. Alle anderen Möglichkeiten, die nicht beobachtet wurden, lösen sich in Ihrer Realität auf und manifestieren sich in einem anderen Paralleluniversum, das Sie nicht beobachten können.

Wie Ihre Auswahl dessen, was Sie zur Kenntnis nehmen, Ihr Erleben beeinflusst

In der Sphäre, die Ihren Sinnen unzugänglich ist, entstehen ständig neue Universen, die von dem Universum abzweigen, an dem festzuhalten Sie sich durch Ihren Akt der Wahrnehmung entschieden haben. Die Dinge verändern sich nicht, weil Sie nicht über den „Differenzialapparat" verfügen, um die anderen Realitäten zu sehen. In unserer Sphäre ist das Licht gleichgesetzt mit dem Beobachter. Von allem, was sich innerhalb des elektromagnetischen Spektrums nicht beobachten lässt, kann daher angenommen werden, dass es in einem Paralleluniversum existiert.

Die folgende Geschichte von einer meiner Ausbildungsteilnehmerinnen ist ein gutes Beispiel dafür, wie nützlich Paralleluniversen sein können:

> *Vor einigen Monaten teilten die Ärzte meiner Freundin Angela mit, dass eine Herzarterie stark verengt sei und dass dies nur mithilfe einer Operation, dem Einsetzen eines Stents und der Einnahme von Medikamenten über ein Jahr oder länger zu beheben sei. Ich stieß zufällig auf einen Blog, in dem sie detailliert beschrieb, was laut Meinung der Ärzte mit ihr „nicht in*

Ordnung" sei und wie sehr das Ganze ihr Angst mache. Da Matrix Energetics mittlerweile zu einem Teil meines Alltags geworden war, entschied ich mich, mal kurz „reinzuschauen" und zu sehen, ob es etwas gab, was ich „tun" könnte. Ich konnte die Verengung an ihrem Herzen sofort sehen bzw. fühlen. Und ich konnte die Realität finden, in der sie tatsächlich eine Operation, einen Stent und Medikamente benötigte. In dem Wissen, dass dies nur ein mögliches Ergebnis war, verlagerte ich meine Aufmerksamkeit und befand mich nun in einer Realität, in der die Ärzte sie untersuchten und nichts feststellen konnten. Dabei beließ ich es, ließ das ganze Thema los und erzählte ihr nicht einmal etwas davon.

Ein paar Tage vergingen und siehe da – Angela war wieder online und hatte Neues zu berichten. „Was zum Teufel war das?", schrieb sie. Die Ärzte hatten sie erneut untersucht und fanden nichts mehr – nichts war verengt, der Stent war nicht mehr erforderlich und sie musste nicht einmal Medikamente nehmen. Niemand konnte sich erklären, was passiert war. Man kann natürlich nicht wissen, ob diese Heilung nicht sowieso eingetreten wäre. Was ich jedoch sicher weiß ist, dass es da eine Menge Leute mit Bildern und Laborergebnissen gab, die davon überzeugt waren, dass es nur einen möglichen Ausgang für die Geschichte gab ...

Aufgrund dessen, was ich bei Matrix Energetics und in anderen Bereichen über die Natur der Realität gelernt habe, bin ich überzeugt, dass es für jede Situation viele verschiedene Ausgänge oder Ergebnisse gibt. Dies ist nur eine der verblüffenden Erfahrungen, die ich gemacht habe, seit ich Matrix Energetics kenne. Ich gehe täglich damit um, es ist für mich eher ein Bewusstseinszustand als eine Technik.

M. B.

Paralleluniversen und Tumore

Mein Freund Dr. Hector Garcia setzt Paralleluniversen ein, um an Krankheitsbildern wie beispielsweise Tumoren zu arbeiten. Zur Energiekalibrierung stellt er zunächst die Frage: „Tumor *im* Körper, *vom* Körper oder *zum* Körper?" (Siehe oben, gegen Ende von Kapitel 12) Er kalibriert oder spürt nach, wo sich das Energiemuster des Tumors befindet. Für ihn ist es nicht wichtig, dass es sich im physischen Körper zeigt. Es kann seinen Ursprung in anderen energetischen Bereichen haben, und was der Körper als Tumor zeigt, kann sozusagen als Reflexion des Bereichs der primären Verursachung betrachtet werden.

Es ist wie bei der Sonne, die sich auf einer glatten Wasseroberfläche spiegelt: Wenn Sie die Sonne nie gesehen haben, aber ihre Widerspiegelung sehen, dann denken Sie sie, sei real und nicht nur eine Spiegelung. In der Matrix-Realität ist es egal, ob das, was Sie wahrnehmen, wahr ist oder nicht. Wichtig ist hingegen, dass Sie auf irgendeine Weise den Weg freimachen und auf etwas zugreifen, was einen Unterschied bewirkt – ganz egal, ob es sich in dem Moment um ein Paralleluniversum oder um Bugs Bunny handelt.

Dr. Garcia könnte beispielsweise so etwas sagen wie: „Sie haben keinen Krebs. Der Krebs ist im vierten Paralleluniversum. In diesem Paralleluniversum gibt es den Krebs." Er schickt den Krebs also ins vierte Paralleluniversum. Und was passiert, wenn er das tut? Bekommt dann eine Person in diesem Universum plötzlich Krebs? Nein. Wenn die Person im vierten Universum Krebs hat und Sie die Signatur der Krebswellenform zu ihr senden, erschaffen Sie die Anti-Krebs-Welle. Beide heben sich auf und der Krebs verschwindet aus beiden Realitäten. In dem Moment, in dem Sie den Krebs hier, in diesem vierdimensionalen Raum aufheben, verschwindet auch die Reflexion im vierten Paralleluniversum.

Einige Menschen machten sich Sorgen deswegen und befürchteten, durch das Senden in eine andere Dimension würde dort jemand Krebs bekommen. Aber das ist nicht so. Sie senden eben

Kapitel 14

jene Kraft der Negentropie aus, die ich zuvor beschrieben habe. Sie erzeugen eine zeitinvertierte Wellenform der elektromagnetischen Signatur des Krebsmusters.

Damit Sie dieses Konzept besser verstehen, nehmen wir doch einfach einmal an, Sie hätten Ihr Leben lang in einer dunklen Höhle gelebt (– wie in Platons Höhlengleichnis). Sie haben das Tageslicht selbst noch nie direkt gesehen, nur die Schatten, die durch das Sonnenlicht auf Ihren Höhlenwänden entstehen. Wenn Sie die Höhle nun das erste Mal verlassen, werden Sie vom Sonnenlicht geblendet. Sie haben keine Ahnung, was zum Teufel dieses große helle Ding da oben am Himmel sein soll – alles, was Sie Ihr Leben lang gesehen haben, sind Schatten – Reflexionen der primären Ursache oder Realität.

Stellen Sie sich nun bitte einen Teich vor. Der Teich stellt (zum Zweck der näheren Erläuterung des Konzepts) Ihr reales Umfeld dar. Ihr ganzes Leben lang haben Sie die Welt durch die Widerspiegelungen auf der Oberfläche Ihres eigenen Teichs gesehen. In Wirklichkeit sehen Sie das Licht der Sonne, das sich auf der Oberfläche des Teichs widerspiegelt. Das Licht, das Sie sehen – und das in diesem Fall für ein Paralleluniversum steht – ist die Reflexion einer Realität, die in diesen Gefilden nicht existiert: eine Art virtuelles Bild oder eine Untermenge der Realität. Aufgrund unserer „verzerrten" Wahrnehmung und unserer Fähigkeit, Photonen kraft unserer Gedanken zu formen, rufen wir dieses Bild ins Leben. Diese Lichtreflexion aus dem elektromagnetischen Spektrum eines parallelen Universums ist dabei ebenfalls eine reale Sache – eine *Phasenkonjugation*, ein Replikat oder eine Spiegelwirklichkeit.

Ein Spiegel ist phasenkonjugiert, das heißt, wenn Sie in einen Spiegel schauen, sehen Sie ein seitenverkehrtes Bild. Was Sie mit einem Krankheitsmuster tun können, ist dies: es dorthin zurücksenden, wo das wirkliche Ding ist (die Krankheit, vier Paralleluniversen weiter). Was nun metaphorisch gesprochen mit der Krankheit passiert, ist Folgendes: Die Widerspiegelung der Sonne verschwindet hinter Wolken oder ist verdeckt oder vielleicht in einem Paralleluniversum und die Energiesignatur des Tumormusters wird in diesem Moment tatsächlich ausgelöscht. Es verschwindet aus dem Teich. Warum es verschwindet? Weil Sie die Information dorthin zurück phasenkonjugiert haben, woher sie ursprünglich kam – wodurch sie natürlich hier aufgehoben wird. Ich glaube, dass dies eine der Methoden gewesen sein kann, mit denen Jesus verkümmerte Glieder und andere Krankheiten geheilt hat. Mein ganzes Leben lang habe ich darauf hingearbeitet, die Physik hinter den Wundern in dieser Tiefe zu verstehen.

Paralleluniversen und interdimensionales Heilen

Wenn ich die Zwei-Punkt-Methode einsetze und keinen zweiten Punkt am Körper des Klienten finden kann, folge ich den Informationen, die ich erhalte. Ich lasse in diesem Fall meine Hand meist auf dem Problembereich ruhen, denke beispielsweise „Paralleluniversen" und orientiere mich primär an diesem Konzept. Wo immer ich es finde, „folge" ich ihm durch Fühlen oder Spüren der Informationen. Ich arbeite damit, egal, wo es sich als mein verbindendes Glied bei der Zwei-Punkt-Methode zeigt. Sobald ich die Information loslasse, darf sich alles zeigen, was sich zeigen will, während ich mich in einen veränderten Zustand der Akzeptanz hineinfallen lasse. Und dann trete ich nur noch innerlich zur Seite und erlaube der Matrix, das Muster neu zu konfigurieren.

Wenn meine Anwendung der Zwei-Punkt-Methode Informationen für eine andere Dimension misst (oder „aufschnappt"), dann zeigt mir das, dass die für eine Veränderung benötigte Information außerhalb der normalen Dimensionen unserer akzeptierten Raumzeit (Länge, Breite, Höhe und Zeit) liegt, aber immer noch in unserem Universum. Ich folge der Information dorthin, wohin sie mich führt, nehme zur Kenntnis, was ich bemerke, und lasse dann das Bedürfnis los, etwas zu „tun", während die universelle Intelligenz und Kraft das pathologische oder verzerrte Energiemuster neu strukturiert und transformiert.

Kapitel 14

Paralleluniversen und das Spielen mit anderen Realitäten: Dr. Garcia

Wenn jemand beispielsweise mit einem Augenleiden zu mir kommt, dann gehe ich zum Körper und spüre mit der Zwei-Punkt-Methode (die ich einfach in meiner Vorstellung einsetzen kann, sobald ich vertraut genug damit bin) nach einer Verbindung. Lassen Sie uns bei diesem Beispiel so tun, als ob ich nichts spürte, als ob also nichts in der Energie des physischen Körpers meine Aufmerksamkeit in Bezug darauf weckte, wie dieses Problem sich ausdrückt. Ich vertraue dem und schaue auf eine andere Weise oder ich scanne woanders. In diesem Fall „schnappe" ich beispielsweise die Information nicht in dieser Realität auf, sondern in einem (vielleicht hypothetischen, vielleicht auch tatsächlichen) Paralleluniversum.

Mit Dimensionen und Paralleluniversen arbeiten

Mit anderen Worten, wenn ich das Wort „Paralleluniversum" sage oder vielleicht auch nur denke, spüre ich eine Veränderung in mir selbst oder der anderen Person oder vielleicht in dem Feld (Raum) zwischen uns. Ich spüre eine Öffnung oder eine Verbindung mit dem Muster, um das es geht. Das kann sich bei Ihnen ganz anders anfühlen – lassen Sie sich nicht davon irritieren, wie der Prozess von jemand anderem in einem ähnlichen Kontext funktionieren könnte. Nehmen Sie zur Kenntnis, was Sie bemerken, und zwar alles, was sich für Sie richtig anfühlt. Folgen Sie dem Fluss der Information auf eine entspannte Weise dorthin, wohin er sie trägt. Denken Sie daran: Einer der wichtigsten Schlüssel zum Erfolg bei diesem Prozess ist: nicht sich selbst im Weg zu stehen![1]

KAPITEL 15

Die Physik der Wunder

Um die Mitte des 19. Jahrhunderts entwickelte der schottische Mathematiker und theoretische Physiker James Clerk Maxwell die Grundlagen von Elektrizitätslehre und Magnetismus. Mithilfe der (vierdimensionalen) Quaternionen-Algebra kombinierte er Elektrizität, Magnetismus und Schwerkraft. Sein als „Maxwellgleichungen" bezeichnetes Theorem war ein System aus zwanzig miteinander verknüpften Gleichungen, die äußerst prägnant die Vereinigung von Elektromagnetismus und Schwerkraft beschrieben. Das war die ursprüngliche einheitliche Feldtheorie.

Als Maxwell starb, kam Oliver Heaviside, der mit ihm zusammengearbeitet hatte, offensichtlich zu dem Schluss, dass die Quaternionen-Algebra zu kompliziert sei. Er begann das Ganze zu überarbeiten, nahm die Quaternionen aus den Gleichungen und ersetzte sie durch Vektoren. Nachdem Heaviside die skalaren Terme (reelle Zahlen und reale Teile) aus Maxwells Originalgleichungen entfernt hatte, war es nicht mehr möglich, Elektromagnetismus und Schwerkraft zu vereinigen. Wir „verloren" sozusagen das *skalare Potenzial*.

Einstein analysierte die gekürzten Gleichungen und schloss daraus, dass man die lokale Raumzeit nicht krümmen könne. Die Leitsätze der Relativität besagen, dass es keine lokale Krümmung

Ein oszillierendes, wandteppichartiges Muster oder Gitter kann in die Struktur Ihrer persönlichen Raumzeit eingewoben werden. Das Vorhandensein dieses immer mächtiger werdenden Gitters kann zu einem starken Attraktor werden, der für mehr Synchronizitäten oder sogenannte glückliche Zufälle (Fügungen) im Leben sorgt. Das ist eine interessante und nützliche Idee, denn wenn Ihr Leben derzeit nicht so aussieht, wie Sie es sich eigentlich wünschen, dann wird Ihr Wunschtraum vielleicht gerade von irgendeinem „Parallel-Ich" gelebt!

Sie können beginnen, *unbewusst mit den richtigen Entscheidungen und glücklichen Zufällen Ihrer glücklicheren Pendants in Resonanz zu gehen.* Sie können beginnen, eine Brücke zwischen den Zeitachsen zu schlagen und sie im Hier und Jetzt miteinander verschmelzen lassen. Sie können sogar neue Chancen, Fertigkeiten und Ereignisse in Ihr Leben ziehen. Mit der Zeit steuert Sie diese Ausübung paralleler Achtsamkeit auf einen Konvergenzpunkt zu, an dem Sie das Leben führen, von dem Sie immer geträumt haben. Alles, was Sie brauchen, ist ein bisschen Hilfe von Ihren *Pendant*-Freunden aus den parallelen Dimensionen. Und wenn sich das verrückt anhört, dann lassen Sie mich Ihnen sagen, dass der erfolgreichste vom Militär eingesetzte *Remote Viewer* [= Fernbeobachter], Joe McMoneagle, glaubt, dass seine Erfolge bei der Fernwahrnehmung zum Teil auf Informationen beruhen, die ein anderes Selbst ihm aus einer fünfundzwanzig Jahre entfernten Zukunft sendet!

Parallelen dazu in Ihrem eigenen Leben?

Wenn wir in den Seminaren über Paralleluniversen sprechen, ist dies für manche nur eine Metapher. Für andere wiederum ist es buchstäblich „umwerfend" und für den einen oder anderen Glücklichen wird es zu einer Lebensform. Mark erzählte mir kürzlich, er glaube, nun ausreichend Bewusstsein gesammelt zu haben, um in ein Paralleluniversum einzutreten und sich dort ständig aufzuhalten. Ich sagte ihm daraufhin, wenn ihm mehrere Türen zur Auswahl stünden und über der einen sei ein Schild mit der Aufschrift „Tor zur Hölle" [engl.: *Gates of Hell*] und über dem anderen „Tor zu Bill" [engl.: *Gates of Bill*, eine Anspielung auf Bill Gates], dann solle er lieber die zweite Option wählen. „Keine schlechte Idee", meinte er nur.

Es ist nicht sinnvoll, einfach planlos dorthin zu gehen, wo Ihre Fantasien oder Visionen Sie hinbefördern. Vertrauen Sie Ihrer inneren Führung und ziehen Sie in Betracht, ein Navigationssystem für die virtuelle Realität zu installieren. Ich frage mich, wie viele von uns, die ihren Weg im Leben verloren haben, wohl davon profitierten, wenn man so etwas im Bewusstsein installieren könnte.

Resonanz mit parallelen Varianten Ihres Selbst

Vor einer Weile las ich einen faszinierenden Science-Fiction-Roman des Autors Chris Dolley mit dem Titel *Resonance*. In diesem Buch wird die Zeitachse des Helden entflochten. Ohne Vorwarnung befindet er sich immer wieder in Parallelrealitäten, die sich in verschiedenen Details (beispielsweise Wohnung oder Arbeitsstätte) unterscheiden. Im Verlauf der Geschichte finden wir heraus, dass es Hunderte, ja vielleicht sogar Tausende Varianten der Hauptfigur gibt. Diese Parallelen beginnen nun aufgrund einer Resonanz, die durch ähnliche Entscheidungen und Handlungen im Netz der vielen Welten entstanden ist, aufeinander zuzulaufen. Es ist eine nützliche Vorstellung und vielleicht ist das Ganze ja noch nicht einmal so weit hergeholt, wie es zunächst klingt.

Die Viele-Welten-Theorie und Sie

Eine Parallelerfahrung von Dr. Dunn

Dr. Mark Dunn (der *Matrix Energetics* bei mir lernte und schließlich zum Partner in meiner Praxis wurde) war vor ein paar Jahren mit dem Flugzeug unterwegs, als eine andere Maschine ziemlich nah an seine herankam. Dadurch passierte etwas sehr Merkwürdiges mit seiner Realität. Das heißt: In dieser Raumzeit passierte eigentlich gar nichts weiter, die Flugzeuge stießen nicht zusammen. Aber irgendwie war Mark anscheinend in etwas geraten, von dem er später annahm, dass es ein Paralleluniversum war.

Er kam in Seattle an und die Schilder am Flughafen sahen irgendwie anders aus. Straßen, die er schon seit Jahren regelmäßig entlangfuhr, führten plötzlich an ganz andere Orte. Das Problem verschärfte sich, als er den Pier ganz in der Nähe seiner damaligen Wohnung betrat und merkwürdige schmatzende Geräusche hörte, die von irgendwo unter dem Pier zu kommen schienen. Er fragte ein paar Angler, die gerade am Pier waren, ob sie das Geräusch auch hörten, aber sie sahen ihn nur an, als sei er nicht ganz richtig im Kopf, und gingen auf Abstand.

Noch extremer wurde es, als er in die Praxis kam. Die Patienten, die eigentlich auf seinem Plan stehen sollten, standen dort nicht. Stattdessen kamen lauter Personen zu regulären Terminen, die er noch nie zuvor gesehen hatte. Um dem Ganzen die Krone aufzusetzen, konnte man auf seinem Anrufbeantworter im Hintergrund meine Stimme hören – und das war praktisch unmöglich, denn ich war gar nicht da, als Mark die Nachricht aufnahm! Es dauerte ein paar Tage, aber schließlich „flutschte" Mark zurück in dieses Universum und alles stabilisierte sich wieder. Alles ist möglich – aber wir sollten uns vielleicht fragen: *Ist es auch nützlich?*

Die Physik der Wunder

der Raumzeit geben kann. Was wiederum bedeutet, dass man die Schwerkraft nicht überwinden kann, denn es erfordert einen großen Körper, wie beispielsweise die Sonne, um die Raumzeit zu krümmen. Einstein ging bei der Entwicklung seiner Relativitätstheorie von falschen Annahmen aus. Die Quaternionen-Mathematik ergab das normale elektromagnetische Feld und ein *skalares Feld*, die *kombiniert* das Potenzial für eine *einheitliche Feldtheorie* lieferten. Kaum zu glauben, aber wahr: Bereits zu Zeiten des amerikanischen Bürgerkriegs war Maxwell in der Lage, über seinen Quaternionen-Ansatz die Kräfte von Elektromagnetismus und Schwerkraft zu vereinigen. Leider wurden die Originalgleichungen nach seinem Tod durch die Vektorgleichungen verdrängt und Einstein lernte nur diese gekürzte Version kennen.

Es waren also die *Vektoren* von Heaviside, die die Elektriker in der Schule lernten, nicht Maxwells Quaternionen. Es ist schwer nachzuvollziehen, wie Heaviside dazu kam, sie einfach wegzulassen. In diesem Moment ging uns das Verständnis der *einheitlichen Feldtheorie* von Maxwell verloren. Durch eine fehlerhafte „Übersetzung" entstand der einfachere vektorbasierte Ansatz dessen, was wir heute als Maxwells Theorie des Elektromagnetismus kennen.

Ein skalares Potenzial definiert zwei Vektoren, die addiert null ergeben. Die Winkel der beiden Vektoren stehen senkrecht zueinander und ergeben zusammengerechnet einen Richtungsvektor von null. Die beiden senkrechten Wellen heben die Richtungskomponente auf. In einer solchen Situation hat der kombinierte Vektor keine festgelegte Richtung, die gemessen werden kann – es bleibt nur eine Kraft. Da als Ergebnis verschiedener Multivektor-Systeme noch nicht einmal interne Geometrien postuliert wurden, wäre die Nettosumme eines skalaren Vektors null. Die Geometrien, mit denen die Vektoren konfiguriert werden können, verändern das *Quanten-/Informationspotenzial* der skalaren Welle.

Dieses Potenzial kann in das Vakuum projiziert werden, wodurch ein virtueller Druck in den Atomkernen entsteht. Baut dieses Druckmuster erst einmal genügend Bewegungsimpuls auf, kann es mit einem Torsionsfeld verbunden werden, das sehr viel schneller „reisen" kann als das Licht. Im Vakuum besteht ständig an jedem Punkt und in jeder Region das „geisterhafte" Abbild von allem – sei es in der Vergangenheit, der Gegenwart oder der Zukunft und sei es latent, wahrscheinlich oder tatsächlich.

Das universelle Vakuum kann als eine Art riesiges Hologramm verstanden werden. Die virtuellen Replikate aller Materie, einschließlich lebender Wesen, existieren im Vakuum in virtuellen oder „geisterhaften" Formen, die sich beständig verschieben, verändern und transformieren sowie entstehen und wieder verschwinden. Da kann man Teilchen, Wellen, *Antiteilchen* oder *Antiwellen* finden. Selbst ein Engel könnte dem Nichts entspringen und zeitweise feste Form annehmen.

Dieses hyperdimensionale Wesen könnte sich problemlos von holografischen virtuellen Dimensionen in eine tatsächliche physische Realität bewegen. Das Engelmuster könnte spontan in unserem vierdimensionalen Raum entstehen, vielleicht nur für den Sekundenbruchteil, den es zum Retten eines fallenden Babys oder dem Verhindern eines Unfalls braucht. Ist der Notfall vorbei, kann der gleiche Engel wieder in das hyperdimensionale Reich, den Raum *zwischen* den Räumen verschwinden, bis er wieder gebraucht oder ins Leben gerufen wird.

Praktisch gewendet bedeutet dies Folgendes: *„Echtes Zeug" erscheint, wenn genügend „virtuelles Zeug" durch unsere Gedanken- und Gefühlsprojektionen aktiviert wird.* Im Laufe der Zeit diffundiert dann das, was wir mit unserer Absicht erschaffen haben, und löst sich auf. Dies geschieht zum Teil, weil wir nicht die Fähigkeit entwickelt haben, das von uns Manifestierte genug zu lieben und so seine fortwährende Existenz aufrechtzuerhalten.

Wenn Sie mit dem Prinzip des skalaren Elektromagnetismus beginnen und dieses mit den sich entwickelnden physikalischen Prinzipien von *Torsion* und *Spin* verbinden, können Sie als Ausgangspunkt Elemente aus beiden wählen. *Nun beginnen wir, die Geheimnisse einer Physik zu erschließen, die auf der Kraft des*

Bewusstseins beruht. Dieser neue Ansatz kann die Tore zu einigen der alchemistischen Geheimnisse öffnen, nach denen bereits seit Anbeginn der Zeiten geforscht wird. Durch das Verbinden von wissenschaftlicher Theorie mit spirituellen Techniken *können wir eine funktionstüchtige einheitliche Feldtheorie für Bewusstseinstechnologie entwickeln.*

Die Macht des Geistes über die Materie

Skalarer Elektromagnetismus ist zum Teil eine Bewusstseinstechnologie; deshalb eignet er sich so gut für *Matrix Energetics*. Sie können Phasenumkehrtechnologie auch einsetzen, um den Verlauf einer Krankheit umzukehren. Ich glaube, dass die Zeitreise-Technik von *Matrix Energetics* nach diesem Prinzip funktioniert. Sie können die Zwei-Punkt- und die Zeitreise-Methode einsetzen, um eine Art mentaler Zielerfassung vorzunehmen. Diese mentale Projektion von Skalarwellen, die mit bestimmten fortschrittlichen Techniken verknüpft sind, nennt man in Russland *Psychotronik*, im Westen *Radionik*.

Der „Vater" der Radionik ist der Arzt Albert Abrams. Er stellte fest, dass er beim Klopfen auf den Bauch eines Patienten verschiedene Geräusche oder paukenartige Klänge hervorrufen konnte, je nachdem, welches Symptom oder welche Krankheit der Patient aufwies. Eines Tages fiel ihm in seiner Praxis zufällig auf, dass jedes Mal, wenn er eine Gewebekultur mit krankhaft veränderten Zellen in die Nähe des Bauchs eines Patienten brachte, dies das Geräusch veränderte, das sein Klopfen auf den Abdominalquadranten erzeugte. Abrams schenkte dem, was er beobachtete, Aufmerksamkeit und stellte sich ganz neue Fragen. Und aus diesen heraus entwickelte er die Radionik.

Als Nächstes bemerkte er, dass die krankhaft veränderten Zellen Informationen abgaben. Abrams brachte an der Schale, in der sich die Gewebekultur befand, einen langen, dünnen Kupferdraht an. Dann berührte er mit dem freien Ende des Drahtes den Bauchraum des Patienten. Klopfte er nun auf den Bauch, veränderte sich der Klang signifikant, je nachdem, welche Kultur er „anschloss". Abrams konnte tatsächlich die Krankheit eines Patienten korrekt diagnostizieren, indem er herausfand, welche pathologische Kultur die größte Klangveränderung beim Klopfen auf den Bauch hervorrief!

Im Laufe der Zeit wurde Abrams klar, dass er es – wenn das krankhaft veränderte Gewebe in der Lage war, klangliche Veränderungen beim Klopfen auf den Bauch zu bewirken – mit einer feinstofflichen Art von Energie zu tun haben müsse, da der Patient schließlich nicht in direktem körperlichen Kontakt zum Krankheitserreger stand. Abrams kam auf die brillante Idee, dass die Krankheit oder die Beschwerden durch spezielle elektromagnetische Frequenzen dargestellt werden könnten. Als wahrer medizinischer Pionier begann er, die elektromagnetische Signatur des Pathogens über den Kupferdraht zum Patienten zu übertragen. An diesem Punkt geschah etwas Merkwürdiges und Wundervolles: Manchmal wurde der Patient von seiner Krankheit geheilt!

Im Zuge weiterer Experimente entwickelte Abrams eine Maschine zum Duplizieren der Frequenzsignatur – das, was wir aus heutiger Sicht eine komplexe trägermodulierte EM-Wellenform nennen könnten. Abrams entdeckte, dass er allein anhand einer Haar-, Blut- oder Speichelprobe eines Patienten eine Diagnose stellen, ihn oder sie rein mit der EM-Wellenform behandeln und dadurch das Fortschreiten der Erkrankung verhindern konnte. Er gab seine normale Arztpraxis auf und begann die merkwürdigen „schwarzen Kästen" zu produzieren, damit andere sie ebenfalls nutzen konnten.

Der Oscilloclast war die Krönung von Abrams technischen Entwicklungen. Er sah aus wie ein großer Moog-Synthesizer (dies für alle Keith-Emerson-Fans unter Ihnen ...) und besaß eine Menge Kabel sowie Reihen um Reihen von Knöpfen, die zum Einstellen und Isolieren der Frequenzen dienten, die jeweils bei der Behandlung verwendet wurden. Ein besonders begeisterter Besitzer dieses Geräts heilte damit viele verschiedene Krankheiten, darunter auch

Krebs. Der Arzt fand es ausgesprochen aufregend, dass er mit der Radionik so viele Krankheiten heilen konnte.

Dann schaute er eines Tages nach unten und stellte fest, dass er den Stecker des Geräts nie eingesteckt hatte! Das Gerät hatte überhaupt nichts getan – das Unterbewusstsein des Arztes war der Vermittler der Heilkraft. Also: Die Muster Ihrer Gedanken stellen Informationen dar, die als komplexe elektrische Potenziale gespeichert werden. Sie können Gedankenformen in eine Skalarwelle einprägen und das „Produkt" über eine Entfernung hinweg liefern.

Ich behaupte, dass man lernen kann, seine zielgerichtete Absicht auf die Energie des Vakuums zu richten. *Sie können sie strukturieren und eine Art „Bewusstseinsmotor" kreieren, der sie aufrechterhält.* Ihre verstärkte kreative Gedankenaktivität baut ein einzigartiges morphisches Feld auf und erhält es aufrecht. Diese Matrize oder dieses Gitter Ihrer kreativen Absicht kann mit dem Mechanismus oder Plan Ihrer Wahl geprägt werden.

Die Absicht des Menschen kann psychisch auf das Medium des Vakuums gerichtet werden. Das jeweilige Gedankenmuster kann dann aus den dortigen Torsionsfeldern mehr Energie für sich ziehen und so das erschaffen, was Tom Bearden in seinem Buch *Excalibur Briefing* als künstliches aktives Potenzial bezeichnet. Die zielgerichtete Absicht kann von einem Moment zum nächsten auftreten und dann losgelassen und so an den Parallelprozessor des Unterbewusstseins weitergeleitet werden. Wenn Sie das mit ausreichender Raffinesse und einem gepflegten Sinn für Nichtanhaften tun, führen Sie eine schwache Quantenmessung durch. Diese schwache oder egolose Gedankenwelle verursacht kein Kollabieren der Quantenwellenfunktion.

Ich vermute, dass unsere DNS eine Art Antenne ist, die Informationen aus unserer Umgebung auffängt, darunter auch unsere Ansichten und Emotionen. Dann überträgt sie das Quantenpotenzial auf unseren Körper. In dem Moment, in dem wir die eingeprägte Information in unser *bioplasmisches Feld* entlassen, wird sie entsprechend in unseren Körpern umgesetzt. Wir können so tatsächlich Krankheiten in unserem Körper manifestieren oder auch nicht – je nachdem, womit wir kongruent gehen oder nicht. Oder, anders gesagt: Was immer wir unterdrücken, das wird sich in unser morphisches Feld einprägen und bei uns biologisch zum Tragen kommen. Das ist der wahre Grund, weshalb wir darauf achten sollten, was wir denken.

Theoretisch könnten Sie ein Krankheitsmuster einfach zurückentwickeln oder umkehren (Phasenkonjugation): Sie nähmen es aus der Phase und hätten dann das Heilmuster für die jeweilige Krankheit, die einfach nur eine elektromagnetische Wellensignatur wäre. Sie könnten dann die harmonische Signatur bzw. das Muster des Fernziels „eingeben" und es in das elektromagnetische Spektrum am Ziel zurücksenden. Um eine Heilung durchzuführen, nähmen die Antennen der DNS das Quantenpotenzial für Heilung aus dem *Nullpunktfeld*. Sie würden es auf der Ebene des Unterbewusstseins als bidirektionale EM-Energiesignatur dechiffrieren. Die entschlüsselte Information würde dann auf der Ebene Ihrer Biophotonen integriert und erzeugte so eine größere Kohärenz. Theoretisch könnte das Krankheitsmuster dann umgekehrt werden.

Wenn Sie das tun, beginnen Sie eine Brücke zu schlagen zwischen einem rein konzeptionellen Rahmen einerseits und einem funktionstüchtigen und einsatzfähigen Ergebnis andererseits. Wenn Sie dies tun, erschaffen Sie eine gemeinsame Realität, in der es wahrscheinlicher ist, dass Sie Dinge wie Spontanheilungen und andere Wunder bewirken können.

Ich glaube, dass all unsere Heilungsmodelle falsch oder zumindest unvollständig sind. Sie basieren auf den Standardmodellen der Physik, mit denen keine Wunder möglich sind. Sie erhöhen nicht die Wahrscheinlichkeit, dass Sie auf Wunder zugreifen. Die hier vorgestellte Physik jedoch, die Physik der Wunder, tut genau das. Diese Physik sagt, dass Wunder nicht nur möglich, sondern sogar wahrscheinlich sind. Wenn Sie anfangen, Leuten das zu erklären, dann bringen Sie es auf eine Ebene, die sich im normalen Alltag und von „Durchschnittsmenschen" anwenden lässt.

Wenn Sie dies durchgängig tun, werden Sie sich immer stärker Ihrer Fähigkeit bewusst werden, heilende Energien solcherart zu lenken. Mit zunehmender Übung werden Sie beginnen, aus dem Bewusstsein Ihres Herzfeldes heraus zu leben, das ein einzigartiges biodynamisches Torsionsfeld darstellt. In diesem Moment erhalten Sie Zugang zu hyperdimensionalen Zuständen der Realität. *Diese Erklärung hilft dabei, die Mechanismen hinter Wundern zu definieren und jedem zugänglich zu machen.*

Eine Seminarteilnehmerin sandte vor Kurzem die nachfolgende Geschichte einer Heilung an das „Schwarze Brett" von *Matrix Energetics*:

Ich bin die rothaarige Frau im blaugrünen Strickoberteil, die Sie beim Seminar in Denver aufriefen, als Sie nach Leuten mit Darmproblemen fragten. Da Sie nicht wissen wollten, was genau mein Problem war, möchte ich Ihnen nun gerne ein paar Einzelheiten dazu mitteilen.

Zu dem Zeitpunkt, an dem Sie mich auf die Bühne holten, litt ich unter einem akuten Anfall des Reizdarmsyndroms, komplett mit Krämpfen und ständigen Beschwerden. Ich habe bereits seit meiner Geburt Probleme mit meinem Darm (sechs Monate lang litt ich acht Stunden täglich an Koliken), wobei das Reizdarmsyndrom erst nach der operativen Entfernung einer Zyste am Eierstock vor rund zwanzig Jahren vollständig auftrat. Auswärts essen zu gehen, speziell auf Reisen, war ein echtes Problem, denn es ist unglaublich schwer, nur das zu essen, was meinen Darm friedlich bleiben lässt (oder zumindest nur minimalen Verdruss verursacht)

Als Sie den (imaginären) Kupferdraht befestigten, ihn an das ebenfalls nur in unserer Vorstellung vorhandene Radionikgerät anschlossen und dieses dann einschalteten ..., fühlte ich, wie eine Art Feld meinen gesamten Körper durchdrang, und dann – rumms ... – fand ich mich auf dem Boden wieder. Als ich endlich wieder aufstehen und auf meinen Platz zurückgehen konnte, spürte ich, wie mein Darm sich zum ersten Mal seit rund zwanzig Jahren entspannte. Ich konnte förmlich spüren, wie die Entzündung verschwand. Es war unglaublich. Ich glaube nicht, dass mein Darm schon jemals so ruhig war.

Am Samstag habe ich dann gleich die Probe aufs Exempel gemacht: Wir blieben noch einen Tag vor Ort und fuhren hoch zum Echo Lake und zum Mount Evans. Am See gibt es eine Hütte, die ein ausgezeichnetes Büffel-Chili anbot. Ahnen Sie schon, was kommt? Genau – ich habe es mir gegönnt und es traten keinerlei Problem auf. Hmm, lecker!

C. P.

KAPITEL 16

Wissenschaftliche Ideen zum Thema Unsichtbarkeit

Es war ein sonniger Sommertag in Seattle im Juni 1989. Ich befand mich im dritten Jahr einer intensiven Vierjahresausbildung an der *Bastyr University*. Mittlerweile durfte ich immerhin schon Patienten in der Universitätsklinik behandeln. Meine fünfzehn Jahre Praxiserfahrung als Chiropraktiker waren mir dabei eine große Hilfe, denn was *Bastyr* einem *nicht* beibringen konnte, das war, wie man eine Beziehung zum Patienten aufbaut. Das lernte man entweder mit zunehmender Erfahrung oder man war in seiner Praxis zum Scheitern verurteilt. Ich wusste bereits aus Erfahrung, dass Patienten dem Arzt in der Regel stärker vertrauen, wenn sie ihn auch als Menschen mögen.

An diesem Morgen hatte ich während meiner Schicht an der Universitätsklinik vier Patienten behandelt. Die erste Patientin litt unter Allergien und wollte bezüglich ihrer Ernährung beraten werden. Die zweite wollte gerne abnehmen und litt zudem unter Altersdiabetes. Ihr sollte Blut abgenommen werden, damit ich gemeinsam mit dem Naturheilkundearzt, der mich auf meiner Runde begleitete, einen Behandlungsplan erstellen konnte. Dann kam eine Nachuntersuchung – ein Patient, dessen Schmerzen im unteren Rücken seit dem letzten Besuch wesentlich besser geworden waren. Der vierte

Patient wurde von seiner Mutter vorgestellt, die sich über einen möglichen Zusammenhang zwischen seinem sogenannten ADS und seiner ungesunden Ernährung informieren wollte. Nachdem ich mit den Untersuchungen und dem ganzen Papierkram fertig war, begab ich mich in meine private Praxis, wo ich am Nachmittag als Chiropraktiker arbeitete.

Allerdings konnte man das, was ich dort tat, schon lange nicht mehr als chiropraktische Behandlung bezeichnen. Es sollte noch fünf Jahre dauern, bis mir klar wurde, dass das merkwürdige Phänomen, das immer dann auftrat, wenn ich Menschen berührte, tatsächlich übertragbar war und an andere weitervermittelt werden konnte. Seit jenem Moment, den ich in meinem ersten Buch beschreibe, ist nichts mehr so, wie es einmal war. Im Jahr 1989 war es immerhin schon so, dass ich nur noch selten *körperlich* etwas bei einem Patienten korrigieren musste. Ein einfaches leichtes Berühren reichte zumeist aus, damit Wirbelsäulen sich in eine gesündere Position bewegten oder Knochen und Muskeln sich neu ausrichteten. Einfacher kann man seinen Lebensunterhalt wohl nicht verdienen! Und dafür war ich ausgesprochen dankbar. Die Ausbildung war nämlich so intensiv, dass ich manchmal dachte, ich würde bald „am Stock gehen". Es war eine echte Freude, in meine Privatpraxis zu gehen und das zu sehen und zu beobachten, was sich manchmal wie ein Wunder anfühlte.

Ich hatte zu Mittag gegessen und wartete gespannt auf meinen Zwei-Uhr-Termin mit einem neuen Patienten. Es wurde zwei Uhr, dann Viertel nach zwei ... Wer nicht kam, war mein Patient. Aber der Tag war herrlich und die Vorstellung, inmitten meines hektischen Zeitplans ein wenig Zeit für mich zu haben, war ausgesprochen reizvoll. Ich beschloss also, das schöne Wetter auszunutzen, begab mich nach draußen und legte mich auf die Motorhaube meines Oldtimers, wo ich die warmen Sonnenstrahlen genoss. Schon bald döste ich weg. Kurz darauf drang ein gleißend helles Licht in mein Bewusstsein. Und es war nicht die Sonne, die hinter einer Wolke hervorschien – es war etwas vollkommen anderes!

Eine helle Gestalt erschien vor meinem inneren Auge. Offensichtlich hatte die Erscheinung keine Zeit zu verlieren, denn sie informierte mich nur kurz und knapp darüber, dass ich – um andere heilen zu können – „gegenläufig rotierende Felder" einsetzen und „Phasenkonjugation" studieren solle. Und so schnell und plötzlich, wie er gekommen war, verschwand dieser „Engel" (oder was sonst es gewesen sein mag) wieder und ließ mich buchstäblich im Dunkeln zurück! Ich habe nahezu zehn Jahre gebraucht, um den Anfang einer Erklärung für das zu finden, was mir an jenem Tag so schnell und auf so mysteriöse Weise mitgeteilt wurde.

Gegenläufig rotierende Felder? Was mochte das nur bedeuten? Und dann erinnerte ich mich, wie fasziniert ich in meiner Jugend vom „Philadelphia-Experiment" gewesen war. Könnte mir das einen Hinweis darauf geben, was der Engel gemeint hatte? Und Phasenkonjugation? Was zum Teufel war denn das? Moment mal – gab es da nicht diesen Typen namens Tom Bearden, der in den 1980er-Jahren in meiner spirituellen Gemeinschaft in Montana einen Vortrag über skalaren Elektromagnetismus gehalten hatte? Bei diesem Vortrag ging es um die militärische Nutzung merkwürdiger Konzepte einer Richtung in der Physik, von der ich noch nie gehört hatte – Skalarphysik, hieß sie nicht so? Und sagte er nicht auch etwas über Phasenkonjugation und wie das Ganze zum Heilen von Krankheiten genutzt werden konnte?

Die Idee packte mich und ich beschloss, sie weiterzuverfolgen. Aber wie heißt es so schön: Der Medizinstudent denkt und Gott lenkt! Neben meinen durchschnittlich 31 Pflichtstunden und der Arbeit an der Universitätsklinik blieb außer für Schlaf keine Zeit mehr übrig. Als Medizinstudent befand ich mich mehr oder weniger ständig im Überlebenskampf – nicht gerade die beste Voraussetzung, um außerhalb des strikt definierten Lehrplans noch andere Dinge zu lernen. Erst im vergangenen Jahr stabilisierten sich mein Leben und meine Zeitabläufe in ausreichender Weise, um mir ein vollständiges Einsteigen in die Mysterien zu erlauben, die der Engel mir mitgeteilt hatte. Was ich nach und nach herausfand, bildet zu einem großen Teil die Grundlage für das Buch, das Sie gerade in Händen halten.

Ich glaube, dass diese übersehene Wissenschaft des skalaren Elektromagnetismus das ist, auf das sich die Lichtgestalt an jenem sonnigen und schicksalsträchtigen Tag bezog. Das Philadelphia-Experiment, auch wenn es vielleicht eher Legende denn Fakt ist, bietet eine eindringliche Metapher – und außerdem ein morphisches Feld, aus dem viele nützliche Konzepte von *Matrix Energetics* abgeleitet werden können. Wenn Sie weiterlesen, werden Sie – denke ich – verstehen, warum dies ein wichtiges Thema für dieses Buch und für Sie ist!

*

Ich muss wohl so etwa zwölf Jahre alt gewesen sein, als ich in unserer Tageszeitung, dem *Daily Oklahoma*, etwas über das Philadelphia-Experiment las. Das Interessante daran ist, dass (wenn das Experiment überhaupt stattgefunden hat – und ich neige dazu, zu glauben, dass es so war) dies bereits im Jahr 1943 war! Es ergibt also wenig Sinn, dass ein Artikel darüber in einer Tageszeitung in den 1960er-Jahren erschien. Aber ich kann mich ganz deutlich daran erinnern.

Dieser Zeitungsartikel enthielt gerade genügend Details und Anmerkungen zum Thema Unsichtbarkeit – vage Gerüchte über Geheimversuche der Regierung –, um in mir den Wunsch zu wecken, mehr über dieses geheimnisvolle Thema herauszufinden. Ich ging in die örtliche Bücherei und lieh mir das Buch *Das Philadelphia-Experiment* von William Moore und Charles Berlitz aus. In diesem Buch wurde Nikola Tesla als einer der Wissenschaftler genannt, die am Philadelphia-Experiment mitarbeiteten. Also lieh ich mir auch über ihn ein Buch aus. Ich kann mich nicht mehr an den genauen Titel des Buches erinnern, aber die Lebensgeschichte Teslas faszinierte mich sehr und hinterließ einen bleibenden Eindruck in meinem jungen und sehr wissbegierigen Geist.

Als ich nun einige Jahre später versuchte zu verstehen, was der Engel mir an jenem Tag übermittelt hatte, ging ich erneut hin und las alles über dieses exzentrische Genie, was ich auftreiben konnte. In den vergangenen zehn Jahren hatte ich versucht, die wichtigsten Teile des Puzzles zusammenzusetzen, das ich bekommen hatte. Wie hätte ich ahnen können, dass mich meine Nachforschungen rund vierzig Jahre nach dem Lesen dieses spannenden Artikels wieder zu den gleichen Büchern zurückführen würden!

Wie war das mit dem Philadelphia-Experiment?

„Philadelphia-Experiment" ist der Name, unter dem ein angeblich streng geheimes Experiment der US-Marine aus dem Jahr 1943 allgemein bekannt geworden ist. Dabei wurde das Kriegsschiff USS Eldridge, das mit mehreren Tonnen spezieller Elektronikausrüstung ausgestattet war, die ein enormes pulsierendes Magnetfeld erzeugen konnte, zunächst unsichtbar gemacht und dann innerhalb von Sekunden vom Hafen in Philadelphia zum Marinestützpunkt Norfolk in Virginia und wieder zurück transportiert – eine Distanz von mehr als 640 Kilometern.[1]

Laut zumindest zwei der zahlreichen und unterschiedlichen Berichte soll die Mannschaft eines Schiffes der Handelsmarine Zeuge des Erscheinens des Zerstörers in Norfolk und seines darauf folgenden Verschwindens gewesen sein; allerdings konnten spätere Untersuchungen die Behauptungen der Zeugen nicht bestätigen.

Der Astrophysiker und Ufologe Morris K. Jessup, dessen Beteiligung an dem Experiment schon an sich mysteriös war, behauptete, die Operation sei ein geheimes Experiment der US-Marine gewesen, um die Auswirkungen eines starken Magnetfelds auf ein bemanntes Schiff zu testen; dies sollte über Magnetgeneratoren (Entmagnetisierungsgeräte) erreicht werden. Mit anderen Worten: Das Ziel bestand darin, das Schiff dem Anschein nach unsichtbar zu machen, sodass es nahe genug an andere (feindliche) Schiffe oder Explosionskörper herankommen konnte, um sie zu zerstören, bevor es selbst zerstört wurde. Die „Teleportation" der USS *Eldridge* könne laut Jessup durchaus das unbeabsichtigte Ergebnis dieses Unsichtbarkeitsexperiments gewesen sein, unter Beteiligung eines Zeitschleifenphänomens.[2]

Das Experiment scheint einen leichten, grünlich leuchtenden Nebel erzeugt zu haben (ähnlich wie in den Berichten zum Nebel im Bermuda-Dreieck), der das gesamte Schiff umgab: Sowohl das Schiff als auch das Personal wurden unsichtbar, nur noch die Kiellinie des Zerstörers war zu erkennen.

Das „echte" Philadelphia-Experiment?

Bob Beckwith ist ein Pionier, der in seiner langen Laufbahn viele elektrische Systeme zum Patent angemeldet hat. Im Jahr 1942 erfand er ein Gerät, dem er den Namen *Frequency-shift Keyed Transfer Trip Equipment* gab. Die damit verbundene Technologie wurde laut Beckwith von der amerikanischen Marine versuchsweise im Kampf gegen eine neue Art deutscher Minen eingesetzt. Man hegte die Hoffnung, dass das Gerät dazu dienen könne, deutsche Minen in ausreichender Entfernung zu entdecken, um so ein sicheres Ausweichen oder Sprengen zu ermöglichen. Diese Technologie soll der Vorläufer zum angeblichen Philadelphia-Experiment gewesen sein. So weit widerspricht dies der Version von Jessup nicht.

Allerdings glaubt Beckwith, dass das „echte" Philadelphia-Experiment ursprünglich im Long Island Sound durchgeführt worden sei, und zwar mit dem Minensuchboot IX-97. Die Beschreibung deckt sich in vielen Teilen mit den klassischen Elementen des Philadelphia-Experiments. Beckwith ist der Meinung, dass das Fehlen von überprüfbaren Informationen im Zusammenhang mit dem Philadelphia-Experiment ein Beispiel für die bewusste Verschleierungs- und Desinformationstaktik des amerikanischen *Office of Naval Research* sei.

Laut Beckwith wurden über die Motoren des Schiffes drei ungewöhnlich aussehende Generatoren betrieben. Die Steuerungsgeräte für diese Generatoren waren in einer zweiten Kabine am Heck des Schiffes untergebracht. Beckwith glaubt, dass Dreiphasen-Wechselstrom in einer sehr niedrigen Frequenz durch die Kabel der Generatoren geschickt wurde, wahrscheinlich mit 7,83 Hz – der sogenannten Schumann- oder Erdresonanzfrequenz. Diese „Zeitreise-Generatoren" bestanden aus drei einphasigen Einheiten, die 120 elektrische Grad voneinander entfernt platziert wurden. Jede Einheit war rund 1,50 Meter hoch und wies einen Durchmesser von rund 60 Zentimeter auf. Die Generatoren erzeugten eine niedrige elektrische Spannung, gaben aber mehr als 1000 Ampere ab.[3]

Dieses nach Aussage von Beckwith „echte" Philadelphia-Experiment an Bord des Minensuchers IX-97 war tatsächlich eine Zeitreisen-Teleportation von Edward Teller – eine Erweiterung und Verbesserung des von Nikola Tesla im Jahr 1907 durchgeführten Experiments, bei dem er angeblich ein Objekt auf einer Laborbank verschob; anschließend schaltete Tesla sein elektrisches Gerät ein und das Objekt bewegte sich entlang der Bank wieder auf seine ursprüngliche Position zurück.[4]

Teleportation? Unsichtbarkeit? Zeitreisen? Was hat das alles mit *Matrix Energetics* zu tun? Nun, Sie können in das Bewusstseinsfeld eintreten, das *Matrix Energetics* aufgebaut hat, weil wir gesagt haben: „Was wäre, wenn es keine Regeln gäbe?" Was wäre, wenn wir eine Regel hätten, die besagt, dass es keine Regeln gibt? Das Philadelphia-Experiment ist in keiner Weise offiziell bestätigt worden und dennoch suggeriert die Geschichte an sich, dass es über „die Regeln" hinaus, die unserer Ansicht nach gelten, vielleicht noch mehr Dinge gibt, die wir nicht wissen – oder *noch nicht* wissen. Der Yogi und spirituelle Philosoph Sri Aurobindo lehrte seine Schüler, dass es keine physikalischen Gesetze gebe. Er hielt sie eher für Vorschläge. Und auch ich halte es für völlig in Ordnung, es mit der Physik nicht ganz so genau zu nehmen. *Wenn die Gesetze der Physik nicht wirklich Gesetze sind, sondern eher Vorschläge, dann ist es wesentlich wahrscheinlicher, dass Sie ein Wunder erleben werden.*

Es gibt zumindest Belege, die möglicherweise darauf hinweisen, dass wir über Technologien verfügen, die auf Prinzipien zurückgreifen, die auf Elektrogravitation oder Antigravitation beruhen, um nur zwei Beispiele zu nennen. Wenn dies stimmt, dann ist meiner Meinung nach zuerst das Bewusstsein da und die Technologie folgt. Wenn wir Techniken haben, die diese Dinge tun können, dann können wir als Menschen das auch. Wir besitzen von Natur aus die *spirituelle Technik* für Levitation, Unsichtbarkeit und Wunder aller Art und Größenordnung. *Die Technologie des Bewusstseins sitzt genau im Torsionsfeld unseres Herzens und ist mit unseren bioplasmatischen Energiefeldern verbunden.* Ich glaube, dass dies die Physik ist, die Jesus eingesetzt hat. Und es ist auch Teslas Physik. Das also ist es, was wir im Rahmen von *Matrix Energetics* zu lehren beginnen. Was haben wir nun also? Wir haben ein sauberes morphisches Feld, das wir ganz nach Belieben füllen können. Warum sollten wir die Möglichkeit von Unsichtbarkeit oder Zeitreisen oder anderen nützlichen Wundern nicht zulassen?

Den Raum teilen?

In ihrem Buch *The Philadelphia Experiment Murder* beschäftigt sich Alexandra Bruce mit Beckwiths faszinierendem Buch *Hypotheses*. Abgesehen von weiteren interessanten Konzepten sagt sie unter anderem, dass Beckwiths Buch eine komplexe Sichtweise aufzeige, die dem Leser Einsicht in die tatsächliche *Physik der Wunder* gebe. Bruce erklärt, dass alle Atome im universellen Raum energetisch über starke Leitungsstränge (*strong nuclear force lines*) verbunden seien, die buchstäblich das Universum zusammenhielten und als Medium für die Übertragung aller Frequenzen dienten. Laut Bruce könnten diese Kraftlinien durch den Einsatz dessen, was als „Drei-Phasen-Neutrinofeld" bezeichnet wird, durchbrochen werden, was wiederum zur Bildung einer Blase abgeteilten Raums führe.[5] – Beckwith erklärt weiter:

Ein vom universellen Raum abgeteilter Raum kann dadurch erzeugt werden, dass man einen kleinen Prozentsatz Neutrinos [welche die gesamte Materie in unserem Universum durchdringen] im Raum dazu bringt, sich in einem Wirbel zu bewegen, der mit der Frequenz von 7,5 Hertz rotiert. Starke Kraftlinien an den Grenzen des Raums werden so lange unterbrochen, wie der Wirbel existiert. Dieses sich drehende Feld ist notwendig, um das Feld der starken Kraftlinien zwischen der gesamten Materie im universellen Raum zu durchbrechen und einen Raum zu schaffen, der zwar im universellen Raum liegt, aber gleichzeitig von ihm getrennt ist.

Falls ein rotierendes Magnetfeld [ein grundlegendes Prinzip für den Betrieb eines (elektrischen) Wechselstrommotors] synchron zur grundlegenden Resonanz der Erde von 7,32 Hertz betrieben wird, können Objekte innerhalb dieses Raums in Bezug auf unseren „universellen Raum" bewegt werden, wenn Kraft eingesetzt wird. Sobald der Raum abgetrennt ist, können Objekte innerhalb des Raums schweben bzw. sich innerhalb von Zeit und Raum bewegen. Getrennter innerer Raum kann den universellen Raum durchlaufen, sofern Luftwiderstand und Oberflächenschärfe zwischen den Räumen gering genug sind, um ein Durchstoßen der Hülle der fehlenden starken Kraftlinien zu verhindern. Elektromagnetische Wellen – einschließlich des sichtbaren Lichts und der Infrarotwärme – können die Grenzen von getrennten Räumen überwinden.[6]

Das Buch *Secrets of the Unified Field* des Theologen und Physikers Joseph P. Farrell beschreibt, wie das Philadelphia-Experiment vermutlich mithilfe von Torsionsfeldern durchgeführt wurde. Torsionsfelder erzeugen eine hyperdimensionale Geometrie, die ein Zugreifen auf außerdimensionale Wirklichkeiten ermöglicht. Wenn Sie das einheitliche Herzfeld beherrschen, können Sie die Raumzeit tatsächlich lokal falten. Und wenn Sie das tun, können Sie theoretisch beispielsweise aus der Mitte Ihrer Feinde verschwinden oder an einem anderen Ort wieder auftauchen.

Kapitel 16

Metamaterial und Unsichtbarkeit: Fakt oder Fiktion?

Der Aston Martin V12 Vanquish von James Bond aus dem Film *Stirb an einem anderen Tag* setzte einen anderen Unsichtbarkeitsmodus ein. Dazu wurden Bilder, die von winzigen, am Wagen angebrachten Kameras aufgenommen worden waren, auf die Licht emittierende Polymerhaut des Fahrzeugs projiziert. Reine Fantasie? Lesen Sie weiter.

In einem Beispiel von das Leben imitierender Kunst entwickelte Professor Naoki Kawakami vom Tachi Labor der Universität Tokio [gemeinsam mit zwei weiteren Professoren] eine Möglichkeit, eine Person teilweise unsichtbar werden zu lassen, indem die Szenerie hinter ihr fotografiert und dieser Hintergrund dann direkt auf die Kleidung der Person oder einen Schirm vor der Person übertragen wurde. Von vorne gesehen erscheint es so, als sei die Person transparent geworden und das Licht würde unmittelbar durch ihren Körper scheinen. Dieser Prozess wird als „optische Tarnung" bezeichnet.[7]

Zugegebenermaßen hält dies einem Vergleich mit Harry Potters Tarnumhang noch nicht stand. Der Autor Syed Alam führte ein Interview mit Professor Susumu Tachi, einem anderen der drei Professoren, die mittlerweile durch ihren Durchbruch auf dem Gebiet der optischen Tarnung im Jahr 2003 berühmt geworden sind, in dem dieser weitere Einblicke in die Technik gewährte:

In Wirklichkeit ist der optische Tarnumhang alles andere als unsichtbar. Er besteht aus „retroreflektierendem Material", das mit winzigen Licht reflektierenden Kügelchen beschichtet ist, die über die ganze Länge des Umhangs gehen. Der Umhang ist zudem mit Kameras ausgestattet, die das, was im Rücken des Trägers liegt auf die Vorderseite projizieren und umgekehrt. Der Effekt ist, dass der Träger mit dem Hintergrund verschmilzt.[8]

Die Wissenschaft dahinter ist auf gewisse Weise leicht zu verstehen, auch wenn es eine radikale Veränderung dahingehend bedeutet, wie wir die Gesetze der Optik einsetzen. Es geht um Lichtbrechung und das sichtbare Spektrum, durch das wir Menschen die Welt „sehen". Der Teil der Wellenlängen des elektromagnetischen Spektrums, den Menschen wahrnehmen können, wird als Lichtspektrum oder auch sichtbares Spektrum bezeichnet. Es ist ein recht kleiner Ausschnitt des gesamten Spektrums und reicht von 350 bis 400 Nanometer (violettes und lilafarbenes Licht) bis zu 700 bis 750 Nanometer (tief rotes Licht).

Wie die Wissenschaft bereits gezeigt hat, existiert alles außerhalb unseres recht eng gefassten sichtbaren Spektrums nicht, weil wir es einfach nicht sehen oder nicht ohne Hilfsmittel verwenden können – oder erst einmal lernen müssen, wie man es nutzen kann. Nehmen wir beispielsweise die Tatsache, dass Infrarotwellen innerhalb des elektromagnetischen Spektrums zwischen dem sichtbaren Spektrum und der unsichtbaren Mikrowellenstrahlung liegen. Wir können Infrarotstrahlung nicht sehen, und dennoch geben wir selbst ebenso wie Tiere, Pflanzen, Sterne, Planeten usw. die am weitesten vom sichtbaren Spektrum entfernt liegenden „Fern-Infrarotwellen" in Form von Wärme ab. Über die Wellenlängen des Nah-Infrarotbereichs, das heißt solche, die am nächsten am sichtbaren Spektrum liegen, kommuniziert beispielsweise unsere Fernbedienung mit dem Fernseher – und das ist nur *eine* Anwendung unter vielen anderen. Eine interessante Eigenschaft von Nah-Infrarotlicht ist, dass es eine größere Wellenlänge hat als sichtbares Licht (etwa 750 Nanometer bis 1 Millimeter), sodass es sich anders verhält, wenn Objekte ihm im Weg stehen.

Bei ihrer Arbeit mit dem größeren Lichtspektrum haben die Wissenschaftler der Universität Berkeley Computersimulationen entwickelt, mit denen sie Richtung und Eigenschaften sichtbaren und unsichtbaren Lichts ändern können. Ein kürzlich in den *UC Berkeley News* erschienener Artikel sagt dazu:

Wissenschaftler der University of California, Berkeley, haben zum ersten Mal 3-D-Material entwickelt, das die natürliche Richtung von sichtbarem und Nah-Infrarotlicht umkehren kann – eine Entwicklung, die eine der Grundlagen darstellen könnte für optische Bildgebung mit höherer Auflösung, Nanoschaltkreise für hoch leistungsfähige Rechner und – zur Freude aller Science-Fiction- und Fantasy-Fans – für Tarngeräte, die Objekte für das menschliche Auge unsichtbar machen können.[9]

Worum es sich hierbei handelt? Um sogenannte Metamaterialien: Stoffe, die optische Eigenschaften aufweisen, die in der Natur so nicht vorkommen.

Metamaterialien entstehen durch das Einbetten kleiner Implantate in einen Stoff, sodass sich elektromagnetische Wellen auf unorthodoxe Weise verhalten. An der Duke University betten die Wissenschaftler winzige elektrische Schaltkreise in Kupferbänder, die in flachen, konzentrischen Kreisen angeordnet sind (so ähnlich wie bei den Heizschleifen eines elektrischen Ofens). Das Ergebnis war eine raffinierte Mischung aus Keramik, Teflon, Faserverbundstoffen und Metallteilen.[10]

Material, das in der Natur vorkommt, verfügt über eine positive „Brechzahl" (ein Maß dafür, wie sehr elektromagnetische Wellen gebrochen werden, wenn sie von einem Medium in ein anderes wechseln). Alle Metamaterialien besitzen eine *negative Brechzahl*. Diese Eigenschaft leitet sich eher von ihrer Struktur denn von ihrer Zusammensetzung ab. Um eine negative Brechzahl zu erreichen, muss die strukturelle Anordnung kleiner sein als die verwendete elektromagnetische Wellenlänge. Insofern ist es nicht weiter verwunderlich, dass Wissenschaftler bisher wesentlich mehr Erfolg beim Manipulieren im längeren Mikrowellenband hatten.[11]

Michio Kaku erklärt in seinem Buch *Die Physik des Unmöglichen* weiter, dass Metamaterial sich ständig ändere und den Verlauf der Mikrowellen so verändern könne, dass sie beispielsweise um einen Zylinder herumfließen, sodass alles innerhalb des Zylinders für die Mikrowellen praktisch unsichtbar sei. Wenn das Metamaterial jede Reflexion und alle Schatten eliminieren könne, dann könne es ein Objekt für diese Art von Strahlung völlig unsichtbar machen.[12]

Wissenschaftler, die derzeit mit diesen Metamaterialien arbeiten, wären die ersten, die Ihnen versicherten, dass diese neu hergestellten Materialien uns die Möglichkeit eröffnen, Materie auf scheinbar magische Weise zu beeinflussen und die Gesetze der Optik oder Akustik auf eine Weise neu zu schreiben, an die zuvor noch nie jemand auch nur im Traum gedacht hat. Auf diesem Modell beruht auch *Matrix Energetics*: Regeln sind nur Vorschläge und es gibt so viel mehr zu lernen, zu erkunden, zu verstehen und vor allem: sich einfach vorzustellen. Aus unseren derzeitigen Glaubensstrukturen heraus sehen wir Unsichtbarkeit, Levitation oder ein spontanes Neuausrichten von Knochen als Wunder an, die sich außerhalb des Möglichen bewegen. Aber selbst ohne vollständige wissenschaftliche Erklärung für diese sogenannten Wunder sind wir bereits weit genug in das Mysterium der Welt und unseres Bewusstseins eingedrungen, um zu wissen, dass wir erst am Anfang der Entdeckung des Unbekannten, aber nicht Unerkennbaren, stehen.

Eine wirklich sehr dunkle Materie

In unserem Sonnensystem stimmt die Bewegung der Planeten weitestgehend mit den newtonschen Gesetzen überein. Aus diesem Grund nahm man an, dass sich die Spiralarme der Galaxis umso langsamer bewegten, je weiter man ins Universum vorstoßen würde. In den späten 1920er-Jahren entdeckte der Astronom Jan Oort aber mit Staunen, dass die Umlaufgeschwindigkeit der Sterne in der Milchstraße mit ihrer Entfernung vom Zentrum der Galaxie nicht abnimmt. Im Jahr 1933 bemerkte Fritz Zwicky die gleiche Anomalie bei Galaxien, die Galaxienhaufen bilden, und stellte die Hypothese auf, dass dies aufgrund einer nicht zu identifizierenden „dunklen" oder „schwarzen" Materie geschehe, welche die Masse im Zentrum der Galaxien ausgleiche.

Astronomen haben inzwischen berechnet, dass aufbauend auf der Urknall-Theorie weniger als *ein* Prozent der physischen Materie erklärt werden könne. Sie haben richtig gehört – 99 Prozent des bekannten Universums können nicht erklärt werden. Und ich dachte, ich hätte Probleme mit Mathe! Diese „unsichtbare" Materie nannten die Wissenschaftler dunkle Materie, und zwar nicht, weil sie irgendetwas Schlechtes an sich hätte, sondern weil sie nicht gemessen werden kann und man derzeit annimmt, dass sie nicht Teil des elektromagnetischen Spektrums ist.

Da dunkle Materie und Energie 99 Prozent des Universums ausmachen, wäre es naiv zu vermuten, dass dieser Prozentsatz nur aus *einer* Art von Partikeln besteht. Es scheint, dass dunkle Materie aus massereichen Superteilchen besteht. Wahrscheinlich gibt es innerhalb der dunklen Materie und Energie eine große Vielfalt an Teilchen und Energien – inklusive exotischen, die sich derzeit noch der Vorstellungskraft sowohl der Physiker als auch der Metaphysiker entziehen.

Der Autor Jay Alfred spekuliert, dass die dunkle Materie der Physiker und das Feinstoffliche der Metaphysiker womöglich ein und dasselbe seien und dass auch *Chi* und *Prana* wahrscheinlich Spielarten dunkler Materie seien. Er fragt sich, ob die Pranateilchen, die an sonnigen Tagen leichter zu sehen sind, eine Form von Energie sind, die von der Korona einer unsichtbaren Sonne abgegeben werden, die aus dunkler Materie besteht. H. P. Blavatsky, Mitbegründerin der Theosophischen Gesellschaft, sprach in ihren Schriften oft von einer Sonne hinter der Sonne. Tesla nannte das Ganze Nullpunktenergie, eine geheimnisvolle Sonne hinter der Sonne, welche die Quelle des Nullpunktfeldes darstelle.

Ich glaube, dass das bioplasmische Feld wahrscheinlich große Mengen dessen enthält, was die Wissenschaftler dunkle Materie nennen. Man kann die dunkle Materie auch als unsichtbare Materie bezeichnen, da unsere aktuellen wissenschaftlichen Instrumente sie nicht entdecken können, wir aber aufgrund des Gravitationslinseneffekts wissen, dass sie vorhanden sein muss. Ich habe viele Bücher zum eher esoterischen Thema der Unsichtbarkeit gelesen, in dem Versuch, ein Modell zu finden, wie so etwas möglich sein kann. Über die menschliche Unsichtbarkeit wird bereits seit Jahrhunderten geschrieben. Viele der Quellen, die ich gelesen habe, wie beispielsweise *Das magische System des Golden Dawn* von Israel Regardie, hatten eins gemeinsam: das Einhüllen des Körpers in einen dunklen Nebel oder eine dunkle Wolke, die die entsprechende Person für das bloße Auge unsichtbar werden ließen. Ich glaube, dass dieser dunkle Nebel, von dem da die Rede ist, sehr gut eine „Wolke" aus dunkler Materie sein könnte, die mit Meditation, Visualisierung und Konzentration erzeugt und genutzt werden kann.

Diese dunkle Materie ist also wahrscheinlich verwandt mit *Chi* oder *Prana*. Es gibt viele alte Traditionen und Praktiken, die mit dem Bilden und Speichern von Chi zu tun haben. Ich glaube, dass es mit Zeit und Übung gelingen kann, dunkle Bioplasma-Materie aufzubauen und im Aurafeld zu speichern. Diese dunkle Materie könnte dann – um den Anwender „herumgewickelt" – zumindest theoretisch dazu eingesetzt werden, diesen unsichtbar zu machen.

Was ist Plasma?

In seinem Buch *Between the Moon and Earth* schreibt Jay Alfred Folgendes:

> *Das Plasma, das in unserer unmittelbaren Umgebung selten vorkommt, ist der im All dominierende Materiezustand. Über 99 Prozent des unsichtbaren Universums bestehen aus Plasma! Auch das sichtbare Universum ist tatsächlich ein Plasmauniversum mit Plasmakörpern in einer alles durchdringenden Wolke von diffundiertem Plasma.*[13]

Plasma entsteht, wenn positiv und negativ geladene Ionen getrennt werden und elektrische Felder erzeugen. Die geladenen Teilchen werden im Feld auf hohe Geschwindigkeiten beschleunigt, sodass ein dichtes Magnetfeld entsteht, von dem manche annehmen, es bestehe aus dunkler Materie. Auch viele Wissenschaftler nehmen an, dass dunkle Materie vor allem in einigen Formen von Plasma zu finden sei.[14]

Bioplasma-Felder – die menschliche Aura

Der Bioplasma-Körper oder die feinstoffliche Energie ist eine komplexe Struktur, die den physischen Körper durchdringt und umgibt, also sowohl in seinem Inneren als auch um ihn herum vorhanden ist. Alte esoterische Traditionen sprechen vom Äther- oder Pranakörper – einem Konzept, das dem des Bioplasma-Körpers sehr nahe kommt.[15]

Die Plasma-Metaphysik ist die Anwendung von Plasma und dunkler Materie auf die Untersuchung unserer energiereichen feinstofflichen Körper und ihres jeweiligen Umfelds ... Viele Metaphysiker berichten, dass die Eiform der Aura von einer Membran oder Hülle umgeben sei. Oberflächenströme auf der Hülle trennten die Magma-Eiform vom umgebenden Magma-Umfeld. Die Hülle agiere wie ein schützender elektromagnetischer Schild, dessen Stärke und Polarität durch den Willen des Körpereigentümers und den Einsatz von Visualisierungen und anderen in der Meditation üblichen Techniken angepasst werden könne. Dies biete Schutz vor elektromagnetischen und anderen Eingriffen.[16]

All diese Eigenschaften wurden vor mehr als zweitausend Jahren beschrieben und dokumentiert, vor allem in der Hindu- und der chinesischen Akupunktur-Literatur; aber auch in buddhistischen und christlichen Schriften finden sich Hinweise darauf – lange vor dem Zeitalter der Elektrizität und des Magnetismus, die erst im 18. Jahrhundert aufkamen.

Kann man Menschen unsichtbar machen?

Vom späten 19. bis ins frühe 20. Jahrhundert hinein bestand eine philosophische und spirituelle Organisation, die unter dem Namen *Hermetic Order of the Golden Dawn* bekannt wurde [zu Dt. etwa: Hermetischer Orden der goldenen Morgendämmerung]. (Ein neuzeitlicher Orden besteht bis zum heutigen Tag.) In seinen Originalmanuskripten findet sich etwas, was als „Ritual der Unsichtbarkeit" bezeichnet wird. Es umfasst genaue und detaillierte Anleitungen zum Erreichen der „Hülle der Unsichtbarkeit", die auch als Wolke oder Schleier bezeichnet wird. Bereits mehr als 200 Jahre zuvor drückte Paracelsus seine Idee der Unsichtbarkeit wie folgt aus:

> *Sichtbare Körper können auf die gleiche Weise unsichtbar gemacht oder verdeckt werden, wie die Nacht einen Menschen verdeckt und unsichtbar macht oder wie er unsichtbar würde, wenn er hinter einer Wand stünde; und ebenso, wie die Natur über solcherlei Mittel etwas sichtbar oder unsichtbar macht, kann ein sichtbarer Stoff durch einen unsichtbaren abgedeckt und unsichtbar gemacht werden.*[17]

Diese Idee taucht auch häufig in Märchen und Sagen auf. Dabei trägt die Wolke in der Regel nach esoterischer Art den Namen eines Kleidungsstücks, das den Helden vor den Augen anderer verbirgt, wenn er es trägt. Was einem in unserer heutigen Zeit natürlich als Erstes dazu einfällt, ist der Tarnumhang von Harry Potter.

Wenn Elektronen die Fähigkeit haben, in Atomen gebundene Lichtphotonen zu absorbieren, dann gibt es keinen Grund, warum dies nicht auch bei freien Photonen möglich sein soll. Die Wolke ist lediglich eine Wolke aus freien Elektronen oder Bioplasma. Ihre Energielücke ist offensichtlich recht klein, sodass alle Photonen, die in sie eindringen, absorbiert werden, wohingegen normalerweise einige davon von gewöhnlicheren Stoffen reflektiert werden. Und null Reflexion bedeutet auch null Sichtbarkeit.

Da Elektronen Bausteine des Atoms sind und Atome die Bausteine der Materie, kann man sich leicht vorstellen, wie eine „Wolke" aus Elektronen durch die Kraft des Geistes in feste Materie verwandelt werden kann. Schwieriger ist es da schon, sich vorzustellen, wie ein Mensch durch solch eine Wolke unsichtbar werden kann. Der Schlüssel oder Trick dabei ist, dass es sich um eine Wolke aus Elektronen handelt. Wissenschaftler wissen, dass eine solche Wolke aus Elektronen alle Lichtwellen absorbiert, die in sie eindringen, wodurch die Menge des reflektierten Lichts gegen null geht und die Wolke effektiv alles verbirgt, was sie umgibt.[18]

Übung: Eine Wolke erschaffen

Dies ist eine Übung, mit der Sie die Fähigkeit entwickeln können, sich unsichtbar zu machen, Dinge zu manifestieren und andere *Siddhis* (oder Kräfte) zu entwickeln. Der Autor Steve Richards beschreibt eine Übung, die der nachfolgenden ähnelt, aber mit meiner Version dieser Übung beziehe ich mich auf meine persönlichen Erfahrungen mit einer alchemistischen Übung, mit der ich bereits seit Jahren arbeite und die meine spirituelle Lehrerin und Freundin Elizabeth Clare Prophet an ihre Schüler weitergab. Ursprünglich kam ich durch das Buch *St. Germain – Alchemie* von Mark Prophet mit der Wolken-Übung in Berührung.[19] Die unten stehende Übung wurde von mir auf der Basis dessen, was ich in meiner spirituellen Ausbildung gelernt habe, und von Elementen, die Richards in seinem Buch erläutert und die ich in Teilen für die Übung verwendet habe, adaptiert.

Schritt 1

Im ersten Schritt richten Sie sich Ihr „Labor" ein. Dieses Labor ist nichts anderes als Ihr heiliger Raum im Torusfeld Ihres Herzens. Wenn Sie mit der Übung vertrauter sind, müssen Sie nur noch daran denken, sich in das alchemistische Labor Ihres Herzens zu begeben, und schon sind Sie da.

Die Wolke setzt sich aus einer feinen ätherischen Substanz zusammen. Laut Saint Germain kann man sie durch einen passiven Willensakt konzentrieren. Weiterhin sagt er, die Wolke solle ein milchweißes Licht ausstrahlen, vergleichbar mit den Sternhaufen der Milchstraße.

Schritt 2

Nachdem Sie das Labor eingerichtet haben, setzen Sie sich als Nächstes ruhig und bequem hin und richten Ihre Augen auf eine einzelne Stelle im Raum. Das ist nötig, damit die Wolke sich an dem Ort ansammeln kann, auf den Sie schauen. Die

Wirkung der gerichteten Aufmerksamkeit ist kumulativ, das heißt, je länger Sie in die gleiche Richtung schauen, umso deutlicher wird die von Ihnen aufgebaute Wolke.

Schritt 3

Wenn Sie Ihre Augen etwas defokussieren, also unscharf stellen, gelangen Sie in das, was Don Juans berühmter Schüler Carlos Castaneda die „zweite Aufmerksamkeit" nennt – einen veränderten Zustand, der Ihre Fähigkeit erhöht, die Wolke zu sehen. Die Wolke anzusammeln bringt Ihnen nichts, wenn Sie sie danach nicht sehen können. Das Unscharfstellen der Augen ist also unverzichtbarer Teil der Technik. Lassen Sie Ihre Aufmerksamkeit nun von Ihrem Kopf in Ihren Brustkorb und von dort aus in den Raum Ihres Herzens sinken.

Schritt 4

Entspannen Sie sich und konzentrieren Sie sich ganz ruhig auf Ihre Absicht, die Wolke zu manifestieren. Ziehen Sie mental auf Brusthöhe einen Ring aus Licht um Ihren Körper, um Ihre Fähigkeit zur Konzentration der Energie zu erhöhen. Dieser Ring wird Ihnen helfen, die Kraft der Wolke zu verdichten.

Schritt 5

Sobald Sie das Gefühl haben, dass sich etwas tut, wird es Zeit, den Aufbau der Wolke zu intensivieren. Lassen Sie die Wolke sich vom Torsionsfeld Ihres Herzens aus in alle Richtungen gleichzeitig ausdehnen, sodass die Kraft der Wolke gegen den Ring drückt, den Sie um sich gezogen haben. Beginnen Sie damit, aus der Sie umgebenden Atmosphäre große Hände voller unsichtbarer oder dunkler Materie in den Ring zu holen.

Sie können auf eine Stelle *oberhalb* der Wolke blicken, Ihre Augen dann wieder nach unten bewegen und dabei die Absicht formulieren, die Energie oberhalb der Wolke dieser hinzuzufügen. Tun Sie dann das Gleiche, indem Sie auf einen

Punkt *unterhalb* der Wolke blicken und Ihre Augen dann wieder nach oben richten, und schließlich nochmals das Gleiche, indem Sie Energien *von den Seiten* in die Wolke ziehen. Denken Sie dabei daran, dass Ihr Wille allein ausreicht und Sie Ihre Augen nicht belasten müssen. Alles erfolgt allein auf geistiger Ebene. Bleiben Sie entspannt und gehen Sie vor allem nicht in den Kopf.

Schritt 6

Sobald Sie eine Wolke gebildet haben, die klar umrissen ist und eine große Menge an dunkler Materie enthält, brauchen Sie sie im letzten Schritt nur noch um sich herumzuziehen und sich selbst auf diese Weise auszublenden. Um es noch einmal zu betonen: Diese Technik ist lediglich die logische Folge aus all dem, was ich Ihnen bis hierher erzählt habe. Sie müssen eine Wolke erstellen, die groß genug ist, um den menschlichen Körper einzuhüllen, und die Wolke dann kraft Ihres Willens dazu bringen, dass sie zu Ihnen kommt und Sie umgibt. Verlieren Sie sich in den wogenden Falten ihres milchigen Scheins, wenn Sie es wünschen. Die Kunst, die Energie der Wolke zu bilden und aufrechtzuerhalten, wird die Kraft Ihrer kreativen Manifestationen enorm verstärken. Mit ein wenig Übung können Sie sich sogar so sehr darin einhüllen, dass Sie mit bloßem Auge nicht mehr zu sehen sind!

Zugriff auf das einheitliche Bewusstseinsfeld

Wenn wir auf diese Weise verbunden sind, haben wir ein spezielles einheitliches Bewusstseinsfeld geschaffen; ja, wirklich, eine spezielle Relativität, die – über das Herz – auf ein einheitliches Bewusstseinsfeld zugreift. An diesem Punkt wird alles zu einem Muster des Einsseins und wenn etwas nicht diesem Muster entspricht, drehen Sie einfach das Bewusstsein, bis es passt. Nehmen Sie all diese komplexen Gedanken, Interaktionen usw. und begeben Sie sich in den Zustand, in dem Veränderungen stattfinden. Bei *Matrix Energetics* bezeichnen wir das als „Verschieben des Bezugsrahmens der Wahrnehmung". Es gibt – wie wir gesehen haben – eine praktikable Physik, die all dies unterstützt und die in Projekten wie beispielsweise dem Philadelphia-Experiment eingesetzt wurde.

In der Tradition der Yogis heißt es, dass das Beherrschen der Unsichtbarkeit (ebenso wie andere Siddhis) von der Kraft des Herzchakras gesteuert wird. Ich glaube, dass das Herzchakra sich rechts herum, also im Uhrzeigersinn dreht. Nach längeren Überlegungen bin ich außerdem zu dem Schluss gelangt, dass das Bioplasma-Feld der Aura sich entgegen dem Uhrzeigersinn dreht. Um die Wirkungen zu erzielen, von denen wir gesprochen haben (wie beispielsweise beim Philadelphia-Experiment) müssen Sie Ihren Bezugsrahmen zu Ihrem Herzen verschieben. *Wenn Sie das einheitliche Feld des Herzens beherrschen, können Sie die Raumzeit vor Ort tatsächlich falten.*

Sie können lernen, wie Sie sich innerlich in das Feld Ihres Herzchakras begeben, von wo aus Sie dann auf den interdimensionalen Raum zugreifen können. Wenn Sie beginnen, dieses Torusrohr zu verschieben, beginnt das Torsionsfeld des Herzens sich im Uhrzeigersinn zu drehen. Während die Energie die Richtung wechselt, beginnt der Torus sich auszudehnen. (Genauso würde das magnetische Feld oder die Teslaspule aussehen.) Nun lassen Sie das Aurafeld sich gleichzeitig mit hoher Geschwindigkeit *gegen* den Uhrzeigersinn drehen. Dadurch wird ein einzigartiges System von gegenläufig rotierenden bioplasmatischen Energiefeldern aktiviert und Sie haben zwei Bezugspunkte für hyperdimensionalen Raum; das reicht aus, um die Raumzeit an dem Ort, an dem Sie sich befinden, kollabieren zu lassen.

Wenn Sie neben diesen gegenläufig rotierenden Energiefeldern auch die zuvor beschriebene Wolkenübung beherrschen, können Sie meiner Ansicht nach dunkle Materie aus dem Reich des bioluminiszierenden Äthers in Ihr rotierendes Feld ziehen. Diese dunkle

Kapitel 16

Materie kann – mithilfe von Visualisierung und Übung – Ihre menschliche Aura umhüllen. Da dieses Bioplasma unsichtbar ist, hüllen Sie sich in einen unsichtbaren Stoff, der zunehmend magnetisch mit dem sich erweiternden und rotierenden Feld Ihres Herzens verbunden wird. Wenn diese gegenläufig rotierenden Energiefelder die richtige Schwingungsfrequenz erreichen, kann Ihre Aura womöglich Energiefrequenzbänder in das ultraviolette Spektrum ausstrahlen, das außerhalb der Bandbreite dessen liegt, was menschliche Augen sehen können.

Vielleicht beginnen Sie jetzt zu verstehen, dass die Fähigkeit, solche Dinge zu tun, im einheitlichen Feld angesiedelt ist, dem Torsionsfeld Ihres Herzens. Torsionsfelder interagieren im Wesentlichen mit dem Spin von Teilchen. Innerhalb des Atoms weisen Kern, Protonen und Neutronen einen Spin oder Drall auf. Torsionsfelder schaffen eine hyperdimensionale Geometrie, die Zugang zu außerdimensionalen Realitäten hat. Wenn Sie das einheitliche Feld des Herzens beherrschen, können Sie die Raumzeit vor Ort tatsächlich falten. Alles hängt davon ab, was Sie in Ihrem Bewusstsein konstruieren und in die Wege leiten.

Das, was Sie in Ihrem Bewusstsein erschaffen, ist das, worauf Sie bauen können. Sie erschaffen eine Realität. Das ist das Prinzip hinter dem Schaffen der Raumzeit und der Grund, warum Einsteins einheitliche Feldtheorie – trotz ihrer Unvollständigkeit – praktikabel war. Wenn Sie Dinge innerhalb einer dimensionalen Matrix in Ihrem Herzen halten, kann sich diese Gedankenform beziehungsweise dieses Konzept in die gegenläufig rotierenden Felder einprägen, die vom Torusfeld Ihres Herzens gebildet werden. Dieses sphärische elektromagnetische Feld des Herzens kann dann mit den Bioplasmafeldern Ihrer Aura interagieren. Diese bewusst geschaffene interdimensionale Matrix kann auf Hyperraum-Dimensionen zugreifen. Das ist die Technik hinter dem Philadelphia-Experiment.

Geschichten von Unsichtbarkeit

Ich war unterwegs zu einem Seminar für Kinder, das in Los Angeles stattfinden sollte, und fuhr bei rund 130 Stundenkilometern mit offenem Verdeck, wobei ich meinen Indiana-Jones-Hut festhalten musste, damit er nicht davonflog. Ich hatte zuvor in einem wundervollen Hotel in Redondo Beach ohne Unterbrechung an diesem Buch gearbeitet, und um an dem Seminar teilnehmen zu können, musste ich insgesamt zwei Stunden Fahrzeit in Kauf nehmen. Es passte mir zwar nicht so ganz in den Kram, diese wertvolle Zeit für das Schreiben zu verlieren, aber meine geistigen Führer hatten mir gesagt, dass meine Teilnahme wichtig sei, und so machte ich mich auf den Weg. Natürlich fragte ich mich, was wohl während eines Seminars für Kinder passieren könnte und auch für mein Buch von Belang wäre. Als ich ankam, hatte meine Tochter Justice das Seminar mit einer Gruppe von Kindern und ihren Eltern bereits begonnen.

Kurze Zeit später sprach mich ein Teilnehmer namens Alejandro an, der schon mehrere meiner Seminare besucht hat und diesmal seine ganze Familie mitgebracht hatte. Er stellte mich ihr vor und sagte, er freue sich sehr, mich zu sehen. Und dann sagte er geheimnisvoll: „Ich muss Ihnen unbedingt etwas erzählen. Ich kann mir keinen Reim darauf machen, aber meine innere Stimme sagt mir, dass Sie diese Information haben sollten." Und dann erzählte er mir eine unglaubliche Geschichte:

> Vor einigen Jahren lebte Alejandro in einem Haus, das man nur über eine Hängebrücke erreichen konnte. Sein Cousin, der bei ihm lebte, hatte Ärger mit einer Bande, die ihn töten wollte und nun in Alejandros Haus nach ihm suchte. Als er die Bande kommen hörte, rannte der Cousin aus dem Haus und begann die Hängebrücke zu überqueren – und zwar just in dem Moment, als der Trupp um das Haus herumkam, um ihn zu suchen.

> Der Cousin wusste genau, dass er keine Chance haben und mit Sicherheit sterben würde, wenn die Bande ihn auf der Brücke erwischte. Es war eine ausgesprochen lange Hängebrücke, also griff er in die Tasche und zog ein Gebet an die Muttergottes hervor (das *Magnifikat*). Während er zu ihr betete, bildete sich auf einmal eine mit grünlichem Nebel gefüllte Blase um ihn herum und er wurde unsichtbar.
>
> Die Bande schaute auf die Hängebrücke, auf der sie ihn zuvor hatte laufen sehen, konnte aber niemanden mehr entdecken. Der Cousin schaffte es über die Brücke und wurde am anderen Ende wieder sichtbar. Zwar sahen sie ihn nun wieder, aber er war viel zu weit entfernt, als dass sie ihn noch hätten einholen können. Sie waren völlig verblüfft darüber, wie es möglich sein konnte, dass er im *einen* Moment sichtbar und dann wieder unsichtbar war. Von da an ließen sie ihn in Ruhe.

Ich hörte mir die Geschichte an und dachte nur: „Das muss ich in mein Buch aufnehmen – deshalb bin ich hier! Das ist ein persönliches Beispiel für das Philadelphia-Experiment."

Hey! Bin ich unsichtbar oder was?

> Im vergangenen Jahr, kurz vor einem Seminar mit über 500 Teilnehmern, hatten mein Sohn Nate und ich unsere *Matrix-Energetics*-Medaillons auf Unsichtbarkeit programmiert. [Ein solches Medaillon, wie es Richard Bartlett zu tragen pflegt, ist auf der deutschen Ausgabe seines ersten Buches *Matrix Energetics* abgebildet. Anm. d. Verlags] Ich fühlte mich damals überfordert und war etwas „von der Rolle", weil ich im Mittelpunkt der Aufmerksamkeit all dieser Leute stehen würde. Also schuf ich ein Feld rund um den Anhänger, das es mir

ermöglichte, mich an einen Ort zu begeben, an dem ich die Energie nicht spüren würde. Ich konnte mein Energiefeld so rotieren lassen, dass sich eine Phasenverschiebung ergab.

Nate und ich gingen zu unserem Lieblingsmexikaner essen, wo man uns gut kennt; noch bevor wir dort richtig am Tisch sitzen, wissen sie gewöhnlich schon, was wir bestellen wollen, weil wir dort so häufig essen. Wir saßen diesmal eine Dreiviertelstunde da und warteten, bis uns klar wurde, warum niemand kam, um unsere Bestellung aufzunehmen oder uns zu begrüßen: Wir hatten unsere Anhänger auf Unsichtbarkeit programmiert! Also schalteten wir das Programm mental ab, um wieder sichtbar zu werden, und sofort eilte ein Kellner an unseren Tisch und sagte: „Hallo, Dr. Bartlett! Wann sind Sie denn gekommen?" Unsichtbarkeit kann ziemlich merkwürdig sein – und nützlich.

Ein Seminarteilnehmer (Matrix-Energetics-Practitioner) berichtet

Während meines ersten Seminars erschien es mir vor dem Üben von ME mit anderen sinnvoll, einige interessante Informationen weiterzugeben. Ich hatte ein Bild, das ich aus dem Internet heruntergeladen hatte und auf dem ein junger Mann aus Japan abgebildet war, der einen hellgrünen Parka trug. Er stand auf einer Straße und blickte in die Kamera. Der Parka war mit einer Schicht überzogen und wurde als „Tarnumhang" bezeichnet. Die Schicht ist so aufgebaut, dass sie Licht durch sich selbst und durch jede Oberfläche lässt, auf die sie aufgetragen wird. Auf dem Foto konnte man drei weitere junge Männer sehen, die in einigem Abstand hinter der Person gingen, die den Parka trug. Sie waren durch den Parka hindurch deutlich zu erkennen, genauso wie die Straße und alle anderen Dinge.

Ich gab Richard eine Kopie des Fotos, zeigte es einigen anderen Personen und gab eine weitere Kopie an eine Dame namens Christa. Und dann passierte etwas Merkwürdiges. Sie erzählte mir, dass einmal eine Frau ihre Hand gehoben habe und sie durch diese Hand habe hindurchsehen können. Um sicherzugehen, dass sie sich das Ganze nicht einbildete, bat sie die Frau, ihre Hand ein weiteres Mal zu heben. Und wieder konnte sie durch die Hand hindurchsehen, als sei sie nicht vorhanden.

Als Christa mir diese Geschichte erzählte, wollten wir gerade zum Mittagessen gehen. Als Teil meines Essensrituals segne ich immer mein Wasser, und während ich dies mit geschlossenen Augen tat, stellte ich fest, dass ich die Wasserflasche und die Gläser trotz geschlossener Augenlider klar und deutlich sehen konnte. Ich konnte auch durch den Raum blicken, den diese Objekte einnahmen, und über dieses Konstrukt hinaus in eine andere unbestimmte Zone. – „Houston, Matrix Energetics ist gelandet und es schlägt Wurzeln!"

E. P.

Unsichtbar, ohne sich zu verstecken

Eine andere Seminarteilnehmerin kam einmal zu mir und erzählte mir, wie froh sie sei, dass ich meinen Teilnehmern etwas über Unsichtbarkeit beibringe. Sie war zuvor bei einem Seminar gewesen, wo ich über den wissenschaftlichen Hintergrund des Philadelphia-Experiments und seine mögliche Anwendung als spirituelle Technik sprach. Ich hatte mit der Gruppe eine Übung zum Eintreten in das Torsionsfeld des Herzens gemacht, ähnlich wie die in diesem Buch enthaltene. Dann hatte ich erklärt, wie gegenläufig rotierende Torsionsfelder in der menschlichen Aura möglicherweise die im Philadelphia-Experiment angewendete Unsichtbarkeitstechnik nachbilden können. – Nun kam sie also und erzählte mir ihre Geschichte:

Kurze Zeit nach dem Seminar ging sie in ihrer Heimatstadt die Straße entlang und sah, wie ihr Exfreund vom anderen Ende der Straße her auf sie zukam. Wenn es jemanden gab, für den sie nun wirklich in diesem Moment unsichtbar sein wollte, dann war er es. Die Trennung war nicht gut verlaufen und er hegte immer noch einen Groll gegen sie. Sie erinnerte sich an das, was ich erzählt hatte, ließ sich in den heiligen Raum ihres Herzens hinabsinken und begann damit, zwei gegenläufig rotierende Torsionsfelder zu erzeugen. Zu ihrer großen Überraschung ging ihr Exfreund direkt an ihr vorbei, ohne sie überhaupt zu bemerken! Sie war ausgesprochen dankbar für die Information über Unsichtbarkeit, die sie durch mich erhalten hatte.

Nachbemerkung zur Möglichkeit von Wundern

Ich behaupte nicht, dass Sie in der Lage sein werden, sich unsichtbar zu machen, nur weil Sie die Informationen in diesem Kapitel gelesen haben, oder dass Sie Heilungswunder werden vollbringen können, nur weil Sie es gerne möchten. Das ist nicht wichtig. Wichtig ist allein dies: Wenn ein Mensch irgendetwas davon tun kann oder konnte, und sei es nur einmal, dann haben auch Sie prinzipiell Zugriff darauf und es wird in Form einer gewichteten Wahrscheinlichkeit immer wahrscheinlicher, dass Sie es tun können, je mehr dieses Feld sich ausdehnt und wächst.

Es gibt eine wahre Religion und eine wahre Wissenschaft, und beide sind ein und dasselbe: das einheitliche Bewusstseinsfeld. Wenn Sie das verstanden haben, dann haben Sie das konventionelle Paradigma aufgebrochen. Nun sind Sie bereit zu spielen, denn von diesem Bezugspunkt aus ist nicht mehr wichtig, was Sie tun. Sie erfinden es. Und beim Erfinden müssen Sie lediglich eins tun, nämlich kongruent und kohärent sein.

Das ist geistige, spirituelle „Technologie", die so umgesetzt werden kann, dass sie tatsächlich funktionstüchtig ist und sich physisch manifestiert. Tesla und andere haben es getan. Apropos geistige, spirituelle „Technologie" – es gibt nichts anderes als Geist [engl.: *spirit*]. Es gibt nichts Physisches. Es gibt keine Materie. Es gibt nur Geist und Bewusstsein über das Herz. Das ist alles.

Kapitel 17

Levitation oder das Geheimnis des Schwebens

Matrix Energetics scheint aus demselben wissenschaftlichen Gebiet zu schöpfen wie die geheime Ätherphysik. Wenn unsere geheime Regierung Raumschiffe besitzt, die sich mithilfe von geheimen, unter Verschluss gehaltenen physikalischen Prinzipien in die Lüfte erheben, dann scheinen diese Elitetechnologien nicht auf den einschränkenden Annahmen zu beruhen, die in Einsteins spezieller oder allgemeiner Relativitätstheorie verbreitet werden. Nachdem ich vor Kurzem alles gelesen habe, was ich zu diesem Thema finden konnte, vermute ich, dass die Relativität eine wohlbehütete wissenschaftliche Sackgasse ist. Ich glaube, dass hier in Wirklichkeit Prinzipien am Werk sind, die sowohl entdeckbar und praktikabel als auch reproduzierbar sind. Wenn das, was ich herausgefunden habe, ernst zu nehmende Indizien sind, dann setzt man diese Ideen und Technologien heimlich bereits seit Beginn der 1940er-Jahre ein.

Im Jahr 1928 formulierte Einstein eine Version seiner einheitlichen Feldtheorie, in der er Elektromagnetismus und Schwerkraft verband, und stellte sie in Prag vor. Was er zur Verbindung von Elektromagnetismus und Schwerkraft tat, war nur eine winzige Sache: Er übernahm die Idee eines fünfdimensionalen Raums von

Kaluza. Theodor Kaluza hatte Einstein gegenüber geäußert, wenn man Länge, Breite und Tiefe nehme und die vierte Geometrie des Raums und dann noch Zeit hinzufüge, dann sei das Ergebnis eine Vereinigung von Elektromagnetismus und Schwerkraft.

Nach den Berechnungen des schwedischen Physikers Oskar Klein ist dieser fünfdimensionale Raum so winzig, dass er nur ungefähr 1 Planck-Länge (10^{-31} m) misst. Die fünfte Dimension wurde als so klein berechnet, dass sie auf dem Punkt der Planck-Konstante außerhalb der Dimensionen der Raumzeit existierte. Sie faltet sich um jeden Punkt in der Raumzeit. Es wird angenommen, dass dies der Ort ist, wo sich der Elektromagnetismus befindet – außerhalb der Raumzeit –, und dass er als aktiviertes Potenzial daherkommt.

Der einzige Haken an Einsteins Theorie war, dass er die starke und die schwache Kernkraft nicht in das Modell integrieren konnte; so zog er es schließlich zurück. Vielleicht war es gerade diese unvollständige und doch umsetzbare einheitliche Feldtheorie, die als Grundlage für das Philadelphia-Experiment diente.

Tom Bearden glaubt, dass das, was wir „Schwerkraft" nennen, seinen Ursprung im Vakuum hat, wo es eine starke Kraft darstellt. Kehrt man die Kräfte des Elektromagnetismus um, erhält man Gravitation und ihr Gegenteil: Antigravitation! Durch Anzapfen des elektromagnetischen Flusses innerhalb des Vakuums können potenziell enorme Elektrogravitationswellen erzeugt werden. Diese Wellen, die Tesla ebenfalls entdeckt hatte, könnten zum künstlichen Erzeugen einer funktionstüchtigen Quelle für Antigravitation und somit als Antrieb für UFOs genutzt werden: vom Menschen geschaffene, intelligent gesteuerte und äußerst fortschrittliche Beförderungsmittel. Ebenfalls möglich wäre das Schaffen spezieller elektromagnetischer Wellen, die durch das Vakuum unmittelbar an weit entfernte Orte gesendet werden könnten.

Wir waren bisher nicht in der Lage herauszufinden, was Schwerkraft ist. Wir können sie nicht finden. Wir stellen Theorien über sie auf, aber sie lässt sich nicht mit dem Elektromagnetismus verbinden. Was wäre, wenn es nur die *eine* Energie gäbe und alles andere lediglich Teilmengen davon wären?

Grundsätzlich existiert Schwerkraft nicht als getrennte Kraft. Wenn sie existieren würde, sollte man doch meinen, dass wir sie mittlerweile hätten finden müssen. Aber genau das gelingt uns nicht und wir können sie in keine unserer mathematischen Formeln integrieren. Das Einzige, was wir bekommen können, ist eine Krümmung in der Raumzeit mit einem sehr großen Körper.

Konventionelle Physiker sagen, man könne lokale Raumzeit nicht krümmen. Vielleicht gelingt dies deshalb nicht, weil wir die falschen mathematischen Modelle verwenden. Maxwell hatte es herausgefunden – und dann wurde sein Modell von Heaviside ungenau kopiert und ging verloren. Wenn Sie ein Modell übernehmen, das auf Einschränkungen beruht, tendiert die Grundhaltung Ihrer Wahrnehmung zu der Auffassung: „Das ist nicht machbar." Was nicht bedeutet, dass etwas tatsächlich nicht machbar ist. Es bedeutet lediglich, dass es auf Grundlage der Gleichung, auf der Ihre Realität beruht, nicht besonders wahrscheinlich ist.

Dimensionen der Realität

Lesen Sie noch einmal die Dinge nach, die ich im Kapitel über Torsionsfelder und ihre Eigenschaften angeführt habe, wenn Sie dies anzweifeln. Ich glaube Folgendes: Elektromagnetismus ist in Wahrheit ein Effekt, eine Wirkung, und in Wirklichkeit gibt es keine Kräfte. Es gibt lediglich Potenziale, die aus dem Nullpunkt-Feld kommen. Daher sind Elektromagnetismus und Schwerkraft genau dasselbe, weshalb man letztere auch nicht finden kann. Die Schwerkraft ist allerdings *im Nullpunkt-Feld* angesiedelt. Elektromagnetismus ist die Kraft, die wir *hier* sehen. Sie können Schwerkraft und Elektromagnetismus über den fünfdimensionalen Raum vereinigen, der jeden Punkt in der vierdimensionalen Realität umgibt. Elektromagnetismus kommt von außerhalb unserer vierdimensionalen Realität, und was wir sehen, ist ein Effekt, eine Wirkung.

Wenn alles, was Sie in Ihrer persönlichen Welt sehen, eine „Wirkung" ist und Sie die „Ursache" kennen – nämlich das einheitliche Feld des Herzens –, dann sind Sie eins mit allen Kräften. Sie vereinigen sich mit diesen Kräften. Und was passiert dann? Machen Sie sich als Erstes bewusst, dass Sie es mit Polaritäten in der Raumzeit zu tun haben. Was passiert, wenn Sie die Gravitation im einheitlichen Feld umkehren? Was bekommen Sie dann? Antigravitation. Ich glaube, dass die Heiligen diese Dinge tun konnten und dass sie diese außerdimensionalen Zustände über die Kraft der Liebe erreicht haben. Durch die Liebe konnten sie in den dimensionsüberschreitenden Zustand gelangen, der sich innerhalb des Rohrtorus im Herzfeld befindet.

Jesus konnte über das Wasser gehen und erwies sich so als Herr über die Schwerkraft. Vom Gesichtspunkt des Torusfelds des Herzens aus liegt der Unterschied zwischen Gravitation und Antigravitation lediglich im Umkehren der Ladung. Es sind die Gedanken, die die Vereinigung dieser Kräfte bewirken. Daher manifestieren Sie stets das, was Sie denken und wofür Sie eine Polarität erzeugen. Der Schlüssel liegt darin, Ihre Gedanken und Gefühle der Kraft Ihres Herzfeldes zu unterwerfen. Das Magnetfeld Ihres Herzens ist übrigens in der Tat stärker als das Magnetfeld, das von Ihrem Gehirn erzeugt wird. Das Feld Ihres Herzens ist ein echtes Torsionsfeld. Vom Gesichtspunkt des Herzens aus können Sie, wenn Sie es tatsächlich zu Ihrem Heim machen, im Grunde alle Zeit und allen Raum beherrschen.

Diese Bewusstseinstechnologie liegt mitten im Torsionsfeld Ihres Herzens, verbunden mit Ihren bioplasmatischen Energiefeldern. Ich glaube, das ist die Physik, die Jesus genutzt hat. Es ist auch die Physik des Nikola Tesla. Und das ist nun also auch das, was wir beginnen zu lehren. Das wirklich Coole daran ist, dass es nur wenige Leute gibt, die so etwas unterrichten. Was haben wir also? Wir haben ein sauberes morphisches Feld, das wir nach unseren Vorstellungen aufbauen können.

Ich will damit nicht sagen, dass wir es alle mit Levitation versuchen sollten [= das Phänomen des Schwebens aus zunächst nicht erklärbarem Grund]. Wobei das keine schlechte Sache gewesen wäre, als ich von der Bühne fiel ... Vielleicht wäre es sogar ein ziemlich nützliches Wunder gewesen. Wichtig ist die Machbarkeit. Aber wenn wir alle bereit sind, diese Ideen in Betracht zu ziehen, dann erzeugen wir eine Dynamik im morphischen Feld (namens *Matrix Energetics*). Und wenn wir dies tun, werden Wunder wahrscheinlicher, weil wir wissen, dass es eine Wissenschaft und eine Logik gibt und bestimmte Verfahren und dass all das zuvor schon einmal getan wurde. Wenn es zuvor schon einmal getan wurde, dann kann es noch einmal getan werden. Dabei ist sekundär, ob es getan werden sollte oder ob *Sie* es tun müssen. Es ist ein Prinzip, das besteht und das definiert, beobachtet und wiederholt werden kann.

Ich bin mir ziemlich sicher, dass es bestimmte esoterische Prinzipien und Praktiken gibt, die sich auf die Phänomene der Levitation und der Unsichtbarkeit und das Ausführen von Wundern anwenden lassen. Wenn die unter Verschluss gehaltene Physik unglaubliche Geheimtechniken ermöglicht, dann glaube ich, dass die Physik *hinter* diesen geistigen und materiellen Manifestationen ein und dieselbe ist. Ich unterbreite Ihnen die Idee, dass – wenn *ein* Mensch in der Luft schweben kann – grundsätzlich *alle* Menschen in der Luft schweben können. Womit ich jetzt nicht sage, dass wir in nächster Zeit lauter Seminarteilnehmer haben werden, die in der Luft herumschweben – ich sage nur, dass es *möglich* ist.

Kennen Sie die buddhistische Meditationshaltung, bei der man den Kreis der bewussten Aufmerksamkeit schließt? Dieser Prozess wird versinnbildlicht und vielleicht sogar erzeugt durch das Zusammenführen der Fingerkuppen von Daumen, Zeige- und Mittelfinger. Was wäre, wenn dieses Mudra mehr tun würde, als nur Ihre Aufmerksamkeit nach innen zu richten? Was wäre, wenn es tatsächlich externe EM-Energie nach innen lenkte? Und was ist all diese externe Energie? Nun, es ist nicht die Schwerkraft – die eine sehr schwache Kraft von der Größenordnung 10^{-42} darstellt.

Was aber ist der „Spiegel" der Schwerkraft? Das wäre der Elektromagnetismus, der – Zufall oder nicht – eine Kraft von 10^{42} aufweist. Sehen Sie hier so etwas wie Yin und Yang? Wenn Sie die Gleichungen umkehren, dann erhalten Sie Schwerkraft als 10^{42} im Vakuum und 10^{-42} hier. Wenn Sie das täten, was wäre dann mit Ihnen? Nun, Sie würden nach oben oder eben in der Luft schweben.

Die esoterische Anatomie der Inder kennt zwei Kraftkanäle in den Nervensystemen, die *Ida* und *Pingala* heißen und beiderseitig entlang der Wirbelsäule verlaufen. Was wäre, wenn diese Energien unserer Vorwärtswelle und der zeitinvertierten Welle entsprächen? Wenn Sie sich auf diese Energiekanäle konzentrieren und sie im zentralen Spinalkanal oder *Shushuma* kombinieren, dann erhalten Sie vielleicht eine skalare elektromagnetische Welle.

Mit anderen Worten, Sie bekommen als Ergebnis: zwei Wellen, die um 90 Grad phasenverschoben sind und einen Summenvektor von null ergeben. Das bedeutet, dass sie mit unserer derzeitigen Technik nicht zu erkennen sind, aber die Kraft des Vakuums enthalten. Das könnte der Grund dafür sein, warum das Ansteigen der Kundalini-Energie vom unteren Ende der Wirbelsäule gewaltige Auswirkungen haben kann, einschließlich des Schwebens oder Wandelns über das Wasser, des Heilens von Kranken und vielleicht sogar des Erweckens von Toten zum Leben!

Inwiefern kann nun all dieses verrückte Wissenschaftszeug Ihnen nützen? – Alles, was als Waffe verwendet werden kann, kann auch zum Heilen genutzt werden. Zeitinvertierte Energie hat positive Auswirkungen wie beispielsweise: Heilung, das Stoppen von Zerfall, eine höhere Lebensdauer, die Fähigkeit zu schweben! Und wie macht man das? Indem man die virtuelle Energie des Vakuums anzapft. Wenn Sie die Energie des Vakuums beherrschen, haben Sie eine Quelle freier Energie geschaffen. Sie können die Energien des Vakuums aufbauen und die anwesenden virtuellen Photonen in Form einer künstlich geschaffenen Handlungsmatrize strukturieren. Sie können einfach die Polung eines Krankheitsmusters umkehren – und eine Wunderheilung kann die Folge sein!

In der *Autobiographie eines Yogi* sagt Yogananda, dass ein hoch entwickelter Yogi auf ausreichend Lichtenergie zugreifen könne, um ganz Chicago mit Licht zu versorgen. Diese Energie findet sich im Nullpunkt. Sie können nur dann ins Nullpunkt-Feld gelangen, wenn Sie über die höhere Berechnungskapazität der rechten Gehirnhälfte gehen. Die rechte Gehirnhälfte hat einen direkten Zugang über das Feld des Herzens.

Diese geistig-spirituellen und energetischen Techniken gibt es bereits seit gut zweitausend Jahren und sie stellen ein riesiges morphisches Feld dar, das nahezu niemand anzapft. Wenn Sie sich bewusst mit dem morphischen Feld verbinden, das diese Art von Kraft aus alter Zeit enthält, um Kranke zu heilen und dem Planeten zu helfen, dann verwenden Sie diese geistig-spirituelle Technologie des Bewusstseins auf eine Art, die die besten Eigenschaften der Menschheit unterstützt. Sie werden ein echter Lichtarbeiter und dienen der Welt.

Dr. Hector Garcias Geschichte vom Schweben

Als ich noch ein Junge war, lernte meine Mutter meinen Stiefvater kennen. Er war Professor an der California State University und ein echter amerikanischer Gentleman. Eines Nachmittags nahm er mich mit ins Self-Realization Centre in Pasadena. Ich fand das ziemlich cool. Als ich ihn fragte, was es mit dem Zentrum auf sich habe, antwortete er mir, es gehe um Beten, Meditation und Hingabe. Darum, sich zu entspannen und sich gut zu fühlen. Er ging mit ein paar Erwachsenen in einen Raum und sagte mir, ich solle mich in den Garten setzen. „Okay", dachte ich. „Kein Problem."

Ich hatte mich schon immer für Yoga und Meditation interessiert und mehrere Bücher zum Thema gelesen. Ich kann mich noch daran erinnern, dass es beim ersten Buch um Hatha-Yoga ging. Ich sah ein Bild von einem Yogi, der im Lotussitz saß, und weiß noch, dass ich das auch tun wollte. Niemand sagte mir, dass ich es nicht könne. Also nahm ich mir das Buch und begann Yoga zu machen.

Als mein Stiefvater und ich nun in dem Zentrum waren, machte ich draußen im Garten einfach „mein Ding". Ich kann mich noch lebhaft daran erinnern, dass es ein sonniger Sonntagnachmittag war und ich einfach in der Lotusposition saß und meditierte. Als ich meine Augen öffnete, war ich von Leuten umringt, die mich anstarrten. Natürlich fand ich das ein bisschen komisch und ich fragte mich: „Warum sehen die mich so an? Was ist so merkwürdig an dem, was ich da tue? Ich dachte, es müsse so sein, dass man in der Lotusposition sitzt und dabei leicht über dem Boden schwebt."

Irgendjemand fragte mich: „Wer hat dir das beigebracht?" Ich antwortete in aller Unschuld, dass ich dachte, man solle es so machen, und dass ich es in einem Buch gelesen habe. Man sagte mir, dass dies nicht so sei, und sofort plumpste ich auf den Boden.

Jahre später, als ich die Highschool besuchte, nahm ich an Crossläufen teil. Am Abend vor einem Lauf begab ich mich immer in eine Trance und ging das Rennen im Geist durch. Ich stellte mir einen Kriya-Yoga-Stern mit Christus in der Mitte vor. In der Regel meditierte ich etwa 20 Minuten mit dem Rücken zur Wand. Dabei wurde ich jedes Mal von meiner Schwester unterbrochen, die mir sagte, ich sei merkwürdig, denn obwohl ich mit dem Rücken zur Wand begann, fand ich mich jedes Mal nach einer Weile im Lotussitz und mit Blick auf die Wand wieder. Ohne es zu merken, hob ich vom Boden ab und drehte mich.

Ich kann mich immer noch daran erinnern, wie es war zu schweben, aber heute kann ich es nicht mehr.

Die Erfahrung, die Dr. Garcia beschreibt, durchbricht unser Muster, sie überschreitet die Grenzen unseres konventionellen Paradigmas. Wenn ganz normale Leute schweben können, dann ist meiner Meinung nach dieser Impuls der Grund dafür. Es geht einfach nur darum, in diesen Zustand einzutauchen und das zu tun, was bereits zuvor von anderen getan wurde. Falls von Ihnen erwartet werden kann, dass Sie in der Lage sind, ein Buch zu lesen, und es dann auch tun, dann ist das der Grund dafür, warum wir hier ein zweites Buch schreiben. Es wird Menschen geben, die *dieses* Buch lesen und dann das tun werden, worüber wir sprechen. Diese Leute werden sich an ein Gitter oder morphisches Feld anschließen, in dem mehr und mehr Leute in der Lage sein werden, dies zu tun, und so kann die Welt sich bald verändern.

Haben Sie schon einmal Geschichten über tibetische Mönche gehört, die schweben und Dinge tun können, die den bekannten Gesetzen unseres heutigen Physikmodells widersprechen? Wenn sie diese Dinge tatsächlich tun, dann ist unser Physikmodell zumindest unvollständig und möglicherweise sogar bewusst irreführend oder falsch! Ich will damit nicht sagen, dass solche Kräfte ein Ziel von *Matrix Energetics* sein sollten, und ich müsste auch gar keine extremen Beispiele anführen, um das Prinzip verständlich zu machen. Verstehen Sie, was ich sagen will? *Es ist möglich,* dies zu tun. Erst wenn Sie Ihre gewohnheitsmäßigen Denkmuster, Ihre Bindungen an Ihr normales Bewusstsein aufbrechen, können Sie die Einschränkungen Ihres begrenzten Bewusstseins hinter sich lassen.

Lesen Sie noch einmal das nach, was ich in diesem Kapitel über Torsionsfelder und ihre Eigenschaften gesagt habe, wenn Sie mir nicht glauben. Ich denke nämlich Folgendes: Elektromagnetismus ist in Wahrheit ein Effekt und es gibt keine Kräfte. Es gibt lediglich Potenziale, die aus dem Nullpunkt-Feld stammen. Und sicher wird Ihnen mehr und mehr bewusst, dass die Fähigkeit, solche Dinge zu tun, innerhalb des einheitlichen Feldes, des Torsionsfeldes unseres Herzens, angesiedelt ist.

Wunder sind bereits zuvor eingetreten und können wieder eintreten. Es ist nicht wichtig, ob sie eintreten oder ob *Sie* unbedingt ein Wunder „tun" müssen. Wichtig ist vielmehr, dass es definiert, beobachtet und wiederholt werden kann. Haben Sie das verstanden? Denken Sie daran, dass Sie in das dynamische Bewusstseinsfeld einsteigen können, das durch *Matrix Energetics* aufgebaut wurde, weil wir gesagt haben: „Was wäre, wenn es keine Regeln gäbe?"

Einer meiner Schüler erzählte mir von ein paar Freunden, die Indien bereisten. An einem Punkt waren sie so voller Freude, dass sie begannen, über dem Boden zu schweben. Es war kein Trick, es ist wirklich passiert. Und noch einmal: Es ist ein Prinzip. Ich habe das Foto gesehen. Was ich Ihnen klarmachen will, ist Folgendes: Sie müssen weder schweben können noch auf dem Wasser wandeln oder Wunder wirken. Wunder werden passieren, wenn Sie den Versuch aufgeben, etwas herbeizuführen, etwas in die Wege zu leiten, etwas herbeizwingen zu wollen. *Sie* sind das Wunder.

Kapitel 18

Archetypen oder: Ihre Liebesbeziehung zu den Dingen in Ihrem Kopf

Wenn Sie beginnen, mit einigen dieser inneren Prozesse zu arbeiten, sollten Sie gut auf die Art der Energien, Symbole und Figuren achten, die aus Ihrem Unterbewusstsein aufsteigen. Nehmen Sie die Symbolik wahr, die Ihr Geist verwendet, um mit Ihrem Alltagsbewusstsein zu kommunizieren. Auf diese Weise werden Sie die Verbindung zu dem umfassenderen Gewahrsein Ihres Selbst langsam aber sicher stärken.

Führen Sie doch einfach einmal ein Tagebuch, in dem Sie häufiger auftauchende Bilder festhalten, und versuchen Sie herauszufinden, für was sie stehen. Viele scheuen sich, andere um Hilfe zu bitten, wenn sie sich verfahren oder verlaufen haben. Gehen Sie mit Ihren mentalen Prozessen besser um! Wenn Sie sich verirren oder nicht wissen, was etwas zu bedeuten hat, dann fragen Sie! Das ist so einfach, dass Sie am Anfang vielleicht denken, dass es nicht funktionieren wird. Haben Sie schlichtweg Vertrauen und stellen Sie eine einfache Frage wie: „Was bedeutet das?"

Kapitel 18

Archetypen als „Heilmittel"

Mein Freund Dr. Hector Garcia setzt seine intuitiven Fähigkeiten ein, um energetische Unausgewogenheiten im Körper aufzuspüren – von der Ebene der Zellen bis hin zur Quantenebene –, und das mit erstaunlicher Genauigkeit. Zu den Archetypen und ihrer Verwendung als „Heilmittel" sagt er Folgendes:

Wenn ich in meiner Lehrtätigkeit archetypische Muster zum Thema habe, bringe ich sie gerne in Verbindung mit physischen Strukturen. Wenn ich beispielsweise einen Patienten mit einer Skoliose (einer anormalen oder übersteigerten Krümmung der Wirbelsäule) vor mir habe, visualisiere oder sehe ich manchmal ein Lineal, das der Wirbelsäule anliegt. Häufig führt die Überlagerung mit einem Bild dieser Art dann dazu, dass das Energiefeld die gewünschte Korrektur vornimmt und die Skoliose einfach verschwindet. Manchmal muss man allerdings vorsichtig sein, wenn man mit Patienten arbeitet, die eine Skoliose oder Ähnliches haben, weil sie schon einmal erschrocken oder unangenehm überrascht sein können, wenn sich ihr Zustand so plötzlich und radikal ändert. Sie sind es nämlich nicht gewohnt, so „aufrecht" zu sein, und die plötzliche Umstellung kann zu einer gewissen Unsicherheit und Desorientierung führen.

Einmal kam eine Klientin zu mir, deren Bruder Chiropraktiker war und ihre Skoliose bis dahin behandelt hatte. Ihr war gesagt worden, ich könne ihr helfen. Also nahm ich die erforderlichen Korrekturen vor und die Wirbelsäule wurde gerade. Eine Woche später kam sie wutentbrannt zu mir, weil ihre gesamte Kleidung nicht mehr richtig passte. Manchen kann man es einfach nicht recht machen!

Superhelden als mythologische Archetypen
Green Lantern und die fantastische Kraft der Absicht

Ich war schon immer ein Comic-Fan – eine Leidenschaft, die dazu führte, dass sich in meinem Unterbewusstsein haufenweise Heldenfiguren wie *Superman*, *Batman* und *Spiderman* tummeln.

Green Lantern [früher im deutschsprachigen Raum auch „Grüne Laterne" oder „Grüne Leuchte"] ist der coolste Superheld, der jemals erfunden wurde, weil in seinem Ring die größte Kraft des Universums gebündelt ist: *die Macht der Absicht*, der Intention oder Vorstellung! Dabei nimmt die reine Absicht, durch Gedanken geformt, die Form und Aktivität an, auf die der Ringträger sich konzentriert. Was auch immer Sie sich detailliert genug vorstellen, wird sich manifestieren und kann von *Green Lantern* oder sogar von Ihnen selbst realisiert werden! *Green Lantern* unterstützt und schützt die Kräfte des Guten und sollte nicht mit jenem anderen bekannten Ringträger verwechselt werden, nämlich Sauron aus J. R. R. Tolkiens Saga *Herr der Ringe*. Das Einzige, wogegen der Ring von *Green Lantern* machtlos ist, ist die Farbe Gelb. Ich habe das immer als Sinnbild dafür gesehen, dass nur unsere eigene Angst oder Feigheit dem Manifestieren unserer Absichten im Wege stehen können [Im Englischen kann *yellow* sowohl „gelb" als auch „feige" bedeuten. Anm. d. Übers.]. Schon der aufgestiegene Meister Saint Germain meinte, dass Angst der Feind jedes alchemistischen Experiments sei.[1]

Irgendwann im vergangenen Jahr beschloss ich, in meiner Vorstellung eine Kopie des magischen Rings von *Green Lantern* zu machen und zu tragen. Das mag einigen von Ihnen vielleicht albern erscheinen, aber anstatt als kleiner Junge mit Panzern und Pistolen zu spielen, spielte ich mit Superhelden. Meine Mutter nähte mir sogar ein komplettes *Batman*-Kostüm.

Bei einem Seminar gab mir kürzlich jemand eine nicht unerhebliche Geldsumme, damit ich mir bei eBay ein supercooles *Batman*-Outfit besorgen konnte, das in allen Einzelheiten dem Original entspricht. Ich erzählte den Seminarteilnehmern prompt (und es war nur zum Teil scherzhaft gemeint), dass ich einen ganz besonderen Plan zum Abnehmen entwickelt habe. Ich würde ein *Batman*-Kostüm kaufen, komplett mit eindrucksvollem Waschbrettbauch und Beinmuskeln, und es in meinen Schrank hängen. Mittlerweile besitze ich eine exakte Kopie des Kostüms, das Michael Keaton in dem Film *Batman* trug, und habe es bei einem meiner Seminare stolz auf der Bühne präsentiert.

Super-(man-)position in der Wirklichkeit

Seinen Helden zu sehr nachzueifern hat seinen Preis. Als ich noch ein kleiner Junge war, hat mich die Darstellung von George Reeves als *Superman* total fasziniert. (In diesem Alter glaubte ich natürlich noch, er sei tatsächlich *Superman!*) Ich war so von diesem *Superman* begeistert, dass ich ein rotes „S" auf mein T-Shirt malte und meine Mutter ein rotes Cape für mich nähte. Ich glaube, sie machte sich Sorgen, dass ich versuchen könne, vom Dach unserer Garage zu springen und zu fliegen. Irgendwann schenkte sie mir eine dicke Hornbrille, weil – wie sie mir erklärte – es nur logisch sei, dass man als *Superman* gleichzeitig Clark Kent sein müsse.

Das war ein gutes Argument und so begann ich die Brille zu tragen, wann immer ich nicht in meiner Rolle als *Superman* unterwegs war. Diese gut gemeinte und völlig vernünftige Idee hatte nur einen kleinen Haken: Mein Vater trug auch eine Brille und mit meiner Clark-Kent-Brille sah ich aus wie eine jüngere Version meines Vaters. Ich glaube, ich habe damals mein Unterbewusstsein unabsichtlich falsch programmiert, denn innerhalb weniger Wochen ließ mein Sehvermögen nach und ich brauchte tatsächlich eine Brille, um richtig sehen zu können. Achten Sie also darauf, welchen Dingen Sie zustimmen und in welcher Weise dies womöglich Ihre Wahrnehmung und Ihre Fähigkeiten im Leben einschränkt. Wenn ich Seminare gebe, trage ich immer noch eine Brille oder Kontaktlinsen, aber es ist dennoch nicht falsch zu behaupten, *dass ich die Dinge heute anders sehe.*

Ich kenne sogar einige Menschen, die im Alltag Dinge sehen können, die über das Spektrum des normalen Bewusstseins hinausgehen, und die mit dieser Realität ganz prima umgehen können. Solange Sie nicht denken, dass Sie nur deshalb, weil sie etwas sehen können, auch etwas daran ändern müssten, können Sie gut damit leben. Nur weil die Welt leider voller kranker Menschen ist, heißt dies nicht, dass Sie alle heilen könnten. Nehmen Sie jeden Tag, wie er kommt, und leben Sie in der Gnade des Moments. Mein Freund Mark kann den Menschen manchmal Krankheiten und Beschwerden ansehen. Aber die Tatsache, dass er diese Dinge sehen kann, bedeutet nicht automatisch, dass er sie ändern könnte – zumindest nicht in jedem Fall.

Ich werde nie vergessen, wie Mark eines Tages um die Mittagszeit im Begriff war, die Praxis zu verlassen, als gerade meine nächste Klientin ankam. Bevor er zur Tür hinausging, drückte er mir einen zusammengefalteten Zettel in die Hand. Als ich ihn aufmachte, sah ich folgende Notiz: „Vergiss nicht, sie nach der Krebsvorgeschichte in ihrer Familie zu fragen." Und tatsächlich – als ich die Klientin zu diesem Thema befragte, sagte sie mir, dass Krebs in ihrer Familie genetisch bedingt häufiger auftrat. Diese Information hatte sie nicht etwa im Aufnahmeformular angegeben. Mark hatte sie „gesehen", und zwar anhand der Energiemuster in ihrer Aura. Manchmal übersieht er aber auch etwas, *weshalb wir stets zusätzlich die herkömmlichen medizinischen Diagnoseverfahren einsetzen*, die uns zur Verfügung stehen. Haben Sie also Vertrauen, aber nutzen Sie gleichzeitig jede verfügbare Methode, um Eindrücke und Informationen zu überprüfen.

Ein Beispiel wird Ihnen den Grund hierfür deutlich machen: Einer meiner Patienten, der mittlerweile zu einem Freund geworden ist, erzählte mir, dass er bei einem berühmten Geistheiler auf den Philippinen gelernt habe. Nun mögen einige dieser Geistheiler Scharlatane sein, aber mein Freund Arnold schwört, dass er dabei war, als dieser „Chirurg" die Brust eines Mannes öffnete und das Herz einfach oben auf die Brust legte. Die Zeit schien still zu stehen und der Geistheiler gab an, dass er nun die Herzarterien reinigen würde. Dafür müsse er an diesem Ort die Zeit und auch das Herz des Patienten anhalten.

Arnold ist ein ausgesprochen bodenständiger Typ, ein Menschenfreund und Selfmade-Millionär. Ich zweifle daher trotz der haarsträubenden Einzelheiten im Grunde genommen nicht an der Ernsthaftigkeit seines Berichts. Arnold vertraute mir weiterhin an, derselbe Heiler habe gesagt, er würde Arnolds „drittes Auge" öffnen.

Arnold schwört, dass er seitdem in kein Fast-Food-Restaurant mehr gehen könne, ohne die verschiedenen inneren Krankheiten zu „sehen", die durch die dort servierte ungesunde Kost gefördert würden. Er erzählte mir, dass er eine ganze Weile brauchte und sehr diszipliniert meditieren musste, bis er diese Fähigkeit abschwächen oder ausschalten und im Alltag wieder normal funktionieren konnte. Es ist einmal gesagt worden, dass die Menschheit ohne Visionen zugrunde gehen würde, und diese Aussage hat mich dreißig Jahre lang danach streben lassen, hellsichtig zu sein.[2] Allerdings bin ich mir nicht sicher, ob ich jederzeit alles sehen will, sodass ich bezüglich dieser Fähigkeit noch in Verhandlungen mit meinem Unterbewusstsein stehe.

Sehen ist Werden

Während er bei mir seine Ausbildung machte, fiel Mark plötzlich einmal spontan in eine tiefe Trance und sein „drittes Auge" öffnete sich. Auf einmal konnte er Geister aus einer anderen Welt sehen, die zu ihm sprachen und auf ihn zukamen. Ich fragte ihn, ob er diese Erfahrung lieber ausschalten würde, da das Ganze durchaus etwas Beängstigendes an sich hatte. Aus seiner tiefen Trance heraus antwortete er mir voller Weisheit: „Nein, danke. Lass es ruhig weiterlaufen, aber vielleicht könntest du so eine Art Dimmer einbauen?"

Ich fand das ebenso brillant wie mutig und kam seiner Bitte sofort nach, indem ich die passenden Suggestionen gab. Es war ein weiterer Wendepunkt in Marks Ausbildung – und er kann immer noch Geistwesen sehen. Das letzte Mal, dass Mark und ich gemeinsam unterrichteten, war in San Francisco. Ich erinnere mich noch genau, wie er über die vielen Geistwesen sprach, die die Straßen bevölkerten.

Ich möchte nicht, dass Sie glauben, in irgendeiner Form hellsichtig oder übersinnlich begabt sein zu *müssen*, um mit *Matrix Energetics* etwas bewirken zu können. Das ist nicht der Fall. Es ist natürlich völlig in Ordnung, Ihr Bewusstsein neuen Fähigkeiten und Erfahrungen zu öffnen. Einige der Dinge, von denen ich Ihnen auf den letzten Seiten berichtet habe, mögen nach und nach in Ihrer Welt auftreten, während Sie das Buch lesen. Eine natürliche Entfaltung von Fähigkeiten wird sich einstellen, wenn Sie in dem morphischen Feld der Möglichkeiten spielen, das *Matrix Energetics* darstellt.

Ich habe viele Geschichten von meinen Schülern gehört und auch von Leuten, die mein erstes Buch gelesen und nie ein Seminar besucht haben. Es scheint so, als würden Sie in einigen Fällen allein dadurch, dass Sie das Buch in die Hand nehmen und lesen, Ihrem Unterbewusstsein die Botschaft vermitteln, dass Sie bereit sind, einige der im Buch beschriebenen Dinge zu erleben. Wenn Ihnen solche Dinge *nicht* passieren und Sie aber wünschten, es wäre so, dann gehen Sie freundlich mit sich um und lassen Sie sich Zeit. Vertrauen Sie Ihrem Prozess des Lernens und dem Tempo, das Ihnen entspricht, und lassen Sie zu, dass Sie sich *langsam* öffnen – wie eine Blume, die ihre Blütenblätter öffnet, um die Morgensonne zu begrüßen.

Wenn ich mit jemandem „spiele", dann sage ich auch schon mal das „eine" oder „andere". Ich weiß noch nicht einmal, was das „andere" ist. Nun ja, irgendwie weiß ich es schon, aber die Sache ist die: Wenn Sie den Prozess verlangsamen, um genau herauszufinden, was es ist, dann dauert es zu lange. Und wenn es zu lange dauert, wird nichts passieren, weil Sie genau *beobachten*, ob es passiert oder nicht. Sie können lernen, *nicht* Bescheid zu wissen, nichts Genaues zu wissen, es nicht wissen zu wollen, mit dem Nichtwissen zu leben – oder wie immer man den Verzicht auf das genaue Durchschauen ausdrücken möchte. Sie können mit einem primären, im Herzen zentrierten Wissen arbeiten, gekoppelt mit dem sekundären, nichträumlichen Gewahrsein der rechten Gehirnhälfte.

Jesus sagte: „Bittet, und es wird euch gegeben werden. Suchet, und ihr werdet finden. Klopfet an, und es wird euch aufgetan werden."[3] Diese und andere Worte von Jesus sind Gleichungen des höheren Bewusstseins; da ist er also wieder, der „Quanten-Jesus". Das Stellen offener Fragen öffnet die Türen der Wahrnehmung von *All That Is* [wörtlich: von allem, was ist]. Von diesem Standpunkt des Vertrauens aus können Sie eine Einschätzung vornehmen, anstatt ein Urteil zu fällen.

Sobald Sie urteilen, lassen Sie die Wellenfunktion kollabieren; und die Wellenfunktion repräsentiert alle Möglichkeiten außerhalb von Zeit und Raum.

Kapitel 19

Die Kunst des unschuldigen Wahrnehmens

Heißen Sie alles willkommen, nehmen Sie alles an, was sich zeigt, und Sie werden sehen lernen. Wenn Sie mit den Augen Ihres sich öffnenden Herzens schauen, bekommen Sie ein Gefühl für das, was sich zeigt. Dieser Gefühlszustand schlägt den Bogen von Ihrem Herzen zum gewünschten Ergebnis. Das ist Teil der „Wissenschaft vom Manifestieren". Wenn Sie beginnen, sich der kindlichen Kunst der spontanen Wahrnehmung zu widmen, sollten Sie bereit sein, Ihre Regeln über Bord zu werfen und mit dem Strom zu schwimmen.

In diesem Moment kann Ihr Gehirn damit beginnen, einzigartige neurochemische Zustände zu erzeugen, die Ihr bewusstes Erleben tiefgreifend verändern können. Wenn Sie regelmäßig üben, das Gefühl eines solchen veränderten Zustands zu spüren, können Sie lernen, neue Möglichkeiten in Ihrem Leben zu erschaffen. Dieser Seinszustand ähnelt dem Vorgehen bei einer schamanischen Reise. Vertrauen Sie darauf, dass alles, was Sie erleben, speziell für Sie gedacht und ein Geschenk Ihres Unterbewusstseins oder höheren Selbst ist. Wertschätzen und genießen Sie es und lernen Sie daraus.

Kapitel 19

Ich glaube an alles, bis es widerlegt wird. Also glaube ich an Feen, Mythen, Drachen. All das existiert, selbst wenn es sich im Geist befindet. Wer kann sagen, ob Träume und Albträume nicht ebenso real sind wie das Hier und Jetzt?

JOHN LENNON

Die Kontrollgruppe für veränderte Seinszustände

Ein Teilnehmer eines Matrix-Energetics-Seminars sah während einer Übung plötzlich ein riesiges Steuerpult vor sich. Er hatte nicht darum gebeten, es erschien einfach. Zu jenem Zeitpunkt wusste er nicht, wofür es gedacht war, also würdigte er es einfach und machte weiter. Mittlerweile, so berichtete er mir, kommuniziert er über das Steuerpult regelmäßig mit Wesen, die manche Menschen als „Geister der Toten" bezeichnen. Vielleicht hatte er diese Fähigkeit schon immer. Als er geboren wurde, stand das Steuerpult auf „medium" und mittlerweile hat er ein paar Gänge höher geschaltet. Vertrauen Sie dem, was sich zeigt. Es könnte Ihr Leben für immer verändern.

Tolkiens Geschichte *Der Hobbit* trägt den Untertitel „Hin und zurück". Einigen Formen der Schizophrenie und des Wahnsinns könnte man sicher den Untertitel geben „Hin- und nicht wieder zurückgefunden". Beim Hobbit gibt es den Zauberer Gandalf, der für eine sichere Rückkehr sorgt. Im Fall von Schizophrenie ist Ihnen womöglich nicht bewusst, dass Sie Hilfe haben. Auf eine höhere Macht zu vertrauen und dann Beweise zu verlangen, das kann einen himmelweiten Unterschied machen. Weder Gott noch der Teufel werden Sie zwingen, etwas gegen Ihren freien Willen zu tun. Aber Sie können einen Gott oder einen Teufel erschaffen, der Sie zu einer Auswahl an Wahlmöglichkeiten verdammt, die weder Ihrer Freiheit noch Ihrer persönlichen Transformation dienlich sind. Wählen Sie weise!

Unsere Wahrnehmungen entsprechen unseren unbewussten Regeln und Erwartungen

Unbewusstes Verhalten wird durch das abgebildet, was wir als physikalische Gesetzmäßigkeiten bezeichnen. Diese Gesetze oder auch Regeln beschreiben, was erlaubt und was verboten ist. Was wir wahrnehmen, hängt davon ab, wie das Modell der Realität unserer persönlichen Weltsicht nach aussieht. Unsere unbewussten Regelfilter bestimmen, was sich in unserer Welt zeigt und welchen Dingen der bewusste Zugang verwehrt wird. So werden Sie sicher selten von einem Christen hören, der eine Vision von Buddha hatte, oder einem Buddhisten, dem während einer Meditation Jesus Christus als persönlicher Retter erschien.

Unser Rezept für die Realität ist mit den Zutaten gewürzt, die wir zulassen und die unserem Geschmack entsprechen. Diese Mischung besteht zu gleichen Teilen aus dem, was wir wissen, dem, was wir wussten, und aus dem, was wir gemäß den Erwartungen der Gesellschaft glauben sollen. Mit etwas „kon-form" zu gehen, das kann man auch als „ko-formen" interpretieren, als eine Form des gemeinsamen Erschaffens; denn gemeinschaftlich erzeugen und erhalten wir auf unbewusster Ebene das kulturelle Hologramm unserer sinnesbasierten Erfahrungen.

Die treibende Kraft hinter allem, was Sie manifestieren, ist die unbewusste „Kiste", die Ihre Annahmen, Glaubenssätze und Erfahrungen enthält. Wenn Sie dieses Buch lesen und einige der hier gesagten oder beschriebenen Dinge über Ihren Horizont gehen (oder vielleicht auch darunterliegen), dann ist das völlig in Ordnung. Wenn Sie ein Konzept oder eine Idee nicht gleich verstehen, dann kann das bedeuten, *dass Sie etwas Neues lernen beziehungsweise neue Informationen aufnehmen*. Alle unsere Konzepte basieren zum größten Teil auf Dualität und Linearität: *dem Credo der gegensätzlichen Kräfte*.

Wenn Sie sich die herausragenden Eigenschaften der kollektiven und unbewussten Archetypen von Macht und Möglichkeit als

Kapitel 19

Modell wählen, können Sie zu einem gewissen Grad lernen, die reinen Energien dieser Kräfte für sich einzusetzen. Mehr noch – Sie können die reine psychische Energie, die in diesen kulturellen Archetypen steckt, sogar auf magische Weise nutzen. Wenn Sie mir nicht glauben, dann lesen Sie das erste Kapitel meines ersten Buches, bevor Sie hier weiterlesen. Jesus, *Superman* und *Spiderman* sind wunderbare Archetypen, die Sie anzapfen können – vom „Schwarzen Mann" sollten Sie hingegen lieber die Finger lassen!

Wenn Sie das Gefühl des Ankämpfens loslassen, brauchen Sie weder mit sich selbst noch mit einem Teil der kollektiven Psyche im Streit zu liegen. Energie, die Sie nicht auf innere Kämpfe mit sich selbst verwenden, können Sie nutzen, um noch mehr zu lieben, noch mehr Sex zu haben und noch mehr Geld zu verdienen. Hören Sie auf, mit Ihrem Ego zu kämpfen. Ändern Sie die Muster und Schablonen, die mit alten Seinszuständen verbunden sind. Sie können zu neuen Bewusstseinsmustern wechseln, die Ihnen in jedem Teil Ihres Lebens erweiterte Möglichkeiten eröffnen. Ein erweitertes und verändertes Bewusstsein ist der Schlüssel, der die Tore der Möglichkeiten öffnet.

Das folgende Beispiel eines Teilnehmers der *Matrix-Energetics*-Ausbildung zeigt, wie man Archetypen für sich einsetzen kann:

Der Arzt, dem ich bei der Heilung seines Tennisarms und kürzlich auch bei seinen Nebenhöhlenproblemen geholfen hatte, schüttelte beide Male, nachdem sich seine Beschwerden in Luft aufgelöst hatten, nur den Kopf und sagte: „Bob, das gefällt mir nicht." Immer noch nicht überzeugt kam er vor Kurzem zu mir und sagte: „Bob, ich bekomme immer wieder diese Cluster-Kopfschmerzen. Im Moment ist alles okay, aber könntest du vielleicht dafür sorgen, dass sie nicht mehr wiederkommen?" Ich antwortete ihm, dass ein Versuch ja nicht schaden könne, und setzte die Technik mit dem Dreieck-Archetyp ein. Dabei legte ich eine Hand auf seine Schulter, das Dreieck war rund 30 Zentimeter von seinem Kopf entfernt. Ich fragte: „Wie wäre es, nie wieder Kopfschmerzen zu haben?"

Er schüttelte nur wieder den Kopf und sagte: „Bob, zu Anfang hielt ich das Ganze ja für einen Haufen Blödsinn, aber diesmal habe ich wirklich etwas gespürt ... An der Sache scheint doch etwas dran zu sein!"

„Ja", sagte ich. „Das versuche ich dir schon die ganze Zeit zu sagen!"

B. B.

Kapitel 20

Menschliche Intention und göttliche Intervention

Ein paar Jahre hatte ich mit einer Art spiritueller Gemeinschaft zu tun und lernte dort, wie man die Macht des gesprochenen Wortes einsetzen kann, um Veränderungen zu erzielen.[1] Wenn Sie sich jemals gewünscht haben, Sie könnten etwas zurücknehmen, nachdem es aus Ihrem Mund gekommen war, dann wissen Sie aus erster Hand (und buchstäblich aus „berufenem Mund"), wie Worte die Dinge verändern können. *Worte sind wie Lichtschalen, die holografische Muster und Bilder enthalten.* Wenn diese auditiven und begrifflichen Muster „freigelassen" werden, können Sie die Dinge herbeiführen, auf die Sie Ihre Absicht richten.

Ich habe die Erfahrung gemacht, dass es umso wahrscheinlicher ist, dass ein sichtbares Ergebnis in der sogenannten realen Welt eintritt, je größer und machtvoller das System oder Gedankengebäude der Glaubenssätze ist. Eine der wichtigsten Vorstellungen der spirituellen Gemeinschaft, der ich angehörte, ist die, dass Engel und aufgestiegene Meister äußerst real seien und dass göttliche Intervention etwas sei, mit dem man rechnen könne. *Erwarten Sie Wunder und verbinden Sie sich mit dem Teil des Matrix-Gitters, in dem Wunder die Regel sind, nicht die Ausnahme.*

Wenn Sie sich, wie es mir passiert ist, auf einer vereisten Brücke befinden und Ihr Leben an einem seidenen Faden hängt, sollten Sie sich lieber an Engel halten als an Esel, sprich: Seien Sie in Zeiten der Not, wenn Ihr Leben vom Anrufen einer höheren Macht abhängt, kein Esel und tun Sie es!

Die „Arbeiten des Herakles"

Damit Sie das Prinzip noch besser verstehen, möchte ich ein paar Beispiele aus meinem Leben erzählen, die schon einige Zeit zurückliegen. In meiner spirituellen Gemeinschaft war einer der Meister, deren Fürsprache wir erbaten, der griechische Gott Herakles (oder Herkules). Ich fand es übrigens – nur nebenbei bemerkt – schon immer ausgesprochen interessant, dass *Steve Reeves* im Kinofilm die Rolle des Herakles übernahm. In der ursprünglichen Fernsehserie *Superman* aus den 1950er-Jahren hatte *George Reeves* die Titelrolle inne und in den *Superman*-Kinofilmen wurde der Held natürlich vom unvergesslichen *Christopher Reeve* verkörpert!

Da stellte sich mir doch die Frage, ob der Name Reeves sich in irgendeiner Form in harmonischer Resonanz mit dem Superman-Herakles-Hologramm befindet. Und ob im Remake von *Superman* nun Keanu Reeves der neue Star sein würde. Das war jedoch nicht der Fall – stattdessen wird *dieser* Reeves wohl für immer mit dem Begriff *Matrix* verbunden sein. [Keanu Reeves war Hauptdarsteller in der amerikanischen Science-Fiction-Trilogie *Matrix*! Anm. d. Verlags]

> Im Folgenden beschreibe ich zwei Kontakte, die Mitglieder meiner damaligen spirituellen Gemeinschaft mit dem morphischen Feld von Herakles hatten:
>
> Im ersten Beispiel blieben mehrere Gemeinschaftsmitglieder aufgrund einer Reifenpanne mit dem Auto liegen. Gemäß ihrer spirituellen Schulung entschlossen sie sich, die Energie

des Herakles anzurufen und ihn zu bitten, frische Luft in ihren Reifen zu pusten (obwohl sie wahrscheinlich einen Ersatzreifen im Kofferraum hatten). Zu diesem Zweck begannen sie ein Mantra zu singen („Was du dir vornimmst, lässt er dir gelingen." Hiob 22, 28[2]), und waren – sicher im Gegensatz zu meinen Lesern – überrascht, als dies nicht den gewünschten Erfolg brachte. Der Reifen blieb platt.

Bei einer anderen, auffallend ähnlichen Begebenheit hatte an einem anderen Tag und auf einer anderen Straße wiederum eine Gruppe von Gemeinschaftsmitgliedern eine Reifenpanne. Genau wie beim vorherigen Beispiel riefen sie wieder Herakles um Hilfe an, aber mit *einem* Unterschied: Obwohl sie zu den Göttern beteten, übernahmen sie die Verantwortung für das Ergebnis und taten das Ihrige dazu. Und siehe da: Innerhalb weniger Minuten hielt ein blauer *VW-Käfer* quietschend am Straßenrand. Die spirituellen Sucher schnappten erstaunt nach Luft, als ein Schwarzer von hünenhafter Gestalt ausstieg, der sie alle überragte.

Ohne ein Wort ging er zum Heck des liegen gebliebenen Wagens, nahm die Stoßstange in seine riesigen Hände und hob das Fahrzeug in die Höhe. Einer der Männer verstand sofort und wechselte schnell den Reifen. Nach getaner Arbeit setzte der hilfreiche Koloss das Auto sanft wieder auf der Straße ab, nickte der Gruppe zu, stieg in sein Fahrzeug und machte sich auf den Weg, ohne einen Blick zurückzuwerfen!

Beim ersten Beispiel versuchten die Betroffenen ihre spirituellen Kenntnisse zu nutzen, *um die physikalischen Gesetze der realen Welt auszuspielen,* und zwar ohne Ergebnis. Sie versuchten etwas zu erreichen, was sie viel einfacher und sinnvoller selbst hätten tun können. Im zweiten Beispiel *wurden keine Vorbedingungen festgelegt, wie die Hilfe zu erscheinen habe – es gab nur ein alles überwindendes Vertrauen, dass sie kommen würde.*

Die hierin enthaltene Lektion kann man auch mit den Worten des unerschütterlichen Saint Germain zusammenfassen, der einst zu einer Gruppe von Anhängern sagte: „Bete, als ob alles von uns abhinge, und handle, als ob alles von dir abhinge." Ein guter Rat, nach dem zu leben sich lohnt!

Zwei weitere Beispiele aus meinem persönlichen Erleben dieser Energien können dies nur unterstreichen:

Vor vielen Jahren fuhren meine erste Frau und ich mit unseren drei kleinen Kindern in meinem alten orangefarbenen *Chevrolet Suburban* quer durchs Land, um an einer spirituellen Konferenz teilzunehmen. In Kalifornien regnete es seit Tagen und die Straßen am Konferenzort waren nass und matschig. Die Natur hält ja immer schon die interessantesten Tests in puncto Vertrauen und Ausdauer bereit.

Der *Suburban* versank hoffnungslos in dickem Schlamm, von den Hinterrädern war nur noch ein Drittel zu sehen. Ich versuchte mehrmals, aus dem Schlamm herauszukommen, mit dem Ergebnis, dass die Räder weiter durchdrehten und ich zunehmend frustriert war. Überzeugt davon, nichts tun zu können, was etwas an der Situation änderte, sandte ich ein schnelles Gebet an Herakles, mit dem Gedanken, dass seine legendäre Kraft hier nun wirklich gebraucht wurde. Man sagt so schön, dass die Strafe dem Verbrechen entsprechen sollte – ich persönlich bin der Meinung, dass das Gebet der Situation entsprechen sollte, wenn die Kräfte der himmlischen Matrix angerufen werden.

Dann ging ich gelassen zum Heck des Autos, lehnte mich mit dem Rücken gegen die hintere Stoßstange und ergriff sie mit meinen Händen. Nach einer weiteren innigen und aufrichtigen Bitte an Herakles hob ich das Auto an und befreite es völlig aus dem Schlamm. Zu meiner angenehmen Überraschung war ich sogar in der Lage, es mit Leichtigkeit den Rest des

Weges hochzuschieben, der eine Steigung von 30 Grad aufwies. Erst nachdem die Räder des *Suburban* wieder auf festem Boden standen, hielt ich inne, um zu sehen, welche Strecke ich bewältigt hatte. Ich möchte noch einmal betonen, dass solche Dinge möglich sind – sie sind jedoch nur dann wahrscheinlich, wenn Sie innerhalb der Matrix sozusagen das Gebiet, in dem der Zustand des Glaubens herrscht, vollkommen „besetzen"; dort ist himmlische Hilfe ein Ergebnis, mit dem man durchaus rechnen kann.

Engel am Berg

Eine letzte Geschichte möchte ich noch zu diesem Thema erzählen, damit Sie nicht denken, dass solche Dinge nur einmal im Leben passieren – wenn überhaupt. Mehrere Jahre nach diesem Ereignis war ich als Arzt für die Mitglieder meiner spirituellen Gemeinschaft tätig. Meine Lehrerin lebte am oberen Ende einer gewundenen, steil ansteigenden Gebirgsstraße. Eines Abends rief sie mich an und bat mich, zu ihr zu kommen und sie zu behandeln. Es war Winter in Montana und wir steckten mitten in einem Mega-Kälteeinbruch. Als wenn das nicht genug wäre, tobte auch noch ein heftiger Schneesturm. Die immer schon tückische Strecke zum Haus oben am Berg war an diesem Abend praktisch unpassierbar; die Straße war mit einer dicken, glasartigen Schicht Eis bedeckt.

Als ich mich mit meinem unvergleichlichen orangefarbenen *Suburban* langsam und vorsichtig durch die Haarnadelkurven nach oben schlängelte, traf ich auf einen LKW, der sich quergestellt hatte. Als ich aus meinem Wagen ausstieg, sah ich zu meiner freudigen Überraschung David, einen der LKW-Fahrer der Gemeinschaft. Er erzählte mir, er habe eine Lieferung in seinem Truck, die noch heute Abend oben am Berg erwartet würde.

Entschlossen, alles zu tun, was immer mir möglich war, bewegte ich mein Auto vorsichtig zentimeterweise um den LKW herum. Dann setzte ich es vor das vordere Ende des Trucks und Dave und ich umwickelten beide Stoßstangen mit einer dicken Kette. Ich stieg wieder in mein Auto, legte den Gang ein, gab vorsichtig Gas – und kam prompt ... keinen Zentimeter von der Stelle!

Nun, wenn es wahr ist, dass wir manchmal, ohne es zu merken, Engel zu Gast haben, dann ist die logische Konsequenz daraus folgende: Während die Engel sich sicherlich köstlich amüsieren, wenn wir versuchen, Dinge ohne ihre Hilfe zu tun, ist es womöglich wesentlich sinnvoller, *diese Hilfe anzufordern*. Denn wenn man dies tut, müsste es entsprechend den geistig-spirituellen Gesetzmäßigkeiten wahrscheinlicher werden, dass man sich ihrer Gegenwart bewusst wird und sie einem helfen können. Wenn der Schüler bereit ist, mögen die Meister vielleicht noch ein wenig warten und sich amüsieren, aber dann werden sie in jedem Fall erscheinen!

Nachdem mir das klar geworden war, bat ich im Geiste um Hilfe, und als ich meine Gefühle „wandern" ließ, fühlte ich eine Verbindung zu einer wohlwollenden Präsenz von der anderen Seite. Nun standen die Chancen schon besser, und mit diesem Gedanken im Sinn betätigte ich mit meinem Fuß erneut sanft das Gaspedal. Eine Vision von einem Team strahlend blauer Engel, die die Kette anhoben und gemeinsam daran zogen, erschien unvermutet vor meinem geistigen Auge. Die Kette erreichte das Ende ihres Spiels und einen Moment lang ging es weder vor noch zurück, während meine Hinterräder auf der eisigen Straße vergeblich nach Halt suchten.

Im nächsten Moment schienen der LKW und mein Wagen plötzlich schwerelos oder gewichtslos zu sein: *Die schwerfälligen Gesetze der Physik wurden ersetzt durch die Regeln der*

> *Engel.* Beide Fahrzeuge schossen förmlich so schnell und sicher den Bergpass hinauf, als hätte man sie mit einer gigantischen Schleuder abgeschossen. Als ich die Geschichte meiner Lehrerin erzählte, nachdem wir sicher an ihrer Haustür angelangt waren, lachte sie herzlich und rief aus: „Du gehörst jetzt wirklich zum Team, nicht wahr?"

Synchronizität mit einer größeren Realität

Für mich bedeutet „zum Team gehören", dass man synchron mit der Realität geht, in der man sich befindet. Wenn Sie das Ziel haben, reich zu sein, dann sollten Sie die Denkart von Menschen studieren, die über die Ansichten, Gewohnheiten und Handlungen verfügen, die diese Art von Ergebnis erzeugen. Sitzen Sie also nicht an der Straßenecke und bejammern Sie nicht Ihr derzeitiges Los – was soll das schließlich auch einbringen! Das Universum hört nicht auf das Gejammer Ihres quengelnden inneren Kindes. Wenn Sie möchten, dass Ihr Lebenspartner den Müll hinausbringt, stehen die Chancen schließlich auch besser, wenn Sie ihn oder sie mit freundlicher Stimme darum bitten. Es ist einfach so, *dass es in der Regel einfacher ist, nützliche und angenehme Ergebnisse zu manifestieren, wenn die Stimmen in Ihrem Kopf eher von der freundlichen Sorte sind.*

Mit unserer göttlichen Instanz „handeln"?

Wenn wir meditieren, beten oder nach Selbstverbesserung streben – tun wir das dann nur, damit wir mehr von dem bekommen, was wir möchten? Nun, es kann nicht jeder im Lotto gewinnen. Denn wenn ich mir auch sicher bin, dass Gott uns alle gleichermaßen liebt, so würde das doch „*A Whole Lotta Love*" bedeuten [zu Deutsch etwa:„jede Menge Liebe", im Original ein Titel der Band *Led Zeppelin*; Anm. d. Übers.] und zumindest Klagen über Copyrightverletzungen nach sich ziehen. Wir können Schmerz, Leid oder Tod nicht vermeiden, indem wir mit unserer Version von Gott „feilschen". Oder doch?

Unmittelbar hinter dem Ortsausgang von Butte, Montana, steht eine Betonstatue der heiligen Jungfrau Maria. Das Denkmal ist so riesig, dass zum Schutz niedrig fliegender Flugzeuge Warnleuchten an ihm befestigt wurden; und die Geschichte, wie es zu seinem Bau kam, ist sehr interessant: Die Frau eines reichen Mannes hatte Krebs und lag im Sterben. In seiner Verzweiflung betete der katholische Mann zu Gott, um seine Frau vor diesem Schicksal zu bewahren. Und siehe da! In der Zeit der Not erschien ihm die Muttergottes und flüsterte ihm zu: „Wenn du sie baust, dann wird sie gesund werden." Der Mann hörte auf die Vision, erbaute die Statue und seine Frau wurde wieder gesund. Insofern steht die Statue für die Kraft dessen, was eintreten kann, wenn Sie eine kraftvolle morphische Realität betreten und sich genau an die dort geltenden Spielregeln halten.

Kapitel 21

Lassen Sie sich führen – Sie werden es nicht bereuen!

Auf jeder Stufe des *Reality Games*, das sich Leben nennt, ziehen wir genau die Menschen und Erfahrungen an, die wir benötigen. Und auf jeder Stufe werden uns helfende Energien zur Seite gestellt. Diese Menschen oder liebevollen Energiemuster haben unsere eigene, jeweils aktuelle Stufe bereits bewältigt und können uns nun mit *Cheats*, also mit Tricks und Kniffen in unserem virtuellen *Reality Game* unterstützen. Dabei können diese geistigen Wesen oder auf uns abgestimmten holografischen Helferprojektionen das sein, was wir persönlich als Engel oder „geistige Führer" erleben. Sie können aussehen wie der Erzengel Gabriel, wie Ihre Großmutter, wie Louis Pasteur oder sogar wie die Ewoks [= Zeichentrickfiguren aus einem Science-Fiction-Film]!

Ich möchte damit keineswegs sagen, dass das, was Sie über religiöse oder spirituelle Themen denken, unwahr oder irgendwie unvollständig sei. Ich habe einfach eine andere Art und Weise, diese Konzepte zu betrachten. Meine Hoffnung ist, dass einiges von dem, was ich in diesem Buch sage, für Sie als Leserin oder Leser hilfreich sein kann. Wenn Sie die Grundelemente dieser Ideen verstehen, *können Sie beginnen, an der Erschaffung neuer, wundersamer Welten der Möglichkeiten teilzuhaben.* Dabei gilt aber auch, dass Sie ruhig an dem festhalten können, was auch immer Sie bis zu diesem Punkt geglaubt haben, sofern es Ihnen dienlich war.

Wenn Sie sich bereits ein wenig von traditionellen religiösen und wissenschaftlichen Interpretationen entfernt haben, dann werden Ihnen womöglich einige dieser Ideen dienlich sein. Ich glaube, dass Engel und Meister, Heilige und andere Wesenheiten getrennt von mir und unabhängig von meiner Energie existieren. Allerdings vermute ich stark, dass mein Erleben dieser Dinge sowohl durch meine kulturellen als auch meine persönlichen Vorstellungen und Einstellungen gefärbt ist.

Wenn bis zu diesem Punkt in Ihrem Leben kein Engel hilfreich eingegriffen hat und Sie keine Verbindung zu irgendwelchen geistigen Führern haben, dann sollten Sie sich vielleicht ein Beispiel an den Vajrayana-Yogis nehmen und sich daran machen, *eine Verbindung aufzubauen.* Vielleicht haben Sie zunächst das Gefühl, das Ganze spiele sich nur in Ihrem Kopf ab. Aber wenn Sie eine ausreichende Menge an Nullpunkt-Energie in das spezielle morphische Feld Ihrer Absicht leiten, können Sie tatsächlich eine Beziehung mit sogenannten geistigen Wesen aufbauen. Das Bild, das Sie sich ausdenken, sich vor Augen halten und dann in Ihr Unterbewusstsein entlassen, kann tatsächlich ein Eigenleben annehmen. Es ist ein bisschen wie bei Pinocchio, wo die liebevolle Fürsorge des einsamen Puppenherstellers seine Schöpfung zum Leben erweckt.

Ich bringe meinen Engeln und „geistigen Führern" Verehrung und großen Respekt entgegen. Wenn Ihr Leben nicht nur einmal, sondern mehrfach von Kräften aus dem Jenseits gerettet wurde, *entwickeln Sie ein natürliches Vertrauen in solche Dinge.* Wenn Sie mein erstes Buch, *Matrix Energetics,* gelesen haben, kennen Sie die Geschichte bereits, wie ich mit zehn Jahren von einem Auto angefahren wurde:

Ich flog plötzlich durch die Luft und war nur halb bei Bewusstsein. Während ich auf das harte Pflaster zuflog, hörte ich eine laute Stimme in meinem Ohr, die mir befahl: „Klatsch auf die Matte!" Ich reagierte sofort instinktiv und führte eine perfekte Judobewegung aus, die meinen Sturz abfing und mein Leben rettete. In dem Alter wusste ich noch nichts über Kampfkünste. Woher wusste die Stimme, was sie sagen musste, damit ich innerhalb eines Sekundenbruchteils reagierte? Und woher wusste ich, was der Satz bedeutete? Verstehen Sie jetzt, warum ich so viel Wert darauf lege, dass Sie Ihrer inneren Führung vertrauen?

Viele Jahre später fuhr ich jemanden nach Hause, der ganz oben an einem steilen Bergpass lebte. Es war mitten im Winter und mein *Suburban* kämpfte sich langsam durch den Schneesturm nach oben. Plötzlich forderte dieselbe Stimme, die mir mit zehn Jahren das Leben gerettet hatte, mich in dringlichem Ton auf, aus dem Auto auszusteigen und mein Ohr an den Boden zu legen. Ich weigerte mich zunächst und sagte: „Es ist unheimlich kalt da draußen. Ich geh nicht raus!" Kurz darauf kam die Botschaft erneut, aber diesmal war aus der Aufforderung ein Befehl geworden, dem ich mich nicht zu widersetzen wagte. Ich stieg aus dem Auto und legte mein Ohr auf den gefrorenen Boden.

Sofort hörte ich das zischende Geräusch von Luft, die aus einem Loch in meinem linken Hinterreifen ausströmte. Das Wesen, das ich weder sehen noch identifizieren konnte, hatte erneut mein Leben gerettet! Wie oft muss so etwas passieren, bis man lernt, darauf zu vertrauen? *Einmal* reichte mir. *Erwarten Sie Wunder* und sie werden eintreten.

Sorgfältig abwägen, wann und wie man auf die Führung hört

Ich habe wirklich gute Erfahrungen damit gemacht, auf eine bestimmte innere Stimme zu hören, die für mich zu meinem schützenden inneren Führer und Freund gehört. Bedeutet das, dass ich meine, Sie sollten auf *jede* Stimme hören, die in Ihrem Kopf auftaucht? Natürlich nicht, denn das wäre eine dumme und unter Umständen recht gefährliche Idee. Haben Sie jemals am Rand einer

Klippe oder oben auf einem hohen Gebäude gestanden und eine Stimme gehört, die Sie aufforderte zu springen? Ich schon und ich bin sicher, dass es vielen von Ihnen ebenso ergangen ist. Ist das eine Stimme, auf die man hören sollte? Natürlich nicht! Wie also lernt man, die Stimmen zu unterscheiden?

Wenn Sie eine Stimme hören, die Ihnen das Gefühl gibt, geliebt und beschützt zu werden, dann sollten Sie womöglich auf sie hören. Ich rede nicht von Stimmen, die Ihnen schmeicheln. Schmeichelnde Stimmen sind genau wie jene, die Ihnen sagen, Sie sollten hinunterspringen oder sich selbst beziehungsweise anderen dumme und möglicherweise verletzende Dinge antun. Wenn Sie solche Stimmen hören, sollten Sie schleunigst zu einem Fachmann laufen – nicht gehen! –, der Ihnen gute psychologische Hilfe angedeihen lassen kann. Jede Stimme, die Sie umschmeichelt oder verdammt – und das manchmal in ein und demselben Satz –, ist nicht da, um Ihnen zu helfen oder Sie anzuleiten. Jede Stimme, die Ihnen sagt, dass Sie blind werden oder zur Hölle fahren, wenn Sie nicht aufhören irgendetwas zu tun, sollten Sie ebenfalls auf Ihre Liste verdächtiger Stimmen setzen.

Ich vermute, dass einige Vertreter der Gruppe der Psychologen und Psychiater meine Worte lesen und mich höflich, aber bestimmt in eine Schublade packen und für verrückt erklären werden. Und es steht ihnen natürlich völlig frei, so zu denken. Von der „Wahrnehmungskiste" aus, die *sie* sich konstruiert haben, gibt es in der Tat keine andere Auslegungsmöglichkeit und da passt diese Diagnose perfekt. Ich für meinen Teil möchte nicht ohne meine Geistführer und Schutzengel leben. Ich würde dennoch auf keine Stimme hören, die mir sagt, ich solle von einer Klippe springen, damit meine Schutzengel mich wieder nach oben tragen können. Dieser Art falscher Logik werde ich nicht folgen und Sie sollten es auch nicht tun!

Ist die höhere Führung nicht vertrauenswürdig – einfach eine andere „anheuern"!

Dr. Mark Dunn hatte Geistführer, die er mental erschuf und denen er anschließend die Vollmacht gab, für ihn zu handeln. Allerdings hatte er das kleine Problem, dass das, was seine Geistführer ihm sagten, manchmal nicht korrekt oder sogar völlig falsch war. Was machen Sie, wenn einer Ihrer Angestellten seine Aufgaben nicht erledigt und den Anforderungen des Jobs nicht entspricht? Genau: Sie feuern ihn. Als Nächstes überprüfen Sie bewusst Ihre Ansprüche und Erwartungen, sodass die nächste Person, die Sie einstellen, besser passt und Ihren Bedürfnissen eher entspricht. Wenn die Stimme Ihres „höheren Selbst" ständig falsch liegt oder einfach nur widerspenstig ist, dann feuern Sie sie und stellen Sie eine neue ein!

Wenn Sie Mark oder andere meiner „Schüler" befragten, würden sie Ihnen erzählen, dass sie zahllose Führer gefeuert haben, die ihren Erwartungen nicht entsprachen. Prüfen Sie immer wieder, was Sie brauchen und erwarten. Vielleicht legen Sie eine Liste der Eigenschaften an, die Sie von einem „geistigen Helfer" erwarten. Falls Sie das Ganze sowieso nur selbst erfinden sollten, können Sie auch alles tun und haben, was Sie möchten. Aber falls es Geistführer *wirklich* gibt, dann erscheint es sogar noch sinnvoller, sie vorsprechen zu lassen, um den richtigen Kandidaten zu finden.

Übung: Eine gute Beziehung zur inneren Führung aufbauen

> Eine einfache Art, dies zu erreichen, ist die: Stellen Sie einfache Fragen, deren Antworten Sie relativ leicht überprüfen können. Ich bin sicher, dass die meisten von uns auf dem Nachhauseweg zu Stoßzeiten schon einmal im Stau gestanden haben. Und ich bin mir ebenfalls ziemlich sicher, dass Sie sich manchmal über sich selbst geärgert haben, weil Sie nicht auf die

innere Stimme gehört haben, die Ihnen sagte, Sie sollten an diesen Tag vielleicht einmal eine andere Route nach Hause nehmen. Warum bitten Sie diesen Geistführer nicht, regelmäßig in Ihrem Leben aktiv zu werden? Wenn Sie ins Auto steigen, um irgendwohin zu fahren, fragen Sie Ihren Geistführer: „Welche Strecke soll ich nehmen?" Präsentieren Sie nacheinander die Auswahlmöglichkeiten und warten Sie auf eine zustimmende Stimme oder ein positives Gefühl. Wenn Sie nicht sicher sind, fragen Sie erneut und haben Sie Geduld.

Handeln Sie stets nach dem Ratschlag, der Ihnen erteilt wurde, selbst wenn er sich manchmal als falsch entpuppt. Sie sind dabei, die einzelnen Fäden eines starken intuitiven Bandes aufzubauen, und wie schon die böse Hexe des Ostens im *Zauberer von Oz* sagt, *müssen diese Dinge vorsichtig angegangen werden*. Wenn es Ihnen hilft, dann ziehen Sie los und kaufen Sie ein Paar rote Schuhe oder vielleicht ein Paar grüne Tennisschuhe, wie George Harrison sie bei den Dachszenen in dem Film *Let it be* trug! Bedenken Sie dabei allerdings eines: Es geht hier weniger um Requisiten, sondern vielmehr um das Erreichen des *richtigen Zustands*, in dem man die gewünschten Informationen empfangen kann.

Schließlich wissen Sie ja, was Sie tun sollten, wenn die erhaltenen Informationen sich durchgängig als falsch erweisen, oder? Genau: „Du bist gefeuert!" Geben Sie dann dem nächsten Bewerber für die Geistführerstelle eine Chance. Nachdem Sie ein paar der Stimmen in Ihrem Kopf gefeuert haben, wird am Ende nur noch die *Crème de la Crème* übrig bleiben. Natürlich können Sie jederzeit auch ein ernstes Gespräch mit Ihrem Geistführer führen, wenn Sie ihn nicht sofort feuern möchten. Bemühen Sie sich, alles aufzuschreiben, was Sie von einem Geistführer erwarten, sodass Sie bei diesem geistigen Austausch eine klare und eindeutige Position beziehen können. Und noch eine andere Faustregel gebe ich Ihnen mit auf den Weg:

Wenn die Informationen, die Sie erhalten, kryptisch sind oder in Form von Symbolen übermittelt werden, sollten Sie ihnen womöglich eher Vertrauen schenken. Geistige Führer kommunizieren häufig über die symbolische Sprache der rechten Gehirnhälfte.

Die Stimme der günstigen Gelegenheiten hören

Im vergangenen Jahr besuchte mein Seminar in Vancouver ein junger Mann, den ich zufällig aus dem Publikum herauspickte und auf die Bühne holte. Dort oben erzählte er mir und den anderen Teilnehmern eine äußerst verblüffende Geschichte. Er sagte, er sei Computerprogrammierer in London und habe eines Tages an seinem Rechner gearbeitet, als er eine unbekannte und äußerst kraftvolle Stimme hörte, die ihm sagte, er müsse *Matrix Energetics* lernen.

Neugierig geworden suchte er im Internet nach dem Begriff und gelangte so auf die *Matrix-Energetics*-Website, wo er mehrere Stunden damit verbrachte, sich die Videos anzusehen und alles zu lesen, was er finden konnte. Er war Softwarespezialist, aber bei all diesem „Krempel" schien es um Energie und Heilung zu gehen. „Na toll", dachte er. „Was soll ich damit?" Dennoch blieb die Tatsache, dass etwas daran ihn *ansprach* – vielleicht ja sogar im wortwörtlichen Sinne.

Unfähig, diese Stimme in seinem Kopf wieder loszuwerden, und aus einem reinen Bauchgefühl heraus buchte er einen Flug nach Vancouver. An diesem Punkt seiner Geschichte fragte ich ihn, ob er als kleiner Junge jemals eines dieser Telefone aus zwei Blechdosen und einer Schnur gebaut habe. „Natürlich", antwortete er. Mehr brauchte ich nicht. Ich ließ ihn eine imaginäre Blechdose an sein Ohr halten, während ich die Schnur durch die andere imaginäre Dose fädelte und nahezu bis ans andere Ende des Saals wanderte.

Als ich weit genug von ihm entfernt war, sprach ich mit einer tiefen, kräftigen Stimme in mein Ende unseres Behelfstelefons: „Hier spricht die Stimme Gottes." Daraufhin fiel er von seinem Stuhl und blieb nahezu eine Stunde in einem veränderten Bewusstseinszustand am Boden liegen. Als er wieder in die normale Wirklichkeit zurückkehrte, war er völlig verändert. Er genoss das ganze Seminar so sehr, dass es fast so schien, als sei er ein Fisch, der lange Zeit gezwungenermaßen an Land lebte und nun von einer wohlmeinenden Kraft ins Wasser geworfen worden war. Es war für ihn wie ein Nach-Hause-Kommen.

Die innere Stimme lauter stellen

Wenn Sie die Stimme Ihrer Intuition bereits hören können – und das können die meisten von uns –, wie können Sie diese Fähigkeit dann noch weiter steigern? Für mich ist es nur offensichtlich, dass – wenn Sie das hören können, was die Bibel als die *leise innere Stimme* bezeichnet – sie nichts daran hindern sollte, die Stimme *lauter* zu drehen! Waren Sie schon jemals mit dem Auto unterwegs und haben das Radio leise mitlaufen lassen, nur um sich nicht so allein zu fühlen? Und während Sie so vor sich hin fahren, hören Sie auf einmal schwach im Hintergrund die vertrauten Töne eines Ihrer Lieblingslieder. Mit dem glücklichen Gefühl des Wiedererkennens drehen Sie es lauter – viel lauter ...

Kapitel 21

Übung: Die „Stereoanlage" Ihrer Intuition installieren

Geht es Ihnen manchmal auch so, dass Ihnen plötzlich ein tolles altes Lied in den Sinn kommt, das Sie seit Jahren nicht mehr gehört haben? Und nur aus Spaß schalten Sie das Radio ein und stellen fest, dass dort genau das Lied läuft, an das Sie gerade gedacht haben? So können Sie Ihre „Hellhörigkeit" steigern. Manche von Ihnen müssen vielleicht *nach unten und dann nach links oder rechts schauen*, um den Einschalter für Ihre intuitive Stereoanlage zu finden. Schalten Sie sie ein und drehen Sie die Lautstärke hoch. Machen Sie es jetzt, ich warte!

Einige von Ihnen sind womöglich beruflich und/oder privat so eingespannt, dass Sie zwischenzeitlich ganz vergessen haben, wie man zuhört. Wenn Sie zu diesen Menschen gehören, dann müssen Sie vielleicht ein paar Extraminuten investieren, aber ich verspreche Ihnen, dass es sich lohnen wird. Ich möchte, dass Sie diesen Absatz lesen und dann das Buch beiseitelegen, die Augen schließen und in einen vollkommen entspannten Zustand gleiten. Wenn Sie so weit sind, *schauen Sie sich bitte Ihre intuitive Stereoanlage einmal ganz genau an.* Fangen Sie beim ersten und einfachsten an: Bücken Sie sich und schauen Sie nach, ob der Stecker auch in der Steckdose steckt!

Suchen Sie nun den Einschaltknopf und stellen Sie die Anlage an. Wenn sie funktioniert, suchen Sie den Geistführer- oder Engel-Sender. Wenn Sie nicht wissen, auf welchem Kanal die Engel senden, dann ziehen Sie die Programmzeitschrift in Ihrem Unterbewusstsein zu Rate. Sie hilft Ihnen, den Sender mit dem besten Empfang zu finden. Achten Sie darauf, Ihren Lieblingssender einzuprogrammieren, damit Sie ihn immer schnell finden. Woher Sie wissen, ob es der richtige Sender ist? *Sie wissen es.* Nicht, weil Sie immer nur das hören werden, was Sie hören

> möchten, sondern weil selbst unbekannte Musikstücke Ihnen beim Zuhören ein derart *gutes Gefühl* vermitteln werden, dass Sie keinerlei Lust verspüren, den Sender zu wechseln.

Wie Sie Probleme beheben können

1. Wenn Sie alles gemacht haben, was ich gesagt habe, und immer noch kein klares Signal empfangen, gehen Sie bitte zurück und schauen sich im Geiste die Lautsprecher Ihrer intuitiven Stereoanlage an. Sind alle Kabel angeschlossen? Vergewissern Sie sich, dass die Kabel nicht ausgefranst oder gebrochen sind und dass das andere Kabelende an die korrekte Ausgangsbuchse der Stereoanlage angeschlossen ist.

2. Wenn alle Verbindungen gut aussehen und der Stecker in der Steckdose steckt, dann haben Sie vielleicht in Ihrem Bereich ein Empfangsproblem. Manche Leute nehmen ihre Jobs so wichtig, dass sie vergessen haben, wie man spielt. Wenn Sie glauben, dass Sie womöglich ein Problem mit dem Empfang haben – oder das Problem, empfänglich zu sein –, dann befolgen Sie die Schritte 3 bis 4 ganz genau.

3. Wenn Sie manchmal Probleme mit dem Empfang haben, hilft es, sich hinzulegen und diese Probleme für einen Moment einfach zu vergessen. Vielleicht stören der Arbeitskanal und das Signal Ihres intuitiven Senders sich gegenseitig. Versuchen Sie nicht, das zu ändern. *Entspannen Sie sich noch weiter* und gehen Sie geistig zurück zum letzten Ereignis, bei dem Sie so richtig Spaß hatten.

4. Wenn Sie sich nicht mehr erinnern können, wann Sie zum letzten Mal so richtig Spaß hatten, dann sollten Sie vielleicht – wie bei Ihrem Computer – das „Basisprogramm" für Ihr Leben mal ein wenig „aufrüsten" [engl.: *upgrading*]. Gehen Sie ins Kino

und schauen Sie sich einen albernen Film an. Lesen Sie ein witziges Buch oder gründen Sie womöglich gar Ihre eigene Band!

5. Wenn Sie der Typ sind, der sich überhaupt nicht daran erinnern kann, wie man Spaß hat, dann legen Sie dieses Buch am besten beiseite und entfernen sich ganz schnell davon. Jetzt gleich, ich warte ... Schon weg? Nein? Nun, dann denke ich, Sie haben soeben beschlossen, Spaß zu haben, egal, was die gebieterischen Stimmen in Ihrem Kopf Ihnen sagen mögen!

6. Ich möchte, dass Sie die Stimme in Ihrem Kopf finden, die Ihnen immer sagt, was zu tun ist, wie beispielsweise: „Iss dein Gemüse", „Kämm deine Haare" und „In *den* Klamotten kommst du mir nicht aus dem Haus!". Oder mein persönlicher Favorit: „Weil *ich* es sage!" Schieben Sie diese Stimmen – wo immer sie sich befinden und wie immer sie sich auch anhören mögen – zur Seite oder, besser noch, lassen Sie sie hinter sich, sehr weit hinter sich, bis sie zu einem kleinen Punkt in der Ferne geworden sind. Na? Schon besser, oder?

Eine Geschichte von innerer Führung

Das Folgende ist nur eine von vielen erstaunlichen Erfahrungen, besser: Veränderungen, die in meinem Leben aufgetreten sind, seit ich auf Matrix Energetics gestoßen bin: Vor Kurzem wachte ich mitten in der Nacht auf und war so voller Panik, dass ich fast handlungsunfähig war. Ich begann, mir über alles mögliche Sorgen zu machen: über das Geld, das Leben, die Schule, die Gesundheit ... Ich war voller Panik in Bezug auf alles, über das man sich überhaupt nur Sorgen machen kann. Ich hatte keine Ahnung, warum ich so panisch war. Eigentlich wusste ich es besser, und dennoch: Je mehr ich dagegen ankämpfte, umso mehr spannte mein Körper sich an und umso gestresster war ich.

Gegen 5.30 Uhr morgens hörte ich dann eine Stimme sagen: „Geh ins Fitnessstudio." Na klar! Um 5.30 Uhr morgens! Auf keinen Fall würde ich ins Fitnessstudio gehen. Schließlich wusste ich, wie ich mich aufteilen und in eine Parallelwelt begeben konnte, sodass dieser „andere" Teil von mir losziehen und sich im Fitnessstudio austoben konnte. Ich musste schließlich dableiben und diese komische Stressgeschichte klären. Aber die Stimme ließ nicht locker: „GEH INS FITNESSSTUDIO!" – „Na schön", sagte ich ärgerlich, „du hast gewonnen." Ich stand also auf und machte mich auf den Weg.

Als ich im Fitnessstudio ankam, sah ich einige meiner Freunde, die frühmorgens als Trainer arbeiteten. Ich lächelte und winkte Ihnen zu. Merkwürdigerweise verhielten sich alle so, als wäre ich unsichtbar. Ich machte mir weiter keine Gedanken darüber und suchte nach einem Laufband. Ich steuerte auf das Band zu, das ich sonst immer benutze, aber mein Körper ging einfach weiter, so, als hätte ich keine Kontrolle über ihn, bis ich zu einem neuen Cardiogerät kam. Ich stellte den Pulsmesser ein (der den Puls und die verbrannten Kalorien anzeigt) und begann zu laufen.

Innerhalb von fünf Minuten war ich schweißgebadet. Ich bin ganz gut in Form und schwitze nie so schnell und vor allem nicht in diesem Ausmaß. Im nächsten Moment sagte eine Stimme in meinem Kopf: „Schließ die Augen." Intuitiv wusste ich, dass ich etwas Neues lernen und erfahren würde. Ich tat also, wie mir geheißen.

Bei geschlossenen Augen hörte ich die Stimme sagen: „Zeichne ein Hologramm von dir". Noch bevor sie zu Ende gesprochen hatte, sah ich das Hologramm bereits vor mir. Darum herum befand sich so etwas wie ein schwarzer Himmel. Vor dieser Vision und nahe genug, um das Hologramm berühren zu können, sah ich weißes Licht und Glitzerstaub und wie etwas sich hin und her bewegte. Es war ein weiteres „Ich" – mein höheres Selbst, mein Herzselbst (oder wie immer man es nennen mag) – und es arbeitete an meinem Hologramm! ...

Ich hörte erneut die Stimme, die nun sagte: „Finde Frieden". In dem Moment bemerkte ich, dass meine Beine immer noch liefen.

Kapitel 21

Mein physischer Arm griff schnell hinter mich, wobei er viel weiter reichte, als es eigentlich möglich ist, und ich ergriff ein „Objekt", das sich wie Frieden anfühlte. Ich brachte es herein und ließ es direkt über dem Hologramm fallen. In dem Moment, als ich es fallen ließ, verlor das Hologramm seine Form in dem dunklen Himmel. Es verschwand und alles andere mit ihm.

Zum ersten Mal, seit ich sie geschlossen hatte, öffnete ich meine Augen wieder und in diesem Moment fühlte es sich so an, als nähme ich den ersten Atemzug meines Lebens. Ich fühlte mich unendlich wohl und war von tiefem Frieden erfüllt. Ich war nicht sicher, was gerade passiert war. Ein Blick auf das Laufband zeigte mir, dass ich vierzig Minuten gelaufen war. Ich konnte es nicht glauben! Dann sah ich auf mein Pulsmessgerät und es zeigte mir als weiteren Beweis, dass ich in vierzig Minuten 800 Kalorien verbraucht hatte! – Das ist nicht möglich – also prüfte ich die Aufzeichnungen, die der Pulsmesser während meines gesamten Trainings gemacht hatte. Die Werte waren von 105 auf 190, auf 210 usw. gewandert!

Ich stieg vom Laufband und schaute mich nach einem Freund um, mit dem ich über das reden könnte, was passiert war, aber wieder verhielten sich alle so, als sei ich unsichtbar. Ich sprach verschiedene Leute an. Alle unterbrachen mich und entschuldigten sich, denn alles, was sie hören konnten, war „blah-blah-blah..."!

Ich fühle mich wirklich sehr geehrt, dass mir eine solche Erweckung zuteilwurde! Jemand fragte mich einmal, ob ich wieder zurückgehen und das Gefühl noch einmal spüren könnte, und ich sagte: „Natürlich, es ist genau hier." Und ohne groß darüber nachzudenken, bewegte sich meine Hand zu einer Form links von meinem Körper, griff zu und brachte mir vollständigen Frieden und Offenheit.

T. S.

Kapitel 22

Das kleine Buch von Marks großen Abenteuern

Meinen besten Freund und früheren Partner bei der Leitung der *Matrix-Energetics*-Seminare, Dr. Mark Dunn, kennen Sie ja bereits – und ebenso seine Neigung zu Missgeschicken. Seine Karriere als professioneller Hellseher hatte einen nicht gerade viel versprechenden Start. Mark sieht Dinge, die der Durchschnittsmensch in der Regel nicht sehen kann, und liegt damit erstaunlich oft richtig. Aber eben nicht immer.

Mark Dunns Weg zur Meisterschaft – eine lange, merkwürdige Reise

Marks Reise [– die Überschrift spielt an auf ein Album der Band *Grateful Dead*; Anm. d. Übers.] begann vor mehr als zehn Jahren, als er anfing, bei mir zu lernen. Damals konnte er, wie er selbst zugibt, über die normale Reichweite der fünf Sinne hinaus nichts sehen, hören oder fühlen. Und er ärgerte sich immer wieder über mich, wenn ich mit irgendwelchen klinischen Informationen ankam, die ich nicht auf normalem Wege gewonnen hatte. Er sprang dann regelmäßig auf und rief (da sein Verstand gegen Informationen rebellierte, die über unkonventionelle Kanäle oder Methoden gewonnen wurden): „Woher willst du das wissen? Sag jetzt nicht, du hättest es ‚gehört', denn das macht mich einfach nur wahnsinnig!"

Weil ich ihn so weit wie möglich unterstützen wollte, stellte ich eines Tages einen Gettoblaster unter den Bürostuhl, auf dem er jeden Tag saß. Ich spielte eine Kassette mit unterschwelligen Suggestionen ab, die geschickt in einer Klanglandschaft aus Meeresbrandung und rosa Rauschen verborgen waren. Ich weiß nicht, ob das tatsächlich etwas gebracht hat, aber wenn der Einsatz von Suggestionen zum Erreichen eines veränderten Zustands eine Idee ist, die Ihnen gefällt, *dann können Sie einfach so tun, als liefe die Kassette jedes Mal im Hintergrund, wenn Sie dieses Buch lesen.*

An einem Wendepunkt in der Entwicklung seines Bewusstseins nahmen Mark und ich an einem Basiskurs über schamanische oder innere Reisen teil. Mark hatte beeindruckende mentale Begegnungen mit Spike, dem Vampir aus *Buffy – Im Bann der Dämonen*, mit dem Zauberer Merlin und mit Jabba dem Hutten [Figur aus der Filmserie *Star Wars*; Anm. d. Verlags] in einem Jeansladen! Entweder der Junge hatte nicht alle Tassen im Schrank oder er begann erste Anzeichen der komplexen und erstaunlichen Fähigkeiten an den Tag zu legen, die er heute so mühelos täglich demonstriert (wie etwa Einsatz von archetypischer und Traumsymbolik). Wenn ich von dem ausgehe, was ich über dieses unglaubliche Individuum weiß, tendiere ich zu letzterer Annahme!

Interessanterweise gab die Frau, die den Kurs leitete, offen zu, dass sie zunächst gar nicht reisen konnte! Als sie anfänglich mit Schamanismus in Berührung kam, mühte sie sich zwei Jahre lang jeden Tag ab, bevor sie die erste erfolgreiche Reise unternahm. Sie weigerte sich einfach, aufzugeben. *Beim Entwickeln Ihrer intuitiven Fähigkeiten gibt es so etwas wie Versagen nicht. Es gibt nur Ergebnisse und Informationen. Bleiben Sie auf entspannte Weise hartnäckig und Sie werden Ihre eigenen außersinnlichen Fähigkeiten entwickeln. Im Grunde genommen ist das der Schlüssel beim Entwickeln jeder neuen Fähigkeit: Entspannen und Loslassen.* Urteilen Sie nicht. Schaffen Sie im Geist eine sichere Umgebung, in der Sie veränderte Bewusstseinszustände und paranormale Fähigkeiten entdecken können.

Marks erster geistiger Führer

Kurz nach der Teilnahme an dem zuvor erwähnten schamanistischen Kurs fand Mark seinen ersten „inneren Führer": einen Cartoon-Elch – nein, es war nicht der allseits bekannte. Dieser Führer teilte ihm von Zeit zu Zeit scheinbar nützliche Dinge mit, wobei einiges, was Mark anfänglich mit seinen „inneren Ohren" hörte, den Rückmeldungen seiner Klienten zufolge leider falsch war.

Lassen Sie es mich noch einmal wiederholen: So etwas wie Versagen gibt es nicht. Es gibt nur Ergebnisse und Informationen. Einige der Possen, die der Geistführer sich leistete, schienen geradewegs aus einem Lied zu stammen, das einer meiner Lehrer an der *Bastyr University* einst schrieb und das den Titel „My Guide Clyde" trug. In diesem Lied erzählt Clyde, der Geistführer, der Person lauter Dinge, die sich im Nachhinein als vollkommen falsch entpuppen. In der letzten Strophe kommt die Hauptfigur endlich auf die Idee, *die Schlüsselfrage zu stellen*: Wie kommt es, dass viele der Dinge, die du mir gesagt hast, falsch sind? Nun, wie sich herausstellte, war Clyde Alkoholiker und erfand all diese Dinge einfach. Aus diesem Grund sollte man Geister immer testen, um sicherzugehen, dass nicht der Weingeist aus ihnen spricht! Die Fähigkeit zu unterscheiden ist eine der ersten Prüfungen, die Sie auf Ihrer Reise zur Erleuchtung bestehen müssen. Diese Lehre wird in der einen oder anderen Form in allen Mysterienschulen, die ich kenne, betont.

Wie auch immer Sie Informationen erhalten – hinterfragen Sie sie in jedem Fall! Werden Sie bei diesem Prozess nie selbstgefällig und er wird Ihnen gute Dienste leisten und Ihre Erfahrungen in diesem Leben um neue Dimensionen erweitern. Davon abgesehen sollten Sie sich auch nie entmutigen lassen oder aufgeben. Und gehen Sie nie davon aus, dass Sie etwas wissen oder dass das, was Sie als die

Realität betrachten, die absolute Wahrheit darstellt. In dem Maße, in dem Ihre Fähigkeit wächst, etwas auf neue oder frische Weise zu sehen, ändert sich auch Ihre Wahrnehmung dessen, was für Sie wahr ist.

Ungefähr zur selben Zeit, als der Cartoon-Elch als Marks Führer in Erscheinung trat, tauchte ein weiteres Phänomen auf: Manchmal sah er, wenn er mit einem Klienten sprach, zwischendurch blaue Blasen oder Kugeln, die mit einem Teil der Anatomie des Klienten interagierten. Klugerweise vertraute er diesen ersten Bildern nicht und fragte den Klienten, ob er ein Problem mit dem jeweiligen Körperteil habe. Meistens folgte darauf ein eindeutiges „Nein!" Im Laufe der Zeit jedoch wurde es besser – sogar viel besser! Nehmen Sie zur Kenntnis, was Sie bemerken, aber gehen Sie nie davon aus, dass die Information echt oder letztendlich wichtig ist. Oder anders gesagt: Fällen Sie Ihre gerechten Urteile. Was wiederum heißen soll: Folgen Sie der Energie des jeweiligen Moments.

Nachdem er sich das „Blaue-Kugeln-Phänomen" eine Weile angesehen hatte, beschloss Mark, etwas zu unternehmen, um seine Genauigkeit zu steigern. Eines Tages kam ich in sein Büro und fand ihn über ein Anatomiediagramm gebeugt, ein Pendel lose zwischen Zeige- und Mittelfinger. Geduldig stellte er Ja-nein-Fragen zu seinem nächsten Klienten, der den Behandlungsraum noch nicht betreten hatte. *Suchen beziehungsweise finden Sie Ihren eigenen Weg, um auf Sie abgestimmte intuitive Informationen zu erhalten.* Einige verwenden Muskeltests, wieder andere Pendel, Traumbilder, luzides Träumen, schamanische Reisen, Meditation usw. Testen Sie verschiedene Möglichkeiten und finden Sie heraus, was für Sie gut funktioniert. Bei Mark sollte es ein Prozess mit vielen Versuchen und Irrtümern werden, aber nach und nach, im Verlauf eines Jahres, begann die Genauigkeit seiner intuitiven Diagnosen zuzunehmen. Da er die Richtigkeit der Informationen, die er erhielt, stets überprüfte, lief er niemals Gefahr, etwas falsch zu machen oder sich zu blamieren. Er schuf sich so ein sicheres Umfeld, in dem seine Gaben sich entfalten und wachsen konnten. Achten Sie stets darauf,

Ihre Ergebnisse auf irgendeine Weise zu überprüfen, und streben Sie an, Ihre Genauigkeit auf einfache und sinnvolle Weise zu erhöhen.

Lektionen in Dualität für Fortgeschrittene

Vielleicht glauben Sie nicht so recht an Engel. Meinem guten Freund Mark ging es ähnlich. Schließlich hatte er noch nie einen gesehen und konnte ebenso nicht mit Sicherheit behaupten, dass sein Leben schon einmal von einem Engel gerettet worden war. Zwar kannte Mark alle möglichen Geschichten, hatte aber selbst niemals bewusst einen Engel erlebt. Er betete und meditierte und schmeichelte, aber nichts tat sich. Also beschloss er eines Tages, seinen eigenen Engel zu erstellen. Nachdem seine Entscheidung feststand, las er im Internet alles über Engel, was er finden konnte. Die meisten Informationen fand er bei seinen Nachforschungen zum Erzengel Gabriel und er beschloss daher, seinen persönlichen Engel nach dem Bild Gabriels zu modellieren.

Mark nutzte einen tiefgehenden meditativen Prozess, um sich an das morphische Feld des Universums anzuschließen. Er konzentrierte sich auf seine Absicht und versuchte, Engel-Energiemuster in eine mental erstellte Schablone zu „channeln". Als dieses Konstrukt aus virtueller Energie fertig war, erweckte es allen Anschein, lebendig zu sein. Sie haben richtig gehört! Mark konnte mit seiner Version des Erzengels Gabriel sprechen.

Damals wusste ich es nicht, aber es existiert tatsächlich ein Präzedenzfall in einer bestimmten spirituellen Tradition. In der indischen Gemeinschaft der Vajrayana-Yogis gibt es eine Praxis, die der von Mark intuitiv verwendeten sehr ähnelt. Die Yogis prägen sich eine ausgewählte göttliche Gestalt in jedem Detail genau ein. Im Laufe der Zeit entwickelt der Praktizierende durch tiefe Meditation und Konzentration auf die gewählte Gestalt die Fähigkeit, auf eine Art ähnlich der Simulation einer virtuellen Realität in Kontakt zu treten. Am Ende können die Yogis, die diese erstaunliche Technik ausüben, diese Form so klar und deutlich sehen wie einen Tisch oder Stuhl in einem Raum und zudem mit ihr interagieren. Michael Talbot hat diesen Prozess in seinem Buch *Mystik und Neue Physik* beschrieben.

Es steckte wohl doch Zauberei in diesem Engelkonterfei ...

Mark stieß offensichtlich ganz intuitiv auf den Dualitätsansatz. Eines Tages arbeitete er in der Praxis, als eine Klientin mit einer akuten Gallenkolik kam. Die Patientin krümmte sich vor Schmerzen. Ein solcher Zustand kann einen echten medizinischen Notfall darstellen. Gemäß seiner Pflicht als erste medizinische Anlaufstelle sagte Mark ihr, sie solle die Notfallambulanz aufsuchen. Sie bat jedoch darum, ob er nicht etwas machen könne, bevor sie diese Möglichkeit ergriff, und er war einverstanden. Zwanzig Minuten später hatte die Frau immer noch Schmerzen und Mark hatte alle Möglichkeiten seiner medizinischen Trickkiste erschöpft – dachte er zumindest.

Gabriel kommt zum Einsatz

Als er sich im Raum nach etwas umsah, was helfen könnte, fiel sein Blick auf seine Version des Erzengels Gabriel. Sein virtueller Engel schien just in diesem Moment damit beschäftigt zu sein, ein Erdnussbutter-Bananen-Sandwich zu verspeisen. Mark wandte sich Hilfe suchend an ihn und fragte: „Kannst du nichts tun?" Der Engel erhob sich langsam – und immer noch kauend – aus seiner sitzenden Position, ging hinüber zur Patientin und schob ruhig und gelassen eine seiner nichtkörperlichen Hände in ihren Bauch. In diesem Moment verschwanden deren Schmerzen vollständig. „Was haben Sie gemacht?", rief sie, reichlich erschrocken ob des plötzlichen Verschwindens der Symptome. Mark, dem ein bisschen unheimlich zumute war, sagte nur: „Glauben Sie mir, das wollen Sie wirklich nicht wissen!" Und dann bat er sie darum, trotzdem die

Notfallambulanz aufzusuchen, um wirklich sicherzugehen. Sie kam seiner Bitte nach, aber im Grunde genommen war die Krise vorüber.

Ich muss Ihnen sicher nicht erst sagen, dass sich ab diesem Zeitpunkt für Mark alles um Engel drehte. Am Tag nach der Erfahrung mit der Gallenblasenpatientin fand ich ihn in einer meditativen Haltung, mit gebeugtem Kopf und in einer Pose andächtiger Ehrfurcht. Vage konnte ich die Umrisse zweier leuchtender Gestalten sehen, die vor ihm standen. „Pst! Ich kommuniziere mit meinen Engeln", informierte er mich. Ich nickte in stillschweigendem Verständnis und schloss beim Hinausgehen leise die Tür hinter mir.

Wo viel Licht ist, da ist auch Schatten

Das waren Marks Anfänge und sie sollten ein intensiver Crashkurs in puncto Dualität werden. Sicher können Sie schon ahnen, was als Nächstes passierte. Wenn Sie in Ihrem Unterbewusstsein die Regeln so setzen, dass Sie polarisieren oder alles in Gegensätze aufteilen, was bekommen Sie dann auf der anderen Seite der Engel – nennen wir sie mal die Schattenseite? Genau! Volle Punktzahl! Wenn es Engel gibt, dann muss es nach dem Gesetz der Dualität auch Dämonen geben.

Mark begann bei allen Klienten, mit denen er arbeitete, Besetzungen durch böse Geister zu sehen. Eine Zeit lang hatten seine Anwendungen eher mit Exorzismus zu tun als mit irgendetwas, was man in der medizinischen Ausbildung lernt. Er gelangte in dieser Phase bis an den Punkt, an dem er von einem anderen selbst ernannten spirituellen Krieger gebeten wurde, ihm beim Austreiben von Geistern aus einer Kirche zu helfen. Wer muss da noch ins Kino gehen, wenn sein Leben eine solche Wendung nimmt?

Einige Monate lang beschäftigte sich Mark mit der klinischen Version spirituellen Kriegs. In primitiven Kulturen und schamanischen Vorstellungen kann eine Besetzung durch Geister der Grund für die Manifestierung von Krankheitsmustern oder Beschwerden sein. Das Neue Testament zeigt das Vorherrschen dieser Idee in vielen Fällen, wenn Jesus jemanden heilt, indem er böse Geister austreibt. Eine Zeit lang übernahm Mark ein ähnliches oder schamanisches Modell der Wirklichkeit. Überall, wohin er schaute, sah er Besetzungen und böse Geister!

Irgendwann jedoch verliert das Herumtragen eines imaginären Schwerts, mit dem man gegen unsichtbare Kräfte ankämpft, seinen Charme. Und man kann dabei natürlich auch ein wenig verrückt werden. Erinnern Sie sich an das, was ich in anderen Teilen dieses Buchs gesagt habe: Das Konzept der Superposition ermöglicht es, dass der Zustand aller Möglichkeiten existiert. Sobald Sie sich für ein bestimmtes Modell entscheiden, mit dem Sie die Realität wahrnehmen, sehen Sie das Leben in all seinen vielfältigen Aspekten durch die Linse der Glaubenssätze, deren Annahme Sie beschlossen haben. Sie sehen das, was Sie innerhalb der Einschränkungen Ihres individuellen oder kulturellen Modells zu sehen erwarten.

Wenn Ihnen das, was Sie im Leben sehen oder erleben, nicht gefällt, dann können Sie dies auf hervorragende Weise ändern und wünschenswerte Erfahrungen in Ihr Leben holen, indem Sie nach anderen Dingen suchen und andere Dinge erwarten. Mark erkannte irgendwann, dass seine Wahrnehmungen wie ein Kaleidoskop waren. Wenn er nicht mochte, was er sah, oder wenn seine Sichtweise der Dinge nicht besonders hilfreich war, konnte er den Rahmen seiner Wahrnehmung ändern. Genau wie bei einem Kaleidoskop – wenn Sie den Mechanismus drehen, erscheinen immer wieder andere Muster vor Ihren Augen.

Als Mark aufhörte, ein bestimmtes Ergebnis zu erwarten, und sich entspannte, änderte sich seine Erwartung dahingehend, dass er annahm, *alles*, was ihm im jeweiligen Moment ins Auge fiel oder begegnete, sei von einzigartigem Nutzen. Wenn er sich in einer unangenehmen oder wenig hilfreichen Realität befand, machte er es sich zur Gewohnheit zu fragen: „Wenn ich etwas sehen könnte, was dieser Person in diesem Moment optimal helfen würde, was wäre es dann?" Und dann sammelte er sein Bewusstsein sanft in seinem

Herzen und wartete auf das, was sich zeigen würde. Dadurch ließ er die Notwendigkeit los, die Information zu bewerten oder zu analysieren, und das änderte die Natur und den Charakter der gesamten Begegnung.

Dies war zugleich eine der eindringlichsten Lektionen, die *ich* von Mark gelernt habe: Wenn Sie nicht mögen, was sich in Ihrem Leben zeigt, so lassen Sie sich in den heiligen Raum Ihres Herzens sinken und fragen sich von diesem Punkt aus: „Wenn ich anfangen würde, neue und bessere Erfahrungen im Leben zu machen, wie würde das aussehen und wie würde es sich anfühlen?" Vertrauen Sie darauf, dass das Universum Ihre innere Bitte hört, und erleben Sie, wie Ihr Leben sich ändern kann. Wunder sind überall, wenn wir nur unsere Augen öffnen, um sie zu sehen!

Kapitel 23

Wie Sie komplexe künstliche Schablonen erzeugen

Mein Freund und Mentor Dr. M. L. Rees trug einen großen Kristall auf seiner Brust, und zwar an der Stelle, an der nach Auffassung einiger Kulturen und Lehrsysteme das Herzchakra sitzt.[1] Er nannte ihn ein „Doc Harmonic". Entworfen hatte er den Masterkristall, um sich darüber energetisch mit einer ganzen Reihe programmierter Kristallgebilde zu verbinden, die er in seinem Büro in Sedan, Kansas, aufbewahrte. Das von ihm entwickelte Konzept beruhte auf der Programmierung dieser Gebilde mit der Absicht, bestimmte Krankheitszustände oder Probleme zu heilen oder zu korrigieren.

Dr. William A. Tiller, Experte für feinstoffliche Energie und Psychoenergetik, spricht davon, dass man simple elektrische Geräte mit einer programmierten mentalen Absicht zur Durchführung bestimmter Aufgaben versehen könne (beispielsweise das Anpassen des pH-Werts in einem Raum oder das Verändern anderer physischer Parameter), die objektiv überprüfbar seien und mithilfe wissenschaftlicher Tests gemessen werden könnten. Seine diesbezüglichen Experimente beschreibt er in dem wundervollen, das herrschende Paradigma sprengenden Buch *Some Experiments in Science with Real Magic*.

Bill Tiller sieht rein äußerlich so aus, wie viele Menschen sich einen weisen Zauberer vorstellen. Ob das wohl daran liegt, dass er sich vor mehr als 30 Jahren auf einen Weg der Selbstfindung begab, der Meditation, Konzentration und Yoga einschloss? Während des Kalten Krieges gehörte Tiller zu den Physikern, die die Behauptungen russischer Wissenschaftler zum Thema übersinnliche Fähigkeiten überprüften.

Viele der Experten, die zusahen, wie Uri Geller und russische Medien Dinge vollbrachten, die augenscheinlich übersinnliche Kräfte erforderten, verkündeten, dass das Beobachtete Zauberkunststücke und Taschenspielertricks seien. Tiller war einer der wenigen, der dem widersprach und sagte, er glaube, es sei etwas dran an dem, was er beobachtet habe.

In der Folge stellte er die Überlegung an, dass die bis dahin entwickelten Messgeräte vielleicht nicht empfindlich genug waren, um zu messen, was „wirklich passierte". Er war der Meinung, dass es möglich sein müsse, deren Eigenschaften bis zu einem gewissen Grad weiterzuentwickeln, und beschloss daher, seine Sinnesinstrumente auf dem spirituellen Weg der Selbstfindung zu schärfen und neu einzustellen.

Im Laufe der Jahre formulierte Tiller eine Reihe sich entwickelnder Hypothesen, mit denen er die zuvor im Regierungslabor beobachteten Phänomene zu erklären suchte. Seine persönliche Reise der Selbstfindung dauert bis zum heutigen Tag an.

Dr. Rees war Wissenschaftler mit Leib und Seele. Er gehörte beispielsweise zu dem Entwicklungsteam, das die kleinen schwarzen Kästen erfand, die im Zweiten Weltkrieg in die Flugzeuge der Alliierten eingebaut wurden. Diese Geräte sendeten ein Signal an die Bodentruppen, sodass die eigenen Flugzeuge nicht mit feindlichen verwechselt werden konnten. Rees studierte im Anschluss Osteopathie und Chiropraktik und machte auf beiden Gebieten seinen Abschluss. Aber das reichte ihm nicht. Über einen Zeitraum von vierzig Jahren hinweg entwickelte er viele kreative Neuerungen und Techniken, die andere Ärzte von ihm lernten und übernahmen, um leidenden Menschen besser helfen zu können. Einige der Dinge, die Rees entdeckte und weiterentwickelte, grenzen sozusagen an „Zauberei".

Auf gewisse Weise haben Tiller und Rees vieles gemeinsam: Beide sind Pioniere und suchen stets nach Antworten, die über unsere jeweilige begrenzte Denkweise hinausgehen. Genau wie Tiller wusste auch Rees, dass er viele Dinge erlebte, die er mit seinem Hintergrund als Ingenieur und Mediziner nicht erklären konnte.

Er entschloss sich, der Menschheit zu dienen und schlug seinen eigenen Weg der Selbstfindung ein, der ihn zu den Geheimnissen und Traditionen vieler Kulturen über die verborgene Seite des Lebens führte. Er vertraute mir einmal an, dass er nach vielen Jahren der Frustration und des hohen persönlichen Einsatzes endlich einen persönlichen Durchbruch erlebte, als er tatsächlich die Energien und Kräfte sehen konnte, mit denen er arbeitete. Seine über viele Jahre erworbenen Fähigkeiten setzte er später ein, um alle zu heilen und zu trösten, die ihn um Hilfe ersuchten.

Ich habe bei Dr. Rees selbst den Einsatz seiner auf Kristallen basierenden Technologie namens *Harmonics* gelernt. Zusätzlich führte er mich persönlich in den Orden der Heiler ein, die er ausbildete. Diese Organisation nannte sich *International Systemic Health Organization* (ISHO) und widmete sich der Heilung der Gebrechen und Krankheiten der Menschheit. Rees sagte mir einmal, dass er in jedes Krankenhaus gehen und, sofern man ihm zehn Minuten mit jedem Patienten zugestehen würde, das Gebäude leer räumen könne. Ich kann die Richtigkeit dieser Behauptung nicht aus persönlichem Erleben bestätigen, aber während der Zeit, in der ich von ihm lernen durfte, habe ich viele erstaunliche Dinge gesehen und bewirkt.

So litt beispielsweise mein erster Sohn, Nate, von Geburt an unter Bronchitis, Asthma und Allergien. Er bekam immer wieder Lungenentzündungen, die sich alle paar Monate in seinem zarten kleinen Körper festsetzten (wie in meinem ersten Buch, *Matrix Energetics*, beschrieben). Weder die konventionelle Medizin noch alternative Ansätze konnten ihm helfen; also versuchte ich, alles zu erkunden und zu lernen, was eine Lösung darstellen oder zumindest helfen könnte. Ich las jede Menge sonderbarer Bücher und studierte jede merkwürdige Technik, die mir unter die Finger kam. Zum Glück war die Bibliothek meiner Chiropraktikerschule ein wahrer Hort für ungewöhnliches und obskures Wissen. Dort stieß ich auch zum ersten Mal auf das Buch *The Art and Practice of Chiropractic* von Dr. Rees. Da ich nicht viel von dem verstand, auf das er in dem Buch Bezug nahm, rief ich in seinem Büro an und hatte ihn zu meiner Verwunderung gleich selbst am Apparat. Ich frage, ob ich ihm ein paar Fragen stellen dürfe. Er antwortete: „Nun, Sie zahlen die Telefonkosten, junger Mann." Ich sagte nur: „Dr. Rees, ich habe nicht damit gerechnet, mit Ihnen persönlich sprechen zu können. Ich lese gerade Ihr Buch und mir scheint, sie kommen von einem anderen Planeten." Er lachte nur leise: „Wer weiß, junger Mann, wer weiß."

Nachdem wir eine Weile miteinander telefoniert hatten, machte er mir ein Angebot: „Ich sage Ihnen was. Wenn Sie ein paar Studenten zusammenbekommen, komme ich zu Ihnen und unterrichte Sie." Auf Grundlage dieses Gesprächs lud ich ihn ein, nach Dallas zu kommen und ein Seminar für einige ausgewählte Studenten zu geben, deren Interessen sich mit den meinigen deckten. Die Schule war zwar fortschrittlich, aber so aufgeschlossen nun auch wieder nicht, sodass wir uns in einem Anbau versammelten, der gemeinhin unter dem Namen *Holiday Inn* bekannt war.

Rees schuf ein System, das er *Harmonics* taufte. Er suchte auf der ganzen Welt nach kostbaren Edelsteinen und anderen Dingen, die als Speicherort für heilende Energien dienen konnten. Diese harmonischen Konstrukte konnten zu wirkungsvollen künstlichen Schablonen für Heilung geformt werden. Auch wenn Rees es nicht so bezeichnete, so glaube ich doch, dass diese Technik auf den Prinzipien der Skalarphysik beruht, die ich ja bereits in anderen Teilen dieses Buchs erwähnt habe. Die Gebilde sahen aus wie kleine Plastikscheiben, auf denen er an bestimmten geometrischen Schlüsselpositionen verschiedene Kristalle einfügte.

Dann lötete er sie zu einer Art Schaltkreis zusammen und legte anschließend dünne Metallspäne über klares Kunstharz, die als Antenne Informationen aus dem Äther ziehen sollten. Im nächsten Schritt strich er die Kunstharzschicht glatt und ließ sie aushärten. Zum Abschluss beschriftete er sie mit Informationen in Form von Symbolen. Die fertiggestellten Schablonen konnten dann kraft des Willens des Arztes aktiviert werden.

Er verband sie dann noch mit bestimmten geistigen Kräften, setzte sie metaphorisch in die Person ein, für die sie geschaffen wurden, und aktivierte sie. Insgesamt erstellte er Hunderte der kleinen Scheiben. Eine Zeit lang besaß ich einmal ein bescheidenes Set. Er selbst hatte eins für Mineralien, eines für Viren usw. Sobald er mehrere Hundert zusammen hatte, programmierte er sie in eine Matrix in seinem Büro. Dann gab er „Doc Harmonic"-Masterkristalle heraus und die Ärzte, die dem System offen gegenüberstanden, ließen einfach die Energie, die sie brauchten, in ihre zur Schale geformte rechte Hand fließen – und die Krankheiten der Patienten verschwanden.

Wenn Sie etwas kreieren, was (wie dieses hier) auf den Konstruktionsprinzipien einer uralten Wissenschaft und spirituellen Technik aufbaut, dann kann es unglaublich kraftvoll sein!

Da ich auf der Suche nach dem Heiligen Gral unter den Heilungstechniken war, enthielt mein brauner Arztkoffer keine herkömmlichen medizinischen Instrumente. Stattdessen befanden sich darin ein „doppelköpfiges" Justierinstrument, eine Plastikbox voller merkwürdig beschrifteter Glasfläschchen und einige der mit Dr. Rees' Harmonics-Technik hergestellten „Dinger". Diese Objekte wurden für mich zu Symbolen meines Erwachens in Bezug auf neue Dimensionen der Heilung und des Wissens.

In meiner Studienzeit kam während einer meiner Schichten an der College-Klinik eine junge Frau zur Behandlung und wählte mich als betreuenden Praktikanten aus. Als ich ihre Krankengeschichte aufnahm, vertraute sie mir an, ihre Regel sei nun bereits seit acht Monaten ausgeblieben, obwohl sie nicht schwanger sei. Da sie erst 25 Jahre alt war, war dies womöglich medizinisch bedeutsam.

Nachdem ich eine übergründliche körperliche Untersuchung durchgeführt hatte, bei der ich allein den gynäkologischen Teil ausgelassen hatte, dachte ich darüber nach, wie ich helfen konnte. Ich bat sie, sich auf der Behandlungsliege auf den Rücken zu legen, und suchte in meinem Arztkoffer nach Inspirationen. Meine Hand wurde von einem der Kristallgebilde von Dr. Rees angezogen. Dieses spezielle Exemplar hatte einen leuchtend türkisfarbenen Untergrund, in welchen ein großer pyramidenförmiger Quarzkristall eingelassen war. Da ich nur begrenzte klinische Optionen besaß und nicht wusste, was ich sonst tun sollte, nahm ich das Gebilde und richtete die Spitze der Kristallpyramide auf den Unterbauch der Patientin.

Basierend auf einer vagen Idee bewegte ich es in ruhigen, langsamen Kreisen über der Patientin. Nachdem ich das ein paar Minuten lang gemacht hatte, begann die junge Dame sich auf der Liege zu drehen und zu winden. Ich weiß natürlich nicht genau, was sie erlebte, aber nach ihrem Gesichtsausdruck und ihrer Körpersprache zu schließen, war es nicht gänzlich unangenehm. Als das Ganze seinen Höhepunkt erreicht hatte, teilte sie mir plötzlich mit, dass ihre Regel in diesem Moment hier auf der Liege eingesetzt habe. Ich hatte keine Ahnung, was genau passiert war, aber mein Respekt für merkwürdige medizinische Ansätze wuchs ein weiteres Mal.

Ich habe nie wieder etwas von der Patientin gehört. Sechs Monate später allerdings bekam ich in meinem neuen Büro in Montana, wohin ich nach meinem Abschluss gezogen war, einen Telefonanruf. Der Mann am anderen Ende der Leitung sagte mir, dass er Mitglied des *Texas Chiropractic Board* sei und ich mächtigen Ärger am Hals habe. Es stellte sich heraus, dass der Arzt, mit dem ich sprach, der Freund der Patientin mit der wundersamen Menstruationskur war – und er fand das Ganze kein bisschen lustig.

Da er nicht einmal ansatzweise mit den merkwürdigen Aspekten der Erfahrung seiner Freundin umgehen konnte, konzentrierte er sich auf etwas, was er verstehen konnte. Er warf mir vor, ich hätte ohne Approbation als Arzt praktiziert und deutete an, dass er überlege, meinen Fall der Staatsanwaltschaft in Texas zu übergeben. Vielleicht in einer Art Vorahnung der Persönlichkeit, die ich später einmal werden sollte, fragte ich ihn, welche Gründe er für eine Strafverfolgung anzugeben gedenke – wohl wissend, dass er nicht über Kristalle und merkwürdige Geräte reden würde.

Und ich hatte recht. Er verbiss sich in die Tatsache, dass ich seiner Freundin gesagt hatte, ich könne ihre unteren Rückenwirbel reponieren, um die Nerven in ihrem Becken von Blockaden zu befreien. Der Nerv des fünften Lendenwirbels (L5) versorgt über ein Nervengeflecht (*Plexus pudendus*) und andere Abzweigungen die Gebärmutter. Seine Behauptung war nun, dass ich mit dem Reponieren von L5 zur Unterstützung der Gebärmutterfunktion Medizin ohne Zulassung praktiziert habe.

Ich für meinen Teil hatte jedenfalls genug von seinem passiv-aggressiven Imponiergehabe und teilte ihm klipp und klar mit, dass in dem Buch *The Science, Art and Philosophy of Chiropractic* von D. D. Palmer ausdrücklich angegeben sei, dass zu viel oder zu wenig Nervenkraft in einem Bereich zu Krankheiten führen könne. Zudem könnten nach diesem Buch durch Reponieren der Wirbel zur Freisetzung der Impingements neuraler Strukturen die Lebenskraft und der Informationsfluss in dem Bereich der betroffenen Nerven wieder hergestellt werden, sodass die Zielorgane und das Gewebe wieder funktionstüchtig und gesund werden könnten.

„Haben Sie vielleicht schon einmal von D. D. Palmer gehört?", brüllte ich ins Telefon (wobei man wissen muss, dass Palmer der Begründer der Chiropraktik ist) und warf den Hörer auf die Gabel. Ich hörte nie wieder von ihm. Wahrscheinlich hat er seine alten College-Unterlagen rausgekramt und nachgeschlagen ....

Wenn Sie glauben, dass dies das einzige Vorkommnis war, das ich mit dieser verrückten Technik hatte, dann erzähle ich Ihnen gerne noch ein paar weitere Begebenheiten. Als Erstes fällt mir die Geschichte von dem Mann ein, der mit derart akuten Kreuzschmerzen zu mir kam, dass ich innerhalb der eng gefassten Parameter der „normalen" Chiropraktik nichts für ihn tun konnte. Ich fasste den Entschluss, ein wenig zu improvisieren, griff in die Trickkiste von Dr. Rees und wählte ein buntes „Plastikdingsbums". Es war nahezu neonblau und besaß vier kleine Quarzpyramiden. „Das muss doch für irgendetwas gut sein", dachte ich mir.

Ich führte den leidenden Patienten in einen ruhigen, abgedunkelten Raum und bat ihn, sich auf den Bauch zu legen. Dann legte ich das Plastikgebilde flach auf seinen unteren Rücken, schaltete das Licht aus und verließ den Raum. Als ich 45 Minuten später wieder nach ihm sah, war ich äußerst erstaunt, denn er verkündete, die Schmerzen seien vollständig verschwunden! Zum Beweis erhob er sich, nun völlig aufrecht und nicht mehr vor Schmerzen gekrümmt. Ein breites Lächeln zierte sein Gesicht.

Er schüttelte meine Hand und sagte: „Vielen Dank, Doktor. Sie können Wunder wirken!" Ich versicherte ihm natürlich rasch, dass ich gar nichts getan habe und keine Ahnung habe, warum es ihm so viel besser ging oder wie die Heilung zustande gekommen war. Als ich die Geschichte später Dr. Rees erzählte, lachte er herzlich. Wie sich herausstellte, sollte das von mir eingesetzte Gebilde so in etwa wie die Falle wirken, die die Geisterjäger im Film *Ghostbusters* verwenden. Ein echter Fall von „Der Mann, der zu wenig wusste" – ich hatte keinen blassen Schimmer und das Ding funktionierte trotzdem! Rees meinte nur, der Mann müsse sich da wohl eine Art Geist „aufgepackt" haben.

Dieser Fall hatte noch eine weitere merkwürdige Facette: Als der Patient nach der „Behandlung" aufstand, roch sein Atem irgendwie fruchtig-alkoholisch, was zuvor nicht der Fall gewesen war. Diesen Geruch verbinde ich mit Diabetikern, deren Körper zu viele Ketone produziert; das lässt annehmen, dass während des Prozesses wohl auch eine biochemische Veränderung stattgefunden hatte.

Ein weiteres „Schmankerl" zur Rees-Technik betraf einen Mann, der chronische, nicht zu bestimmende Schmerzen in seinen Fersen und Fußsohlen hatte. Ermutigt durch meine früheren Erfolge bat ich ihn, sich entspannt hinzulegen, und legte ein weiteres dieser merkwürdigen Gebilde auf seinen unteren Rücken. Tatsächlich verkündete er nach rund 20 Minuten, dass er sich sehr merkwürdig fühle, so als würde er über seinem Körper schweben. Ich bat ihn, aufzustehen und durch den Raum zu gehen. Sowohl ich als auch mein Patient stellten hocherfreut fest, dass die Schmerzen in seinen Füßen völlig verschwunden waren.

Rees wies jedem Gebilde „geistige Wesen" zu, nachdem er festgelegt hatte, wofür es gedacht sein sollte. Die Energie dieser Wesen verband er mit den kleinen Punkten, die in Form der Edelsteine verankert wurden. Dadurch wurde das Gebilde zu einer künstlich erstellten interdimensionalen Matrix oder einer Art „Sammelleitung", die auf den Hyperraum zugreift.

Bei mir trat allerdings das Problem auf, dass mir der Ansatz von Dr. Rees irgendwann mehr und mehr fremd und merkwürdig vorkam. Ich verlor ein wenig das Vertrauen und hatte das Gefühl, ich solle diese Technologie nicht mehr anwenden; also stellte ich die Arbeit damit ein. Dann passierte eines Tages etwas Merkwürdiges.

Ich war mit einem medial sehr begabten Freund in Livingston, Montana, unterwegs. Es war ein wolkiger Tag und eine besonders große, kreisförmige Wolke schien unseren Wagen regelrecht zu verfolgen. Mein Freund schloss daraus, dass es sich um ein Raumschiff Außerirdischer handeln müsse und dass ich etwas habe, an dem sie interessiert seien. Ich hatte eines der Gebilde von Rees bei mir, das mit geistigen und energetischen Techniken programmiert war. Ich gab es ihm. Er sah mich nur an und sagte: „Cool, Richard. Ich rede gerade mit dem Captain des Raumschiffs über uns und er sagt, er mag deine Technologie." Ich sagte nur: „Okay, behalt es einfach."

Viele Jahre später deuteten die Engelintelligenzen, die mich manchmal beraten, an, dass es an der Zeit sei, eine neue Version der Technologie von Rees zu kreieren. Ich erhielt entsprechende Detailinstruktionen dazu, wie man eine Art von energetischer Software schaffen kann, die einige sicher als imaginär bezeichnen würden.

Der Engel (oder was immer es war) sagte: „Wir möchten, dass du sie Module nennst, und wir werden dich bei ihrem Erschaffen Schritt für Schritt anleiten." Okay. Wieder ging es um Vertrauen – entweder man hat es oder man hat es nicht. Mark und ich beschlossen, dass Vertrauen der bessere Ansatz sei, und verbrachten Stunden damit, das zu erschaffen, um das der Engel gebeten hatte.

Am Ende bestimmten Mark und ich heilige geometrische Muster, vermischt mit dem Wissen der Kabbala und Mustern der Quantenphysik, die wir in Gittern anordneten. Das war die Vorlage, das Muster, von dem wir ausgingen. Wir besaßen Bücher über Mineralien und Edelsteine mit hübschen Farbfotos und Beschreibungen und wir gingen sie hellsichtig durch, bis uns gesagt wurde, dass wir etwas Bestimmtes verwenden sollten.

Wenn wir genügend Komponenten für das Kreieren eines Moduls beisammenhatten, fragten wir, wie sie auf der jeweils angefertigten Schablone angeordnet werden sollten. Bei unserer Zusammenarbeit mit virtuellen Formen von Engeln und anderen Wesen stellten wir Fragen wie diese: „Wer möchte an diesem Punkt auf dem Diamanten in Aktion treten?" Die so ermittelten Kräfte wurden aus der Energie des Vakuums geschaffen und strategisch in einer bestimmten Form und Ordnung platziert, um die „Software-Anleitungen" für unser Design zu speichern.

Im Grunde entwickelten wir eine interdimensionale Technologie, die einen Raum im Nullpunkt-Feld enthält und eine konzeptionelle Brücke zwischen dem Imaginären und dem Realen schlägt. Dies beschreibt übrigens eine konjugiert-komplexe Zahl in der Quantenphysik, wo -1 (minus eins) die imaginäre Eigenschaft darstellt und es auch die reale Zahl oder Eigenschaft gibt. Wenn man beide miteinander multipliziert, hebt sich die imaginäre Qualität auf und man erhält einen realen Vektor oder eine Koordinate in der Raumzeit. Genauso funktioniert auch diese energetische Technik. Es ist eine spirituelle Technik, die umsetzbar und reproduzierbar ist.

Bob, einer meiner Schüler, hat eine eigene Technik zum Erstellen eines Moduls entwickelt. Er ist Krankenpfleger und spielt ganz unbefangen mit *Matrix Energetics* und Modulen. Bob greift dazu einfach in ein Dimensionsfenster und zieht das heraus, was sich richtig anfühlt. Dabei vertraut er darauf, dass genau das auf ihn wartet, was er benötigt. Aus der wahren Kraft seines weit geöffneten Herzzentrums heraus sagt Bob dann einfach: „Kreiere ein Modul für diesen Zustand, dieses Ding oder diese Umstände." Dann nimmt er die neu geschaffene Technologie in seine rechte Hand, aktiviert sie und installiert sie an dem Ort, an den sein wahrnehmendes Bewusstsein ihn leitet. Einfacher geht es nicht. Und was ist seine erste Technik? VERTRAUEN.

Übung: Ein Modul einsetzen

So also sieht Bobs Prozess aus:

---

1. *Kreieren* – Greifen Sie in das kreative Fenster Ihres Geistes.

2. *Warten und vertrauen* – Sie werden tatsächlich spüren, wie sich in Ihrer Hand etwas (heraus-) bildet. Falls nicht, dann vertrauen Sie trotzdem darauf, dass Sie in jedem Fall etwas erstellt haben.

3. *Installieren* – Wenn Sie „Installieren" sagen, werden Sie sehen oder wissen, wo Sie das Modul platzieren müssen.

4. *Aktivieren* – Jetzt trägt es die Intelligenz in sich und ist einsatzbereit. So einfach ist das.

Bobs Prozess ist der Hammer! Er ist einfach und dennoch machtvoll. Und warum sollten Sie nicht Dinge einsetzen, die wirklich gut funktionieren?

Meine Geistführer haben mir mitgeteilt, dass es „Quantenengel" von der siebzehnten Dimension gebe, die dieses Zeugs machen. Ob

Sie das glauben oder nicht, kümmert mich nicht weiter. Nachdem ich mittlerweile so vielen Seminarteilnehmern die Module beigebracht habe, ist das morphische Feld ihrer Realität wirklich enorm angewachsen und kraftvoll!

Sie müssen keinen medizinischen Hintergrund haben, um diese Dinge zu tun. Und wenn Sie keinen Grund sehen, sie zu tun, dann lassen Sie es einfach. Aber es macht irgendwie Spaß. Der eigentliche Punkt daran ist, zu spielen und Vertrauen zu haben. Wenn Sie das lernen, dann haben Sie für den Fall, dass Ihr Leben einmal davon abhängt, bereits die entsprechende Dynamik und den entsprechenden Glauben aufgebaut. So trainieren Sie Ihre „Muskeln" des Glaubens an Dinge, von denen Sie hoffen, dass es sie gibt, die Sie aber noch nie gesehen haben.

Sie können Module auf die gleiche Art wie ich kreieren, auf mentale Weise, oder Sie können einfach vertrauen. Der zweite Weg ist vielleicht der bessere. Fassen wir noch einmal kurz zusammen: *Kreieren* Sie das Modul, *aktivieren* Sie es und *installieren* Sie es. Mehr brauchen Sie nicht zu tun. Vertrauen Sie darauf, dass sich zwischen den Räumen Informationen befinden. Sie müssen nichts wissen. Vertrauen Sie darauf, dass alles bereits getan ist, und Sie werden das beste Ergebnis erzielen. Vertrauen wird Ihr wichtigstes Werkzeug sein. Wenn Sie also ein Problem mit Vertrauen haben, sollten Sie vielleicht ein Modul namens Vertrauen kreieren, das Sie unterstützt. Es ist ausgesprochen nützlich.

Wie Sie Ihr Modul kreieren, das hängt von Ihrem individuellen Wissen und Ihrer Intuition ab. Einige von Ihnen mögen sagen: „Das kann ich nicht", und dann werden Sie feststellen, dass Sie es doch können. Andere werden sagen: „Ich kann das", um anschließend festzustellen, dass dem nicht so ist. Wieder andere sagen vielleicht: „Ich kann das, wenn ich ein bisschen daran arbeite." Sie könnten sich selbst auch sagen: „Ich möchte ein Modul, das mir hilft zu verstehen, wovon Dr. Bartlett da überhaupt redet."

Hier folgt noch eine Geschichte, die eine Ausbildungsteilnehmerin kürzlich berichtete:

Gestern wurde der Vater meines Schwiegersohns ins Krankenhaus eingeliefert. Er hatte wahnsinnige Schmerzen und eine Schwellung am Rücken, an der Stelle, an der er zwei Wochen vorher operiert worden war. Als die Familie im Krankenhaus ankam, teilte man ihr mit, dass es sich höchstwahrscheinlich um ein Blutgerinnsel handele, besonders da es sich an seiner linken Seite befand. Die Schwellung verursachte die Nervenschmerzen in seinen Beinen.

Als ich mit meiner Tochter sprach und sie mir die Nachricht mitteilte, war er gerade auf dem Weg zum MRT. Ich begann mit Matrix Energetics und setzte die Zwei-Punkt-Methode ein – für das, was da gerade gebraucht wurde. Ich konnte kein Blutgerinnsel erkennen. Ich stellte mir vor, die Schwellung würde von einer Art Flüssigkeit verursacht, die von seinem Körper ohne schädliche Nebenwirkungen wieder absorbiert würde.

Dann lud ich noch eine Art Modul herunter und installierte es an der Stelle, an der sich die Schwellung befand. Für mich fühlte es sich so an, als sollte es dort mögliche Stauungen beseitigen.

Als meine Tochter mich später am Abend besuchen kam, berichtete sie, das MRT habe lediglich Flüssigkeit gezeigt und die Ärzte hätten gesagt, der Körper würde diese wieder von selbst absorbieren!

B. D.

Kapitel 24

Wie Sie manifestieren lernen

Manche Menschen sind geborene Zauberer und andere müssen daran arbeiten. Wenn Sie die Fähigkeit haben, Dinge zu manifestieren, dann stehen die Chancen gut, dass Sie es auch tun werden. Menschen, die viele unbewusste Ressourcen angesammelt haben, können darauf bauen, dass die Welt sie nach ihren Vorstellungen behandelt. In einem „unrealen" Sinne gibt es weder Sie noch die Welt. Der Aufbau einer Beziehung zu Reichtum, Liebe oder auch die Fähigkeit, Heilungen an sich selbst und anderen durchzuführen, all das erfordert, dass Sie *kohärente nützliche Bezugspunkte* aufbauen. Wenn Sie schon einmal Beispiele guter Beziehungen gesehen haben oder vielleicht selbst schon solche hatten, ist es viel leichter zu wissen, welche Zutaten Sie in den Zauberkessel geben müssen, damit die Zauberei funktioniert. *Können Sie „Kongruenz" sagen?*

Damit Sie mit „zauberhaften" Zuständen von Möglichkeit kongruent sein können, müssen Sie in der Sprache dieser Art von „Zauberei" denken und fühlen – oder es wird wenig bis gar nichts passieren. Ich erinnere mich an einen Film mit Clint Eastwood, der den Titel *Firefox* trug. In diesem Film spielt Eastwood einen Top-Kampfpiloten aus Amerika, der nach Russland geschickt wird, um den Prototyp eines gedankengesteuerten Superjets zu stehlen. Eastwood ist ohne größere Probleme in der Lage, die Maschine zu stehlen und damit abzuheben. Sobald er in der Luft ist, wird er von einem zweiten Prototypen gejagt. Als er versucht, den Verfolger mit einer Rakete abzuschießen, ist er erst dann dazu in der Lage, als ihm wieder einfällt, dass er auf Russisch denken muss. Also: Jede Art von Erfolg oder Unterfangen hat eine eigene *Sprache* und Syntax.

Damit Sie Erfolg haben, müssen Sie in der Sprache des virtuellen Reality Games sprechen und denken, das Sie zu meistern versuchen. Hierzu ein guter Tipp: Der Spruch „Ich kann nicht" ist *niemals* ein Cheat in irgendeiner Lebenssimulation. [*Cheat* bedeutet sinngemäß etwa so viel wie Code oder Joker. Eine Anspielung aus der Welt der Computerspiele; Anm. d. Verlags] Immer wieder haben Menschen *Matrix-Energetics*-Seminare besucht und gemeint, dass allein meine Anwesenheit ihnen irgendwie die gewünschten magischen Kräfte verleihen würde.

Wenn die Anwesenheit in einem Seminar einen „magischen" Zustand hervorriefe, dann hätte dies einen Haken: Was passiert, wenn Sie wieder nach Hause gehen? Wenn Sie einfach nur die Sprache und die vermittelten Techniken *nachgeahmt* haben, dann reicht das womöglich nicht aus. Wenn Sie Heiler sind und nur nach einer weiteren Technik für Ihren Werkzeugkasten suchen, dann kann es auf dieser Ebene durchaus gut für Sie funktionieren. Aber wenn Sie diese Methode der Transformation wirklich beherrschen wollen, dann müssen Sie mit dem „Zauberkünstler" in Ihrem Inneren Kontakt aufnehmen und eins mit ihm werden.

Wenn Sie wie Clint Eastwood im Film *unbewusst* die Sprache von *Matrix Energetics* übernehmen, dann müssen Sie nicht mehr bewusst darüber nachdenken. Auf der Stufe, über die ich hier spreche, *gibt es nichts mehr, bei dem man lernen müsste, wie man etwas macht – man ist es geworden.* Der aufgestiegene Meister Saint Germain sagte einmal, es gebe eine alchemistische Formel, aber zu dem Zeitpunkt, an dem man sie entdecke, sei man längst zu ihr geworden.

Eine Methode zum Öffnen des Weges dorthin ist die, befreiende Fragen zu stellen, wie beispielsweise diese: „Wenn ich voll an mich als den ‚Meistermagier' glaubte, zu was wäre ich dann jetzt geworden?" In Ihnen gibt es einen Meister, der immer ganz genau hört, was Sie sagen und wie Sie es sagen. Ihre Worte bilden, als holografische Lichtschalen, Tropfen für Tropfen den Kelch Ihrer inneren Meisterschaft oder Ihres Unglücks. Es ist an Ihnen zu wählen und, nachdem Sie eine Wahl getroffen haben, sich mit jedem weiteren Atemzug immer wieder neu zu entscheiden.

Die in beiden Richtungen gültige Gleichung des Habens und Nichthabens

Jesus sagte: „Denn dem, der hat, wird gegeben werden, und er wird Überfluss haben. Wer aber nicht hat, dem wird auch das, was er hat, genommen werden."[1] Warum, denken Sie, hat er das gesagt? Ich glaube, es hat folgenden Grund: Wenn Sie sich in einem Bewusstsein des „Nichthabens" befinden, weisen Sie Ihr Unterbewusstsein ständig an, das wahrzunehmen und mehr davon zu erschaffen, worauf Sie Ihren Blick richten. Tun Sie dies gewohnheitsmäßig, dann werden Sie immer mehr Erfahrungen machen, die dem entsprechen, auf das Sie sich konzentrieren. So beweisen Sie sich selbst, dass Sie in diesem scheinbaren Zustand der Machtlosigkeit Macht haben. Sie ziehen das an, was Sie nicht wollen.

Eine der einfachsten Möglichkeiten zum Manifestieren eines neuen Lebens mit ganz neuen Parametern besteht darin, *den Attraktor oder die Ladung dessen zu ändern, was Sie nicht möchten*. Sehen Sie, dass hier eine Bewusstseinsgleichung im Spiel ist? Wenn Sie ein Elektron haben, ein negativ geladenes Teilchen, dann ist das positiv geladene Proton das ausgleichende Gegenstück. In gleicher Weise gibt es für jedes Photon ein Antiphoton. Wenn die Ladungen in Balance sind, erhält man einen wechselseitigen Fluss oder eine Polarität, die Bewegung erzeugt. Wenn Sie im Fluss sind, bemerken Sie nicht, dass es ein Photon-Antiphoton-Paar gibt.

Wenn Sie vom „Nichthaben" genug haben, dann müssen Sie nicht auf die gleiche Weise weitermachen. Sie können auch einfach in den Zustand des *Habens* überwechseln, der die Antithese oder das Antiteilchen zu dem darstellt, was Sie nicht haben. Mit der Haben-Nichthaben-Gleichung ist es genau wie mit dem Photon-Antiphoton-Paar, das ein *Graviton* erzeugt. Wenn Sie Haben und Nichthaben paaren, erhalten Sie eine ausgeglichene Ladung und bemerken das Vorhandensein der Dualität nicht. Was Sie erfahren, ist der Fluss der Bewegung zwischen den entgegengesetzten Ladungen oder Kräften. Der ausgeglichene Ausdruck dieser beiden Extreme stellt die elektromotorische Kraft dar, die wir Leben nennen. *Das Leben ist ein Auf und Ab, weil dies einen ausgeglichenen Spin oder Fluss darstellt.*

Wenn Sie die Unterscheidungen loslassen, die eine Vielzahl von Dualitäten erzeugen, dann haben Sie aufgehört, dem Fluss des Lebens Widerstand entgegenzusetzen. Wenn Sie dem Fluss des Lichtes als Information weniger Widerstand entgegensetzen, dann berufen Sie sich auf meine Version des „OM'schen Gesetzes". In dem Moment, in dem Sie aufhören, dem Fluss oder dem Auf und Ab der Ereignisse Widerstand entgegenzusetzen, steigen Stärke und Geschwindigkeit des Stroms. Wenn Sie beginnen, einen größeren Strom zu manifestieren, dann könnte man sagen, dass Ihr Chi oder Ihre Lebenskraft magnetisiert und vergrößert wird.

Mit dem Ansteigen Ihrer Lebenskraft kommt der Moment, in dem Sie Ihre Gedanken, Gefühle und unbewussten Dynamiken ein wenig genauer beobachten sollten. Wenn Sie den Strom stärker aufdrehen, haben Sie mehr Kraft, Ihre Absicht auf das Manifestieren wundervoller Veränderungen in Ihrem Leben zu richten. Sie können auch das manifestieren, was Sie *nicht* möchten – ein guter Grund, weshalb Sie sich einen Zustand kindlichen Staunens und sanfter Neutralität bewahren sollten.

Das, was Sie manifestieren, stammt in keinem Fall aus dem Bereich Ihres bewussten Verstandes. Wäre Ihre Fähigkeit, das zu manifestieren, was Sie sich wünschen, in Ihrem Verstand angesiedelt, so bestünde Ihr Leben aus einer Abfolge der Ergebnisse aller Ihrer Gedanken. Da die meisten von uns weder die ganze Zeit positiv noch ständig negativ denken, würden die Ergebnisse sich irgendwann ausgleichen. Wenn sowohl negative als auch positive Ergebnisse gleichmäßig verteilt manifestiert würden, läge das Nettoergebnis mehr oder weniger bei Null.

Gedanken, die *keine* bewusste Richtung einschlagen, haben genauso viel Kraft wie alle anderen, aber kein klar definiertes Ziel. Da die Kraft unserer Gedanken die Freisetzung oder den Verbrauch von Energie nach sich zieht, muss die Ladung Ihrer Gedanken irgendwohin gehen. Wenn Energie weder erzeugt noch zerstört werden kann, sondern einfach nur ihren Zustand ändert, wohin geht dann die Energie Ihrer richtungslosen Überlegungen und Wünsche? Genau wie bei der Photon-Antiphoton-Paarung schließen sich auch unsere Gedanken nach dem Prinzip „bewusst/unbewusst" zu Gruppen oder Paaren zusammen.

Unsere unbewusste Gedankenenergie sitzt im morphischen Feld oder Quantenpotenzial des Unterbewusstseins. Da wir es bei jedem Wunsch mit den gepaarten Zuständen Haben/Nichthaben zu tun haben, muss diese Energie irgendwohin gehen. Wenn wir uns daher gewohnheitsmäßig auf das konzentrieren, was wir möchten, wird die Energie der umgekehrten Polung oder der umgekehrten Ladung zu gespeichertem Potenzial im unbewussten Feld.

Hier noch einmal zur Erinnerung die Definition eines morphischen Feldes:

Sheldrake sieht die morphischen Felder als eine Art universelle Datenbank für sowohl organische (lebende) als auch abstrakte (mentale) Formen. Ein morphisches Feld sei ein Feld in einer und um eine morphische Einheit, das deren charakteristische Strukturen und Aktivitätsmuster organisiert. Morphische Felder liegen der Form und dem Verhalten von Holons oder morphischen Einheiten auf allen Ebenen der Komplexität zugrunde. Der Begriff „morphisches Feld" bezieht sich nicht nur auf morphogenetische Felder im engeren Sinne, sondern auch auf Verhaltensfelder, soziale Felder, kulturelle Felder und mentale Felder. Morphische Felder werden durch morphische Resonanz mit früheren morphischen Einheiten einer ähnlichen Art (die demzufolge unter dem Einfluss ähnlicher morphischer Felder standen) geformt und stabilisiert. Sie enthalten daher eine Art kumulative Erinnerung und haben eine Tendenz zu fortschreitender Habitualisierung. Carl Gustav Jung prägte den Begriff des kollektiven Unbewussten und somit eine vergleichbare Theorie über das Vorhandensein eines Übertragungsmodus für gemeinsam genutzte Muster und Archetypen. Laut Sheldrake kann die Theorie der morphischen Felder eine Erklärung für Jungs Konzept bieten.[2]

Das morphische Feld der Matrix anzapfen

Zu Beginn des Buchs habe ich bereits erwähnt, dass *Matrix Energetics* ein riesiges morphisches Feld besitzt, das es Ihnen ermöglicht, mit minimalem Aufwand in ein einheitliches, kollektives Bewusstseinsfeld einzutreten. Ich denke, es lohnt sich, dies noch einmal zu wiederholen, da es tatsächlich den Schlüssel zum Manifestieren darstellt. Es ist die machtvolle Gruppendynamik, die es Ihnen ermöglicht, Ihre Wünsche und Fähigkeiten zugunsten des Wohls der Allgemeinheit und aller Beteiligten zu erweitern und zu verstärken. Das Feld besteht bereits und es kann Ihnen nur nutzen, sich daran anzuschließen. Wenn Sie das morphische Feld von *Matrix Energetics* anzapfen, können Ihre Ergebnisse machtvoller und zuverlässiger werden.

Fehlschlüsse in Ihrem Denken erkennen

Wenn wir eine Menge Energie in das Manifestieren von etwas stecken, dann muss eine gleich große Menge Energie in Form eines destruktiven oder nicht manifestierten Potenzials existieren. Wenn wir dann unbewusst diese „Nichthaben"-Energie speichern und eine emotionale Ladung in Form von Angst mit diesen Gedanken oder Gefühlen verbinden, haben wir faktisch ein *künstliches, hoch aufgeladenes Quanten-Gefühlspotenzial* erschaffen. Das ist wie eine elektrische Spannung, die unter den entsprechenden Bedingungen wie ein Blitz vom Boden in die Wolken schießen kann.

Wenn Sie andererseits ein künstliches Potenzial wohlüberlegter Neutralität bei Ihren Manifestationen schaffen können, beginnen Sie den tiefen Sumpf der unbewussten, angstbasierten Muster trocken zu legen. Im Laufe der Zeit bauen Sie so die negative Aufladung Ihres menschlichen/göttlichen Potenzials ab und setzen mehr Energie frei, die dann ungehindert in das Manifestieren der Dinge fließen kann, die Ihr Herz begehrt. *Ihre Manifestationen werden angetrieben vom Motor Ihrer Glaubenssätze und Erfahrungen.* Früher dachte ich, den Inhalt meiner Glaubenssätze zu ändern sei wirklich schwer und dass ich hart daran arbeiten müsse. Aber letztendlich ist die Vorstellung, dass tiefe, bleibende Veränderungen schwer zu erreichen seien, auch nichts weiter als ein Glaubenssatz.

Im Folgenden finden Sie ein Beispiel dafür, wie ein Anwender *Matrix Energetics* für seinen Manifestierungsprozess einsetzt:

Ich werde versuchen zu erklären, wie Matrix Energetics für mich funktioniert, wobei ich betonen möchte, dass jeder auf eine andere Art und Weise damit in Kontakt tritt und die Art, wie ich Matrix Energetics einsetze, sich stark von dem unterscheiden kann, wie es für andere am besten funktioniert (vermutlich weil die Hintergründe und Blickwinkel der Menschen einfach unterschiedlich sind). Sie müssen also einfach damit spielen und schauen, ob es für Sie funktioniert.

Ich habe selten ein bestimmtes Ergebnis im Sinn. Wenn Sie Matrix Energetics nur nutzen, um etwas Bestimmtes zu manifestieren, dann kann es Ihnen nur Dinge bringen, die Sie sich vorstellen können. Das verhindert, dass etwas BESSERES als das auftaucht, was Sie sich vorstellen können. Nehmen wir beispielsweise Geld. Wenn ich die Zwei-Punkt-Methode für meine Finanzen einsetze, sehe ich das energetische Muster meiner Finanzen vor mir. Ich habe einfach die Absicht, es zu sehen, und oft erscheint es dann in Form eines Musters.

Kapitel 24

Muster sehen für mich meist wie leuchtende Wirbel oder ein Borg-Raumschiff aus (falls Sie Star-Trek-Fan sind). Die Form an sich ist nicht wichtig. <u>Entscheidend ist vielmehr, dass Sie unabhängig davon, ob Sie es sich vorstellen können oder nicht, darauf vertrauen, dass das Muster sich vor Ihnen befindet.</u> (Beim Arbeiten mit Matrix Energetics geht es, wie Richard ja auch immer sagt, vor allem um Vertrauen – je mehr Sie vertrauen, umso mehr Macht haben Sie.)

In dem Wissen, dass das Muster sich vor mir befindet, greife ich danach (meist tue ich das körperlich mit meinen Händen) und finde einen Punkt im Muster, der sich fest, hart, unnachgiebig oder einfach anders anfühlt. Dann suche ich nach einem zweiten Punkt, bei dem sich das Gefühl des ersten intensiviert, sodass ich spüren kann, wie beide verbunden sind. Dann lasse ich mich innerlich „fallen" und die Punkte sich in einen nützlicheren Zustand verändern, einen, der sich besser anfühlt als am Anfang.

Dieser Prozess hat mir gesündere Finanzen und mehr Fülle beschert. Ich weiß nicht, wie das zustande kommt (und muss es auch nicht wissen). Es mag außerhalb dessen liegen, was mein Verstand begreifen kann. Je weniger ich weiß, umso machtvoller scheint der Prozess zu sein. Das Wichtigste ist, eine Haltung des Vertrauens zu entwickeln.

E. O.

Wenn Sie tief genug in Ihre eigene Psyche abtauchen, können Sie alles anziehen, an das Sie denken – das ist weiter kein Geheimnis. Das Geheimnis liegt darin, in der Lage zu sein, konsistent genug an attraktive Dinge zu denken, um sie auf *magnetische* Weise in Ihre persönliche Umlaufbahn des „Werdens" zu ziehen. Wenn Sie nicht mit dem „Sich gut fühlen und vertrauen"-Strom fließen, dann erzeugen und erhalten Sie eine gegenläufige Energiewelle namens „Angst und Kampf". Denn sobald Sie bewusst einen Wunsch oder Bedarf nähren, wird die phasenkonjugierte gegensätzliche Realität – und zwar genau das, was Sie nicht möchten – ebenfalls manifestiert.

Diese gegenläufige Welle kann sich störend auf Ihre kreativen Visualisierungen, auf Affirmationen und Wunschkonstrukte auswirken. Sie verlieren wertvolle spirituelle und psychische Energie, sodass Ihnen im Endeffekt weniger Energie zum Manifestieren und Erhalten der Kraft Ihrer kreativen Absicht zur Verfügung steht.

> Einer der besten Wege, das zu manifestieren, was Sie sich wünschen, ist der, mit dem Wünschen und Manifestieren aufzuhören.

Auf diese Weise gibt es weniger Kampf und Anstrengung, sodass mehr Energie unbewusst und zielstrebig zum Ziel Ihrer geheimen Wünsche fließen kann. Die Dinge werden einfach in Ihrem Leben passieren und *die anderen werden denken, Sie seien ein Glückspilz!*

Das Geheimnis des Manifestierens: Nichttun

In unserer Kultur herrscht die weitverbreitete Ansicht, dass *wir mehr tun müssen*, um etwas zu erreichen. Aber je mehr wir tun, umso mehr ergibt sich die Notwendigkeit, zu tun, zu haben und zu sein. Wenn wir etwas *haben* müssen, um zu wissen, dass wir „in Ordnung" sind, dann begehen wir einen Fehler. Meine kleine Tochter, die unter Autismus leidet, sagt in Zeiten emotionalen Aufruhrs oder bei Krisen (ja, das kommt auch bei mir immer noch vor) sinngemäß: „Komm wieder in Ordnung, es wird wieder alles gut!" [Engl.: *Be all right!*] Ihre süße Stimme macht mir immer wieder bewusst, dass es in diesem Universum allein um Liebe geht. Wir entwickeln uns weiter, weil im Wort „Evolution" schließlich auch das Wort „Love" steckt (nur umgedreht).

> Liebe ist die entscheidende, alles zusammenhaltende Kraft im Universum.

Kapitel 24

Manifestieren im Turbogang

Wir alle haben die Fähigkeit und den Impuls, Dinge zu manifestieren. Bleibt die Frage: Welcher Teil unserer Programmierung steuert unsere Manifestationen? Sind es unsere bewussten Erwartungen oder sind es vielmehr tief eingeprägte unbewusste Glaubenssätze? Was denken Sie? Eine Frage, die Sie sich selbst stellen können, lautet: „Gefällt mir, was ich manifestiere, und falls nicht, wie ändere ich die Richtung?" Wenn Sie sich in die Gewässer des Unbewussten begeben und Dinge in Ihrem Leben ändern möchten, dann ist es hilfreich, Ihr Segel der Absicht in den Wind zu halten.

Aus welcher Richtung weht Ihr psychischer Wind?

Eine bewährte Möglichkeit, die Windrichtung festzustellen, ist die, einen Finger auf einer Seite anzufeuchten, ihn in die Luft zu halten und zu drehen, bis Sie den Luftzug deutlich spüren. Sie können dies auch im Geiste tun und vielleicht sollten Sie einfach einmal kurz beim Lesen innehalten, das Buch beiseitelegen und Ihren Zeigefinger in die Luft halten. Bewegen Sie ihn langsam im Kreis um sich herum und spüren Sie dabei nach, ob sich an Ihrem inneren Zustand etwas verändert. Überanalysieren Sie das, was Sie spüren, nicht, sondern suchen Sie einfach nach einer Richtung, die zu einem Zustand tiefen Wohlbefindens passt. Wenn Sie den Luftzug dieses Gefühls spüren, stoßen Sie sich im Geiste von der emotionalen Sandbank des Lebens ab und bewegen Sie sich in die Richtung, in die der Wind Sie bläst.

Übung: Manifestieren

> Machen Sie doch bitte ein kleines Experiment mit mir. Suchen Sie sich jetzt, während Sie diese Zeilen lesen, etwas aus, bei dem Sie in Ihrem Leben eine Veränderung sehen möchten.– Haben Sie etwas gefunden? Gut.

> Positionieren Sie es mental vor sich, einen oder mehrere Meter entfernt, und zwar als einzelnen Punkt im Raum. Wählen Sie nun unbewusst und ohne zu überlegen, wie das Ergebnis aussehen könnte, eine Welt von Möglichkeiten, in der der Zustand oder das Ding, um das es Ihnen geht, auf andere Weise in Erscheinung treten kann.
>
> Lassen Sie nun das Bedürfnis los, irgendetwas tun zu müssen. Spüren Sie die Erweiterung des Zustandes der Möglichkeiten, während Sie die frühere Realität in die neue kollabieren lassen. Und dann lassen Sie los und akzeptieren die Veränderung, die stattgefunden hat.

Wenn Sie dies wirklich tun, wenn Sie wirklich bei der Sache sind und es spüren können, wird Ihr Leben sich verändern. Ich habe dies schon viele Male getan und war immer wieder überrascht, wie schnell sich Muster, die schon lange Teil meines Lebens waren, komplett verändert haben. Seien Sie sich bewusst, dass die Änderung mit dem Durchführen der Übung bereits eingetreten ist. Raum und Zeit existieren im Moment des kosmischen Wimpernschlags nicht.

Jedes Mal, wenn Sie in diesem Buch eine Geschichte darüber lesen, wie sich das Leben einer Person durch die Anwendung der Prinzipien geändert hat, können Sie die gleichen Prinzipien in Ihrer eigenen Art und Weise auf jeden Aspekt Ihres Lebens anwenden. Machen Sie sich keine Gedanken darüber, was Sie da tun, denn hier geht es nicht darum, etwas zu tun. Sie erwerben lediglich eine neue Fertigkeit, über die Sie lernen, wie Sie auf Ihre ureigenste Wahrnehmung und Sicht der Geheimnisse der Matrix zugreifen und diese weiterentwickeln können. – Das folgende Manifestierungsbeispiel stammt von einem Master Practitioner:

Kapitel 24

Eine Geschichte von Krautsalat

Mein drittes Seminar war tiefgreifend und weltbewegend, und zwar auf eine Weise, die mein Verstand nicht begreifen konnte. Es wurde immer deutlicher, dass ich mich mit jeder Person, jedem Ort und jedem Ding verbinden konnte, und das unabhängig davon, wo ich mich befand (Punkt 1) und wo der/das andere sich befand (Punkt 2). Mir wurde klar, dass ich nicht zum zweiten Punkt gehen musste, weil ich bereits da war. Ich bin er/sie/es.

Ich verlagere einfach mein Bewusstsein meiner selbst als Ich auf mein Bewusstsein von mir an dem anderen Punkt. Meine Wahrnehmung dehnt sich über Zeit und Raum hinaus aus und ich gelange in einen Seinszustand, in dem das Existieren in einem wundersamen Universum zu meiner Lieblingsversion der Realität wird. Folgendes passierte eines Mittags beim Essen, an einem dieser ganz normalen Matrix-Tage.

Ich wurde im Restaurant gerade zu meinem Tisch gebracht, als mich eine Gruppe anderer Teilnehmer, die bereits bestellt hatten, einlud, mich zu ihnen zu setzen. Ich schaute auf die Speisekarte und entschied mich für einen Burger mit Krautsalat. Als ich meine Bestellung aufgab, teilte man mir mit, der Krautsalat sei leider ausgegangen. Aus irgendeinem Grund fühlte sich das für mich nicht richtig an, also hob ich meine Hand, um zu sehen, ob nicht doch noch irgendwo im Restaurant etwas vorhanden war. Nahezu sofort fand ich Krautsalat, ich konnte es deutlich spüren. Ich konnte den Salat in meiner Hand sehen. Ich wandte mich an den Kellner, hielt ihm meine Hand hin und sagte: „Schauen Sie auf meine Hand. Sie haben Krautsalat. Könnten Sie mir bitte ein kleines Schälchen bringen?" Er brummelte irgendetwas vor sich hin und verschwand in der Küche.

Wenige Minuten später kam er zurück und meinte, der Koch habe überall gesucht und sei absolut sicher, dass kein Krautsalat da sei. An diesem Punkt verloren die netten Leute, die mich an ihren Tisch gebeten hatten, die Geduld mit mir und meiner Hartnäckigkeit. Ich versicherte Ihnen, dass er existiere, da ich ihn finden, fühlen und sehen könne, und dass niemand mich vom Gegenteil überzeugen könne. Das war schlicht und einfach meine neue, verbesserte Realität.

Im nächsten Moment hörte ich, wie ich den Kellner bat, in die Küche zu gehen und dann links abzubiegen. Dort befinde sich ein großer Schrank, gleich neben einem kleineren. Im kleinen Schrank, gleich hinter dem weißen Eimer, werde er meinen Krautsalat finden. Er murrte nur und verschwand erneut in Richtung Küche.

Drei Minuten später kam er zurück – mit einem großen Tablett Krautsalat für mich und die anderen, die zuvor als Ersatz Kartoffelsalat bekommen hatten. Er war ziemlich verwirrt und murmelte mehrmals, der Krautsalat sei genau dort gewesen, wo ich es angegeben habe. Ich wusste es, ohne es zu wissen – und ohne jemals die Küche betreten zu haben –, und ich vertraute dem, was sich zeigte.

W. M.

Ausbruch aus dem Reality Game

Aus einem bestimmten Blickwinkel heraus kann man sagen, wir erschüfen unsere Probleme selbst. Wir setzen die allumfassende Macht der universellen Absicht ein, um das Auftreten unserer Probleme zu bewirken, damit wir ein interessantes Leben haben. Robert Scheinfeld, Autor des Buchs *Raus aus dem Geld-Spiel!*, beschreibt dort den Prozess, über den wir die Hologramme oder virtuellen Filmvorführungen unserer Lebenserfahrungen erstellen. Er glaubt, dass wir auf sehr reale Weise alle die Schauspieler, Drehbuchschreiber und Regisseure in der Mischung aus Science-Fiction-Film, Romanze, Komödie, Actionfilm und Drama seien, die wir unser Leben nennen.

Kapitel 24

Alles, was wir beobachten und erfahren, ist eine holografische Projektion, die auf der Kinoleinwand unseres Erdendaseins abläuft. Als Regisseur unseres Dramas können wir zu jedem Zeitpunkt entscheiden, das Drehbuch umzuschreiben, und wir können sogar bereits gedrehte Szenen neu besetzen oder erneut filmen, sodass sie am Ende anders ausgehen. Die Idee erinnert mich an einen alten Song aus dem Album *Passion Play* von Jethro Tull. In diesem Lied gibt es eine Strophe, die lautet: „We've got you taped, you're in the play. How does it feel to be in the play? How does it feel to play the play? How does it feel to be the play?" [Zu Deutsch etwa: „Wir haben dich, du bist im Spiel. Wie fühlt es sich an, im Spiel zu sein? Wie fühlt es sich an, das Spiel zu spielen? Wie fühlt es sich an, das Spiel zu sein?"]

Auf der geistigen Ebene, auf der das universelle Hologramm erstellt und erhalten wird, gibt es so etwas wie Armut, Krankheit oder Leiden irgendeiner Art nicht. Das sind nur Energieschwankungen oder Energiemuster, die keinen negativen Kontext in sich tragen. Wenn also das, was Sie erschaffen haben, Ihnen keinen Spaß mehr macht, dann können Sie es neu erschaffen, die Spieler auswechseln und Ihre Erfahrungen umschreiben. Ihr Leben ist wie eine Episode im Reality-TV und das Drehbuch wurde mit Sorgfalt erstellt.

Scheinfeld sagt, dass alles, was Sie erleben und sehen, einfach nur das sei, was Ihr universelles Selbst Ihnen zur Förderung Ihres Wachstums und zu Ihrer Unterhaltung an die Hand gegeben habe. Wenn Ihnen das klar wird und Sie beginnen, Ihre Macht zurückzugewinnen, dann kommt diese Energie verändert zu Ihnen zurück, bereit, für Ihr nächstes Unterfangen oder Ihre nächste Realitätssimulation eingesetzt zu werden.

Hier folgt ein Beispiel für eine wundersame Manifestation einer meiner Ausbildungsteilnehmerinnen, die eine wahre „Zaubermeisterin" ist:

Wir sind Verleger, die mit dem Internet arbeiten, das heißt, wir geben keine Druckmedien heraus. Wir besitzen mehrere Websites und verdienen mit ihnen über Links, Google Adsense usw.

unser Geld. Das folgende Erlebnis hatte ich, bevor ich das Buch „Raus aus dem Geld-Spiel!" gelesen hatte. Es hat dazu geführt, dass ich tiefer verstehen kann, was als „Phase-2"-Leben bezeichnet wird, sodass ich beim späteren Lesen des Buches diesen natürlichen Zustand in höherem Grad bewusst annehmen konnte.

Dr. Bartletts Presseagentin wandte sich wegen einer Rezension seines Buches „Matrix Energetics: Die Kunst der Transformation" an unseren Verlag. Nachdem ich die Beschreibung gelesen hatte, sagte mir mein Bauchgefühl, dass Dr. Bartlett wichtige Erkenntnisse weiterzugeben hatte und dass es sich um mehr handelte als lediglich eine aufgewärmte Technik oder Heilmethode, die es bereits in anderer Form gab. Also bat ich persönlich um ein Rezensionsexemplar. Einige Tage vergingen und dann fand ich ein Päckchen in unserem Briefkasten. Mich überlief ein leichter Schauder, als ich den Umschlag herausnahm ... Sie wissen schon, so, wie wenn jemand Sie ganz leicht an der Schulter antippt, um sich bei Ihnen bemerkbar zu machen. Ich ging ins Haus, riss den Umschlag auf und starrte auf den Buchdeckel. Dann legte ich mich auf das Sofa und begann zu lesen. Ich dachte bei mir: Ja, das fühlt sich anders, spannend und vielversprechend an.

Mein Partner bemerkte, dass ich völlig von meinem normalen Zeitplan abwich, und fragte, was denn los sei. Alles, was ich ihm sagen konnte, war, dass ich glaubte, etwas gefunden zu haben, was viele Dinge zusammenführte, die ich schon immer gewusst hatte. Und dann las ich weiter.

Ich nahm mir den Rest des Tages frei und las das Buch in einem Zug von vorne bis hinten durch (ähnlich, wie mir dies mit „Raus aus dem Geld-Spiel!" ergehen sollte, das Dr. Bartlett bei einem seiner Workshops erwähnte, den ich zu einem späteren Zeitpunkt besuchte).

Als ich begann, mit einigen der Ideen von Matrix Energetics zu spielen, machte sich schnell eine regelrechte Aufregung in mir breit. Aufgrund eines neuen Algorithmus bei Google, der unseren Website-Traffic negativ beeinflusste, hatten wir geschäftlich zu kämpfen und unser Einkommen hatte einen absoluten Tiefstand erreicht. Der Zeitpunkt war ideal: Was ich da las, gab mir wieder Hoffnung. Ich wusste noch nicht, wie ich es anstellen sollte, aber ich spürte, dass mir da jemand einen Schlüssel in die Hand gedrückt hatte – mir keine Sorgen zu machen, sondern meine bewusste Wahrnehmung zu ändern.

Später am Abend schwebte ein Bild eines grünen, spiralförmigen Gitters über meinen inneren Bildschirm. Hm, was sollte ich nur damit tun? Auf welche Weise konnte es nützlich sein? Dann hatte ich die Idee, damit zu spielen, wie Dr. Bartlett es im Buch beschreibt – unter Einsatz einer Zwei-Punkt-Technik. Also erschuf ich auf dem grünen, sich drehenden Gitter einen Platz, der unsere Websites darstellte, und einen anderen Punkt, der für Google stand. Ich stand wie ein verrückter Alchemist in meinem Büro, hob meine Hände in die Luft, verband Punkte miteinander und sah kleine Spinnen auf dem Gitter von Punkt zu Punkt hüpfen und eifrig herumlaufen. Es wurde ein hypnotisierender Tanz, und wenn zu diesem Zeitpunkt jemand in mein Büro gekommen wäre und mich gesehen hätte, hätte er wohl am ehesten gedacht, ich dirigierte ein unsichtbares Orchester.

Das Ganze dauerte nicht länger als drei oder vier Minuten und machte unglaublich viel Spaß. Und schaden konnte es ja schließlich nicht, oder? Nun, an diesem Punkt wird die Geschichte richtig interessant: Rund zwölf Stunden später setzte ich mich zum Arbeiten an meinen Computer und warf einen Blick darauf, wie viele Leute unsere Seiten besucht hatten. Da konnte doch etwas nicht stimmen, irgendwo musste da ein Fehler sein ... Wie sonst ließen sich diese Zahlen erklären? Unser Traffic war schlagartig in die Höhe geschossen und auch unser Einkommen hatte einen dringend benötigten Satz nach oben gemacht. Die Zahlen sahen märchenhaft aus (und sind es seit jenem Tag geblieben).

Ich rannte ins Büro meines Geschäfts- und Lebenspartners und sagte ihm, neue Zeiten seien angebrochen! Wir buchten eine Reise, um Dr. Bartlett bei einem seiner Seminare kennenzulernen. Und wir setzen Matrix Energetics seitdem ständig ein. Die Art des Phase-2-Lebens und die Transformationskunst von Matrix Energetics scheinen einander ideal zu ergänzen. Mir scheint, dass alles miteinander verbunden ist, alle Dinge sind immer verfügbar – es hängt allein davon ab, wie und wann Sie sich entscheiden, Ihre bewusste Wahrnehmung so weit zu verschieben, dass Sie das bemerken, was schon immer da war, oder was Sie sich vorstellen, was da ist, damit es da sein kann.

Ich hoffe, dass alle, die diese Geschichte lesen, ein Gefühl dafür bekommen, wie zukünftige Ereignisse die Gegenwart und die Vergangenheit beeinflussen können und wie alles miteinander zusammenhängt. Ich glaube, dass das Arbeiten mit dem Konzept von Gittern und Schablonen, belebt durch Vorstellungskraft, Absicht und Intuition, ein effektives Instrument sein kann. Wenn wir spielen, beschwören wir Wundersames herauf, weil unser Verstand nicht eingreift, sich Sorgen macht oder etwas misst, was nicht vorhanden ist.

S. B.

Wenn Sie beginnen, dauerhaft und wertungsfrei zu allen Aspekten Ihres Daseins zu sagen: „Ich liebe dich. Ich befreie dich von begrenzenden Mustern und gewinne dich als reine, universelle Quelle zurück", dann beginnt die Energie, die Sie investiert haben, zu Ihnen zurückzufließen. Das erinnert mich an die letzten Szenen des Films *Per Anhalter durch die Galaxis*: Nachdem die Erde zuvor zerstört worden war, wird sie wiederhergestellt und genau so wieder zusammengesetzt, wie sie vorher war.

Je stärker Sie Ihr Bewusstseinspotenzial intensivieren und den Regler hochdrehen, umso mehr Zugang zur Welt der Wunder erhalten Sie. Hier gelten andere Naturgesetze, die es Ihnen ermöglichen, Taten zu vollbringen, die für Uneingeweihte wie Wunder aussehen mögen. Die wahre Natur von Wundern befindet sich aber völlig im

Einklang mit den Naturgesetzen. Es ist nur natürlich, dass universelles Bewusstsein in Potenzial und Umfang unbegrenzt ist.

Innerhalb des erleuchteten Potenzialzustands des universellen Seins ist das Konzept der Begrenzung unnatürlich. Tom Bearden meint, die Vorstellung, die Natur unterliege bestimmten Gesetzen, sei schlichtweg dumm. Sie könnten alles tun, es könne allerdings womöglich ein Leben lang dauern herauszufinden, *wie* man bestimmte Dinge tue.[3] *Jenseits der Frage, was Sie sich vorstellen können und was nicht, gibt es keinerlei Begrenzungen. Warum ein Leben lang warten? Beginnen Sie jetzt!*

Danksagung

Dieses Buch wäre ohne eine ganze Reihe von Unterstützern nicht zustande gekommen:

Mein Dank gebührt zuallererst Melissa Joy Jonsson für ihre liebevolle Betreuung und die aufmerksame Beachtung aller Details beim Niederschreiben und Bearbeiten dieses Buches.

Ebenso danken möchte ich Cynthia Bartlett, und zwar sowohl für die ursprüngliche Idee, mit dem Verlag *Beyond Words* in Kontakt zu treten und zusammenzuarbeiten, als auch dafür, dass sie *Matrix Energetics* von Anfang an mit liebevollen Augen und in liebevoller Absicht betrachtet und gefördert hat.

Meiner Verlegerin Cynthia Black möchte ich dafür danken, dass sie einem unbekannten Autor wie mir eine Chance gab, dass sie an mich glaubte und mich bei jedem Schritt unterstützte.

Ebenfalls würdigen möchte ich den unermüdlichen Einsatz von Daphne Hoge, die die hohe Kunst beherrscht, „das Talent" bei Laune zu halten.

Besonderer Dank gebührt meinen Lektorinnen Lindsay Brown und Julie Knowles, die ich mit unzähligen Kleinigkeiten gequält habe, sowie Lisa Brown Dubbels, meiner Presseagentin.

Herzlich bedanken möchte ich mich auch bei meinen Kindern: bei Victor, der einige Grafiken für *Matrix Energetics* erstellt hat; bei Justice, die *Matrix Energetics* mit mir schon bei Workshops vorgestellt hat und die Prinzipien dieses Buchs aufs Beste verkörpert, sowie bei Nate, der immer für mich da ist und mir Liebe, Unterstützung und alles andere gibt, wann immer ich es brauche.

Und zu guter Letzt möchte ich mich auch bei allen Mitarbeitern von *Matrix Energetics* bedanken, einschließlich Ben, Alyssa, CeCe, Brandon, Carol, Karen, William und Rebekah.

Begriffserläuterungen

Abrams, Albert: 1863 in San Francisco geboren; begründete die Radionik, eine Methode zur Diagnose und Behandlung von Krankheiten im Körper mithilfe von Schwingungsfrequenzen. Der Absolvent der *University of California* schrieb mehrere medizinische Lehrbücher und wurde später zum anerkannten Spezialisten für Nervenkrankheiten. Im weiteren Verlauf seiner Forschungen entdeckte Abrams, dass Krankheiten energetisch gemessen werden können, und erfand den sogenannten Oscilloclast, ein Instrument mit kalibrierten Reglern, über das er die Reaktionen und die Intensität von Krankheiten in Blutproben bestimmen und messen konnte.[1] *Siehe auch:* Path-Oscilloclast, Radionik

Absicht (zielgerichtete): Kann definiert werden als das kreative Einsetzen der vielen verschiedenen Teile Ihres gesamten bewussten Erlebens zur Definition eines Sets von neuen Erfahrungen, Realitäten oder Ergebnissen in Ihrem jetzigen Erleben. Es ist hilfreich, wenn Sie Ihre Vorstellungskraft fokussieren, um eine neue Wahrnehmung zu erzeugen. Dies erzeugt einen Fluss feinstofflicher Energie, der die gewünschten Ereignisse und Effekte direkt oder indirekt beeinflusst oder manifestiert, sodass Sie etwas mit Gefühl fokussieren oder erschaffen. Die zielgerichtete Absicht dient dem Zweck, sich selbst davon zu überzeugen, dass Sie sich in die angestrebte neue Realität begeben können. Da jeder Einsatz Ihrer Absicht ein Akt der Schöpfung ist, lehrt zielgerichtete Absicht uns letztendlich, wie wir effizient und effektiv etwas erschaffen können. Dies wiederum manifestiert sich schließlich in irgendeiner Art von Ereignis in der Sinneswelt. Das Objekt Ihrer zielgerichteten Absicht ist wie eine Blaupause für die Manifestation. Sobald diese Blaupause jedoch konzipiert ist, müssen Sie sie dem Universum übergeben, damit die Form mit Leben erfüllt wird. Das ist der alchemistische Prozess des Manifestierens.[22] *Siehe auch:* Intention

Allgemeine Relativitätstheorie: Einsteins Gravitationstheorie, in der die Schwerkraft durch eine Krümmung in der Raumzeit dargestellt wird und die Raumzeit eine aktive Einheit ist. Wir können alle Kräfte als Ergebnis der Interaktion zwischen der Krümmung von Raumzeit und Masse betrachten.[24] *Siehe auch:* Spezielles Relativitätsmodell

Antiteilchen/„Antiwelle": Die Zeitumkehr (Phasenkonjugation) einer Referenzwelle, oder anders gesagt: die Gegenwelle zur Referenzwelle.[3]

Archetyp: In der Jung'schen Psychologie eine von mehreren angeborenen Ideen oder Mustern in der Psyche, die sich in Träumen, in Kunst oder anderen Prozessen des Unterbewusstseins in Form bestimmter Symbole oder Bilder ausdrücken. Archetypen bilden sozusagen den Kern, um den herum sich die Erfahrungen und der Inhalt unserer Psyche bilden. „Alles in der Natur kann mithilfe der Geometrie beschrieben werden. Vom Tanz der Atome bis hin zur Drehung der Planeten wird jede Art von Wachstum und

Bewegung von den gleichen Gesetzen regiert. Diese Gesetze werden durch die Symbolik geometrischer Formen abgebildet. Dies war der Bereich der Träume, des Unausgedrückten oder nicht Artikulierten – Bilder, die schon allein durch ihre Art dazu gedacht waren, das Unterbewusstsein anzuregen. Der Einsatz archteypischer Symbolik schafft eine Brücke zwischen dem Reich des Geistes, der Imagination und der physischen Manifestation."[4]

Ätherphysik: Äther (αἰθήρ) war in der griechischen Mythologie die poetische Personifizierung der reinen oberen Luft, die von den Göttern im Olymp geatmet wurde. In der Wissenschaft des Altertums und Mittelalters bezeichnete man als Äther die klassische Idee oder Vorstellung, die in einer Reihe von Theorien (darunter Alchemie und Naturphilosophie) als das fünfte Element angesehen wurde. In der Physik ist es eine theoretische, universelle Substanz, von der man vor allem im neunzehnten Jahrhundert annahm, sie diene als Medium für die Übertragung elektromagnetischer Wellen (etwa Licht und Röntgenstrahlen), ähnlich wie Schallwellen durch ein elastisches Medium wie Luft übertragen werden. Man ging davon aus, dass Äther gewichtslos, transparent und reibungsfrei sowie weder chemisch noch physikalisch nachzuweisen sei und praktisch den gesamten Raum und die gesamte Materie durchdringe. Diese Theorie stieß ab 1881 durch das Michelson-Morley-Experiment, das darauf abzielte, die Erdbewegung durch den Äther zu bestimmen, und keinerlei Ergebnis zeitigte, auf zunehmenden Widerspruch.[2]

Bearden, Thomas: Nuklearingenieur, Oberstleutnant der U. S. Army a. D., Vorstandsvorsitzender, Direktor der *Association of Distinguished American Scientists* und emeritierter Professor des *Institute for Advanced Study* der *Alpha Foundation*. Bearden ist ein Anhänger des theoretischen Konzeptualismus, der sich mit Themen beschäftigt wie: skalarer Elektromagnetismus, moderne Elektrodynamik, einheitliche Feldtheorie, energetische Waffen des KGB, freie Energiesysteme, elektromagnetische Heilung über die einheitliche Feldaktion der erweiterten Sachs-Evans-Elektrodynamik und menschliche Entwicklung. Bekannt wurde er vor allem durch seine Arbeiten, in denen er eine Theorie über Systeme aufstellte, die mehr elektrische Energie produzieren, als sie verbrauchen, über skalare elektromagnetische Waffen, energetische Waffen und den Einsatz von Zeit-als-Energie in Energiesystemen und in der Körper-Geist-Interaktion.[6]

Bemerken [im Sinne von: zur Kenntnis nehmen, Notiz nehmen von …; engl.: *noticing*]: Bei *Matrix Energetics* ist damit die Kunst gemeint, dem Aufmerksamkeit zu schenken, was sich im jeweiligen Moment zeigt, indem man sich angewöhnt, die offene Frage zu stellen: „Was bemerke ich jetzt gerade?" Auf diese Weise beginnen Sie, das Unterbewusstsein darauf zu trainieren, mehr Informationen aus dem Bereich der rechten Gehirnhälfte in die bewusste Wahrnehmung zu lassen. Indem Sie dies fortlaufend tun, werden Sie sich immer stärker der Energien und Informationen bewusst, die Ihre Anweisung unterstützen, neuen Reizen und Mustern in Ihrer Umgebung (sowohl innerlich als auch äußerlich) Aufmerksamkeit zu schenken. Die Weiterführung dessen wäre, das wahrzunehmen, was unterschiedlich ist (statt dessen, was gleich ist). Wenn Sie dies fortwährend tun, schulen Sie Ihr Gehirn darin, nach neuen Mustern oder Verhaltensweisen zu suchen; das fördert nutzbringende Veränderungen.

Begriffserläuterungen

Beobachtereffekt: Die Veränderung, die der Akt des Beobachtens beim beobachteten Phänomen auslöst. Dies ist häufig bei Instrumenten der Fall, die notwendigerweise den Zustand dessen, was sie messen, auf irgendeine Weise verändern. Diesen Effekt kann man in vielen Bereichen der klassischen und der Quantenphysik beobachten.

Bezugsrahmen des Beobachters: Ein räumliches, organisiertes, vermessenes Gitter, das in die „Leere" (Raum, Raumzeit) platziert wird. Bezieht sich normalerweise auf einen dreidimensionalen räumlichen Rahmen. Für alle Objekte und Punkte im „Universum" oder in dem Rahmen gilt, dass sie gleichzeitig an separaten, gemessenen Punkten innerhalb des Rahmens nebeneinander bestehen. Der Unterschied zum Vakuum liegt darin, dass es im Vakuum streng genommen keine eindeutigen Maße und Zeitintervalle gibt, da diese erst nach einer Messung oder Beobachtung erscheinen und vom Beobachter und den laufenden Interaktionen sowie dem Beobachtungsprozess selbst abhängen. Der „Laborrahmen" ist der statische Bezugsrahmen des Beobachters oder der Messung. Es kann angenommen werden, dass ein separater Bezugsrahmen für jedes feste oder bewegte Objekt besteht oder an jedem beliebigen Punkt in einem anderen Rahmen zentriert ist. Wenn eine bestimmte Art von Rahmen angenommen wird, beschränkt sich dadurch die gesamte Art der physikalischen Interaktionen, die auftreten können, auf einen angenommenen Typ. Anders gesagt: Unserem Rahmen liegt die *konventionelle* Physik zugrunde.

Eine der größten Einschränkungen eines angenommenen Rahmens ist die fehlende Berücksichtigung (Existenz) anderer höherer Dimensionen. Eine interessante Anmerkung in diesem Zusammenhang: Im neuen Ansatz der einheitlichen Feldtheorie sind die anderen höheren Dimensionen immer verfügbar und können nur in einigen besonderen Fällen ausgeschlossen werden. Jede Krümmung der Raumzeit und jede zusätzliche innere Krümmung dieser ersten Krümmung fügt eine neue Dimension hinzu. In unserer Sicht kann eine Raumzeit vielleicht ihre generelle Krümmung betreffend „flach" sein, aber aus innerlich strukturierten, deterministischen Krümmungen oder „Motoren" (Maschinen) bestehen. In dieser Sichtweise können normale Inertialsysteme beispielsweise immer noch „Vakuummotoren" enthalten, die die normalen Translationsregeln nicht betreffen, dafür aber einige oder alle Nichttranslationsmechanismen betreffen können, in vielen Fällen auch die Naturgesetze.[49]

Bezugsrahmen: Ihr Regelwerk für das Wahrnehmen dessen, was Sie wahrnehmen; Ihr Gedankengebäude aus Vorannahmen dafür, wie die Dinge sich zeigen. Dieser Rahmen ist der Kontext, in dem Sie eine Situation betrachten. Er ist unglaublich wirksam. Solche Rahmen sind in der Regel unbewusste Filter für Situationen. Da sie häufig unausgesprochen bleiben und nicht erkannt werden, bleiben sie unhinterfragbar und gehen sofort ins Unterbewusstsein. Jede Entscheidung, die wir treffen, ja sogar die Art, wie wir Dinge im Rahmen unseres Prozesses der Entscheidungsfindung betrachten, ist Teil unseres unbewussten Bezugsrahmens. Im Laufe der Zeit legen wir ein System von Regeln dafür an, wie wir mit einer bestimmten Situation umgehen.

Um mit einer Situation umgehen zu können oder ein bestimmtes Problem in Begriffe zu fassen, setzen wir diese bereits existierende „Software", diesen Bezugsrahmen ein, um zu sehen, wie die Situation oder das Vorkommnis in unser Wahrnehmungsmodell passen. Dies geschieht größtenteils auf der unbewussten Ebene. Der Zugang zu veränderten Bewusstseinszuständen und das Betrachten vertrauter Situationen oder Muster durch eine neue Linse der Wahrnehmung können dazu führen, dass alte Bezugsrahmen geändert oder neue geschaffen werden. Don Juan, der Lehrer von Carlos Castaneda, würde dies bezeichnen als den Unterschied zwischen „schauen" (wahrnehmen durch den alten Bezugsrahmen) und „sehen" (beobachten ohne die normalerweise verzerrte Linse unserer voreingenommenen Wahrnehmung oder unseres gewöhnlichen Bezugsrahmens).

Bioplasmafeld: Dr. Victor Inyushin von der russischen Kazakh-Universität geht von der Existenz eines sogenannten Bioplasmafeldes aus, das aus Ionen, freien Protonen und freien Elektronen besteht. Seine Beobachtungen zeigen, dass die Bioplasmateilchen durch die chemischen Prozesse in den Zellen ständig erneuert werden und dauernd in Bewegung sind. Es scheint ein Gleichgewicht zwischen positiven und negativen Teilchen innerhalb des Bioplasmas zu geben, das relativ stabil ist. Trotz dieser in der Regel vorherrschenden Stabilität fand Inyushin heraus, dass ein beträchtlicher Anteil der Energie in den Raum ausstrahlt. Wolken aus Bioplasmateilchen, die sich vom Organismus gelöst haben, können bei ihrer Bewegung durch die Luft gemessen werden.[7]

Braun, Wernher von: Von den 1930er- bis zu den 1970er-Jahren einer der herausragenden Raketenkonstrukteure und Pioniere der Erkundung des Weltraums.[8]

Broglie, Louis de: Französischer Physiker und Mathematiker, der sich vor allem dem Studium der verschiedenen Erweiterungen der Wellenmechanik widmete: der Elektronentheorie von Dirac, der neuen Theorie des Lichts, der allgemeinen Theorie der Spinteilchen, der Anwendung der Wellenmechanik auf die Nuklearphysik usw. Er veröffentlichte zahlreiche Abhandlungen und verfasste über 25 Bücher zu seinen speziellen Interessengebieten. Im Jahre 1929 verlieh die schwedische Akademie der Wissenschaften ihm den Nobelpreis für Physik für seine Entdeckung des Wellencharakters von Elektronen, eine Arbeit, die ursprünglich 1924 als Doktorarbeit veröffentlicht wurde und den Titel trug: *Recherches sur la théorie des quanta* [zu Deutsch etwa: Untersuchungen zur Quantentheorie]. Später arbeitete de Broglie an einer kausalen Erklärung der Wellenmechanik (im Gegensatz zu der von Born, Bohr und Heisenberg vertretenen reinen Wahrscheinlichkeitsinterpretation, die heute in der Theorie der Quantenmechanik vorherrscht). De Broglie trug auch viel zur Förderung der internationalen Zusammenarbeit auf dem Gebiet der Wissenschaft bei.[9] *Siehe auch:* Dirac-Meer

Casimir-Effekt: Wird vielfach als Beweis dafür angeführt, dass dem Universum ein Meer an echter Nullpunkt-Energie zugrunde liegt. Im Jahr 1947 hatte der Physiker Hendrik Casimir die Gelegenheit, während eines Spaziergangs mit Niels Bohr Ideen auszutauschen. Laut Casimir murmelte Bohr etwas darüber, dass Nullpunkt-Energie relevant sein müsse. Dies brachte Casimir auf eine Analyse der Nullpunkt-Energie-Effekte in dem ähnlich gelagerten Problem der Kräfte zwischen vollständig leitenden parallelen Platten.[11] *Siehe auch:* Nullpunkt-Energie

Dekohärenz: Ein nicht einheitlicher Prozess, der eine thermodynamisch irreversible Störung (Zustandsänderung) der Umgebung durch das System beschreibt – also das Gegenteil einer Verzerrung des Systems durch seine Umgebung. Dies gibt den *Anschein*

eines Kollabierens der Wellenfunktion, wenn ein System mit seiner Umgebung interagiert, was verhindert, dass verschiedene Elemente in der Quanten-Superposition des Systems und der Wellenfunktion der Umgebung miteinander interferieren.[16] *Siehe auch:* Kohärenz

Dirac, Paul: Die Bedeutung der Arbeiten von Paul Dirac liegt vor allem in seiner berühmten Wellengleichung, die die spezielle Relativität in die Schrödinger-Gleichung einbrachte. Bedenkt man die Tatsache, dass mathematisch gesprochen die Relativitätstheorie und die Quantentheorie sich nicht nur klar unterscheiden, sondern einander sogar konträr gegenüberstehen, kann man Diracs Werk als eine fruchtbare Aussöhnung beider Theorien betrachten.[17]

Dirac-Meer: Theoretisches Modell eines unendlichen Meers von Teilchen im negativen Energiezustand in einem Vakuum. Erwin Schrödinger soll als Erster festgestellt haben, dass das Lösen der Dirac'schen Gleichung zur Bewegung der Elektronen eine notwendige Komponente ergab, die als willkürliche, mit Lichtgeschwindigkeit erfolgende Fluktuation eines punktartigen Teilchens interpretiert werden konnte. Er taufte dieses Phänomen *Zitterbewegung*. Das Positron, das Antimaterie-Gegenstück zum Elektron, wurde ursprünglich als Loch im Dirac-Meer erdacht, und zwar schon lange vor seiner experimentellen Entdeckung im Jahr 1932. Dirac, Einstein und andere erkannten, dass es mit dem Äther verwandt ist.[18] *Siehe auch:* Elektron; Schrödinger

Doppelspaltexperiment: Experiment, das das Konzept der Quantenmechanik beweist, dass Energie tragende Wellen sich auch wie Teilchen verhalten und Teilchen auch einen Wellenaspekt zeigen können – allerdings nicht gleichzeitig. Eine Lichtquelle beleuchtet eine dünne Platte, in die zwei parallele Schlitze geschnitten wurden. Das Licht, das durch die Schlitze dringt, fällt auf einen dahinterliegenden Schirm. Der Wellencharakter des Lichts bewirkt, dass die Lichtwellen, die durch die Schlitze dringen, miteinander interferieren und auf dem Schirm ein Muster aus hellen und dunklen Streifen erzeugen. Der Schirm wiederum absorbiert das Licht als einzelne Teilchen, die man Photonen nennt.

Eintauchen oder Hinabgleiten: Die meisten Menschen in unserer Gesellschaft sind wohl am ehesten im Kopf zentriert, in dem fälschlichen Glauben, dass dies der Ort sei, an dem Bewusstsein entsteht. Das im Westen vorherrschende Wissenschaftsmodell geht davon aus, dass das menschliche Gehirn den Prozess des Bewusstseins erzeugt und dass Gehirn und Geist untrennbar, wenn nicht sogar identisch sind. Es gibt jedoch eine andere Form des Bewusstseins, die man als herzzentriertes Gewahrsein bezeichnen könnte oder – wie Daniel Goleman es nennt – als „emotionale Intelligenz". Diese Form des Gewahrseins basiert auf dem Loslassen des ablenkenden Geplappers des Geistes und dem Eintauchen in den Theta-Zustand (7–4 Zyklen pro Sekunde). Genauso wie die Menschen, die für das Militär *Remote Viewing* (Fernbeobachtung) betreiben, können auch Sie lernen, sich bewusst in diesen Zustand zu begeben und aus ihm heraus zu handeln. Wenn Sie dies tun, beginnen Sie bewusst auf das Reich der rechten Hirnhälfte oder des unterbewussten Gewahrseins zuzugreifen. Dieser Zustand des Eintauchens ist charakterisiert durch eine besondere Form von Gewahrsein, bei der Sie beobachten, aber nicht analysieren oder urteilen.

Elektromagnetische Energie: Aus Sicht des Vakuums und der Quantenmechanik eine deterministische oder kohärente Strukturierung, die entweder dynamisch oder statisch ist und im Fluss der virtuellen Photonen oder geladenen Teilchen existiert. Aus Sicht der Raumzeit eine Krümmung der Raumzeit oder ein System solcher Krümmungen.[19]

Elektron: Ein in allen Atomen vorkommendes stabiles Elementarteilchen, das – in der „vorwärts laufenden Zeit" – eine negative Ladung von $1{,}602 \times 10^{19}$ C, einen Spin von $1/2$ und eine Masse von $9{,}11 \times 10^{-31}$ kg aufweist. Bei Umkehrung der Zeit kehrt sich die Ladung (nicht jedoch die Masse) des Elektrons um und es wird zum Positron. Das Elektron kann auch als negative Energie, negative Ladung oder negative Masseenergie im Vakuum selbst existieren. In diesem Zustand ist die negative Energie die Quelle negativer Energiefelder und negativer Energiepotenziale. Das Loch im Dirac-Meer, das vom Positron verursacht wird, kann in „Anti-Schaltkreisen" manipuliert werden, um auf praktische Weise eine lokale Antigravitation zu erzeugen.[20] *Siehe auch:* Dirac-Meer

Elektronenwolke: *Siehe* Wahrscheinlichkeitswolke

Energetischer Rapport: Beschreibt den Zustand oder Prozess, in dem Sie sich auf der gleichen Wellenlänge befinden wie die Person, der Ort, das Objekt, das Muster oder die Energieform, auf die Sie sich beziehen. Zum Aufbau von Rapport geeignete Techniken sind unter anderem ein Anpassen der Körpersprache (beispielsweise in Haltung und Gestik), das Aufrechterhalten von Augenkontakt und das Anpassen des Atemrhythmus. Einige dieser Techniken werden beim Neurolinguistischen Programmieren (NLP) untersucht. Energetischer Rapport wird nicht über einen mentalen Prozess hergestellt, sondern durch das Eintauchen oder Hinabgleiten in herzzentriertes Gewahrsein und das Erzielen einer Übereinstimmung mit den Gefühlen und der Symbolik des Objekts, der Energie oder des Musters, mit dem Sie synchron zu gehen versuchen. Diese Art von Rapport wird durch einen Prozess gefördert, bei dem Sie zur Kenntnis nehmen, was immer Sie bemerken, ohne zu urteilen oder zu analysieren, und dann zulassen, dass Sie Schritt für Schritt von dem geleitet werden, was jeweils passiert. *Siehe auch:* Eintauchen

Entropie: In der Thermodynamik ein Maß für Unordnung in einem System. Dabei wird in einem System, das einer Veränderung unterliegt (Beispiel: Ausdehnung eines Gases in einem Vakuum oder Wärmetransfer beim Wechsel von einem warmen zu einem kalten Körper), die Menge der nicht für sinnvolle Arbeiten einsetzbaren Energie bestimmt. Die Veränderungen verursachen einen Zuwachs an Entropie im betrachteten System, wobei die Energie weder aus dem System noch in das System transferiert wird. Anders gesagt: Wenn die Entropie ansteigt, sinkt die im System verfügbare Energie. *Siehe auch:* Negentropie

Feynman, Richard: Amerikanischer Physiker, der eine wichtige Rolle bei der Entwicklung der Theorie der Quantenelektrodynamik spielte, die die Grundlage für alle anderen Quantenfeldtheorien bildet. Sein Ansatz verband Quantenmechanik und Relativitätstheorie und nutzte eine Methode, bei der Diagramme von Teilcheninteraktionen eingesetzt wurden, um Berechnungen wesentlich zu vereinfachen. Für diese Arbeit erhielt er 1965 gemeinsam mit dem amerikanischen Physiker Julian Schwinger und dem japanischen Physiker Sin-Itiro Tomonaga den Nobelpreis für Physik.[21]

Garcia, Hector: Er ist Matrix Energetics Master Practitioner und Gründer des *Garcia Chiropractic Holistic Centers* im kalifornischen San Diego, in dem er seine einzigartige intuitive Gabe einsetzt, um Störungen des körperlichen, geistigen, emotionalen, psychischen und spirituellen Gleichgewichts aufzuspüren, die sich in den verschiedenen Energiesystemen des Körpers zeigen. Garcia kann unabhängig davon, ob es sich auf zellulärer oder Quantenebene befindet, die Ursache eines Problems finden, den Körper dabei unterstützen, es energetisch freizusetzen, und das Problem korrigieren. Als ausgebildeter und erfahrener Chiropraktiker verwendet er verschiedene Techniken wie CRA (*Contact Reflex Analysis*, dient zur Bewertung der Ausgewogenheit der Ernährung und der Nährstoffe); *Allergy Elimination Technique* (zur Desensibilisierung gegenüber Allergenen) und die Yuen-Methode der chinesischen energetischen Medizin (die er auch lehrt), eine energetische Heilungstechnik, über die man Ungleichgewichte oder Mangelzustände des Körpers und seiner Selbstheilungskräfte feststellen kann.[23]

Geschlossenes System: Ein theoretisches System, das nicht mit seiner Umgebung kommuniziert und bei dem kein Austausch von Energie oder Materie zwischen System und Umgebung stattfindet. Im Universum gibt es kein wirklich abgeschlossenes System, da jedes System in das aktive Vakuum eingebettet und ein offenes System ist, das sich im Energieaustausch mit dem Vakuum befindet.[12] *Siehe auch:* Offenes System

Graviton: In der Quantentheorie der Gravitation ist das Graviton das Quantum des Gravitationsfeldes. Es hat keine Masse. In der neuen Theorie können wir das Graviton als gekoppeltes skalares und longitudinales Photonenpaar ansehen.[25]

Große einheitliche Theorie: Eine einheitliche Theorie der vier Kräfte der Physik – Elektromagnetismus, Gravitation, starke Wechselwirkung und schwache Wechselwirkung; sie ist nicht nur ein theoretisches Modell, sondern kann auch im Labor und in tatsächlichen physikalischen Systemen angewandt werden, unter Einsatz von höhersymmetrischer Elektrodynamik als spezieller Teil der einheitlichen Feldtheorie von Mendel Sachs.[79]

Hamilton, William R.: Irischer Physiker, Astronom und Mathematiker, der einen wichtigen Beitrag zur klassischen Mechanik, Optik und Algebra leistete. Seine Untersuchungen mechanischer und optischer Systeme führten zur Entdeckung weitreichender mathematischer Konzepte und Techniken.[26]

Heaviside, Oliver: Bekannter englischer Physiker, Autodidakt und brillanter Elektrodynamiker, der sowohl beim Verwerfen der Quaternionen von Maxwell als auch bei der Entwicklung der Vektormathematik und der Reduzierung der Theorie Maxwells auf die derzeitigen vier Vektorgleichungen eine große Rolle spielte.[28]

Heisenberg, Werner: Deutscher Physiker, dessen Theorie zum Gedankenexperiment mit „Schrödingers Katze" und deren Anwendungen insbesondere zur Entdeckung allotroper Formen von Wasserstoff führten. Heisenberg erhielt 1932 den Nobelpreis für Physik. Seine Theorie basiert allein auf dem, was beobachtet werden kann – das heißt auf der Strahlung, die vom Atom abgegeben wird. Wir können einem Elektron zu einem bestimmten Zeitpunkt nicht gleichzeitig eine Position im Raum zuweisen und es in seiner Umlaufbahn verfolgen; und wir können nicht annehmen, dass die von Niels Bohr postulierten Umlaufbahnen tatsächlich existieren. Mechanische Größen wie die

Position oder die Geschwindigkeit sollten nicht durch normale Zahlen, sondern durch abstrakte mathematische Strukturen namens „Matrizen" dargestellt werden. Folglich formulierte Heisenberg seine neue Theorie in Form von Matrizengleichungen. Später entwickelte er sein berühmtes Unschärfeprinzip, gemäß dem die Bestimmung der Position und des Impulses eines beweglichen Teilchens notwendigerweise Fehler enthalten müsse, deren Produkt nicht geringer als die Quantenkonstante h sei; und wenngleich diese Fehler auf der vom Menschen wahrgenommenen Ebene vernachlässigbar seien, könnten sie bei der Untersuchung des Atoms nicht ignoriert werden.[29]

Herbert, Nick: Doktor der experimentellen Physik, der als Wissenschaftler bei *Memorex* und anderen Hardwareherstellern tätig war, die sich auf magnetische, elektrostatische, optische und thermale Methoden der Informationsverarbeitung und Speicherung spezialisiert haben. Er ist Autor von *Quantenrealität – Jenseits der neuen Physik* (dessen japanischer Titel übersetzt *Konstruktionshandbuch für Zeitmaschinen* lautet) und *Elemental Mind: Human Consciousness and the New Physics*. Herbert entwickelte den bislang kürzesten Beweis für das Bell-Theorem. Er hat Artikel zur Über-Lichtgeschwindigkeit und Quantentheorie für Zeitschriften wie das *American Journal of Physics* und den *New Scientist* geschrieben und er ist Kolumnist bei *Mondo 2000*.[30]

Herzfeld: „Das Herz ist der mächtigste Erzeuger elektromagnetischer Energie im menschlichen Körper und bildet von allen menschlichen Organen das größte rhythmische elektromagnetische Feld. Das elektrische Feld des Herzens hat eine rund 60 Mal größere Amplitude als die elektrische Aktivität des Gehirns. Das über ein EKG gemessene Feld kann überall auf der Körperoberfläche entdeckt werden. Zudem ist das vom Herzen erzeugte magnetische Feld über fünftausend Mal stärker als das vom Gehirn erzeugte und kann mithilfe von SQUID-Magnetometern (die extrem kleine Magnetfelder messen können) auch noch in einigem Abstand vom Körper in allen Richtungen gemessen werden."[27]
Matrix Energetics lehrt, dass Sie über das Herzfeld Zugang zum Nullpunkt-Energiefeld haben, dem unbegrenzten Energiepotenzial des Universums. *Siehe auch:* Rechte Gehirnhälfte; Nullpunkt-Energiefeld

Hologramm: „Eine Voraussetzung der Holographie ist ein Phänomen, das Interferenz genannt wird. Interferenz ist das Überlagerungsmuster, das entsteht, wenn zwei oder mehr Wellen, zum Beispiel Wasserwellen, einander durchdringen. Anschließend enthält jede Welle sowohl ihre eigenen Informationen als auch in Form einer Energiecodierung Informationen über die andere. Interferenzmuster entsprechen einer ständigen Ansammlung von Informationen und Wellen haben eine praktisch unbegrenzte Speicherkapazität. Wenn eine komplexe Reihe von Interferenzmustern miteinander interagiert, bilden sie eine Kombination aus hochstrukturierter Information, die ein Baustein dessen ist, was wir als unser Realitätskonstrukt ansehen.
Wenn Sie beispielsweise einen Stein in einen Teich werfen, erzeugt er eine Reihe von konzentrischen Wellenringen, die sich nach allen Seiten ausdehnen. Werfen Sie zwei Steine gleichzeitig ins Wasser, so bilden sich zwei Wellenzüge, die sich ausweiten und einander schneiden. Die komplizierte Verteilung von Wellenbergen und -tälern, die sich bei solchen Überschneidungen ergibt, wird als Interferenzmuster bezeichnet." Der Schnappschuss der Teichoberfläche ähnelt insofern einem holografischen Bild, als er

aus einer Reihe von Interferenzmustern besteht, die durch Kombination der unterschiedlichen Wellenzüge entsteht.

Der Neurochirurg Karl Pribram stellte fest, dass eine logische Weiterführung des holografischen Hirnmodells Raum für die Möglichkeit öffnet, dass die objektive Realität – die Welt der Kaffeetassen, Bergpanoramen, Ulmen und Tischlampen – womöglich noch nicht einmal existiert oder zumindest nicht in der Art und Weise, wie wir es annehmen.[31]

Imaginäre Einheit (Zahl): In der Mathematik, der Physik und im Ingenieurwesen ist die imaginäre Einheit die Quadratwurzel aus -1. Sie wird durch den Buchstaben i oder das lateinische j oder das griechische ι symbolisiert und erlaubt die Ausweitung des Systems der reellen Zahlen auf das System der komplexen Zahlen.

Inertialsystem: Wenn zwei Systeme sich bezogen aufeinander gleich bewegen, kann man über ihre Bewegung nichts aussagen, mit Ausnahme dessen, dass sie relativ ist. Es heißt, jedes der beiden Systeme sei in Bezug auf das andere „gedreht", aber nicht beschleunigt. Die Geschwindigkeit des Lichts im Raum (dem Vakuum) ist konstant und unabhängig von der Geschwindigkeit seiner Quelle und der Geschwindigkeit des Beobachters. In allen Referenz-Inertialsystemen gelten die gleichen physikalischen Gesetze.[32]

Intention: *Siehe* Absicht

Kalibrieren: Eine Art des Beobachtens von Energie- und Informationsmustern sowie des Verbindens dieser Erfahrung mit einer Art von Echtzeitmessung. Das Messen von Zuständen vor und nach einer Zwei-Punkt-Anwendung ist eine sehr nützliche Form des Kalibrierens einer Messung innerhalb von *Matrix Energetics*.

Kohärenz: Eine Korrelation zwischen den Phasen einer oder mehrerer Wellen, sodass Interferenzeffekte zwischen ihnen entstehen können, oder eine Korrelation zwischen den Phasen der Teile einer einzelnen Welle.[13] *Siehe auch:* Dekohärenz

Kollabieren der Wellenfunktion: Auch als Kollabieren des Zustandsvektors oder Reduzieren des Wellenpakets bezeichnet. Das Kollabieren der Wellenfunktion ist einer von zwei Prozessen, über die Quantensysteme sich gemäß den Gesetzen der Quantenmechanik im Zeitverlauf entwickeln. Das Konzept wurde ursprünglich von Werner Heisenberg in seiner Abhandlung über die Unschärferelation eingeführt und später von John von Neumann als dynamischer Prozess postuliert, der unabhängig von der Schrödinger-Gleichung ist.[14]

Komplex-konjugierte Zahl: Als Erweiterung einer reellen Zahl besitzt die komplex-konjugierte Zahl jeder reellen Zahl die gleiche reelle Komponente, die aber von einem griechischen ι oder i begleitet wird, welches die Ebene verändert, sodass alle Punkte an der reellen Achse gespiegelt werden – das heißt, Punkte oberhalb und unterhalb der Achse werden ausgetauscht, während die Punkte auf der Achse unverändert bleiben (da die komplexe Konjugation einer reellen Zahl sie selbst ist).[15]

Künstlich erzeugtes Quantenpotenzial: Ein skalares Potenzial besteht aus einem künstlich zusammengefügten Set bidirektionaler Wellen. Siehe E. T. Whittaker zum Beleg dafür, dass ein „skalares Potenzial" ein harmonisches Gefüge verborgener, bidirektionaler, longitudinaler, elektromagnetischer phasenkonjugierter Wellenpaare ist. Jedes

Wellenpaar besteht aus einer Welle und ihrer Antiwelle (genaue zeitumgekehrte Wellenkopie). Wenn der außenstehende Beobachter die „aufgedeckten" Teilwellen in einem verborgenen Wellenpaar sehen könnte, würde er sehen, wie die „Welle" in die *eine* Richtung verläuft und die Antiwelle sie genau in die andere Richtung durchläuft. Bevor sie aufgedeckt wird, existiert die phasenkonjugierte Welle ganz auf der komplexen Ebene und daher in der Domäne der Zeit.[5]

Linke Gehirnhälfte: In jeder Sekunde zeigt uns unser Bewusstsein lediglich einen winzigen Bruchteil der elf Millionen Bit an Informationen, die unsere Sinne an unser Gehirn weitergeben. Während die rechte Gehirnhälfte mit der linken zusammenwirkt und Milliarden Bit an Daten pro Sekunde verarbeiten kann, ist die linke Gehirnhälfte ein serieller Prozessor, der lediglich sieben (plus oder minus zwei) Bit Informationen pro Sekunde bewältigt. Die linke Gehirnhälfte arbeitet daher als Benenner und Klassifizierer und ist der analytische Sensor, der festlegt, welche der über die Sinne hereinkommenden Daten bewusst wahrgenommen werden und welche in das Unterbewusstsein verschoben werden. Das ist recht nützlich, um sich in der sogenannten realen Welt zurechtzufinden.

Da die linke Gehirnhälfte jedoch als „Zensor" der Sinneswahrnehmungen auftritt und dabei festlegt, was sie hereinlässt und was sie ableugnet, werden große Mengen an Daten ständig gelöscht und von der angeborenen Programmierung der linken Gehirnhälfte als unbedeutend betrachtet.

Sobald Sie einem Ding einen Namen geben, haben Sie es definiert. Indem Sie es definieren, legen Sie fest, wie es sich in Ihrer Realität zeigt. Deshalb rät der norwegische Wissenschaftler Tor Nørretranders, man solle seinen Ahnungen und seinem intuitivem Gefühl trauen: Sie seien wesentlich näher an der Realität als die *wahrgenommene* Realität, weil sie auf wesentlich mehr Informationen beruhten.[35] *Siehe auch:* Loslassen; rechte Gehirnhälfte

Loslassen: Die linke Gehirnhälfte (der analytische Verstand) wird teilweise auch als „Affenverstand" bezeichnet. Um einen Affen im Dschungel zu fangen, stellt man eine Kiste mit einem Stück Obst darin auf, wobei die Öffnung der Kiste so groß ist, dass nur die *leere* Hand des Affen hindurchpasst. Falls der Affe die Frucht ergreift, kann er seine Hand nur dann wieder herausziehen, wenn er das Obst wieder loslässt. Die meisten Affen tun dies nicht und werden so zur leichten Beute für die Jäger, die diese Fallen aufstellen. Diese Analogie beschreibt das nach der linken Gehirnhälfte ausgerichtete Verhalten einer Person. Sobald Sie einmal entscheiden, wie die Regeln sind und wie sie sich zeigen sollen, können Sie Ihr gesamtes Leben damit verbringen, an der Frucht Ihrer Ideen festzuhalten, und sie niemals loslassen, um einen größeren und erweiterten Realitätssinn zu entwickeln.

Bei *Matrix Energetics* lernen Sie, wie Sie Ihr Bewusstsein aus dem Kopf mit seiner besorgten, urteilenden Geisteshaltung in das Feld des Herzens absinken lassen. Dieses verbindet sich auf natürliche Weise mit dem Bereich der rechten Gehirnhälfte und ihrer emotionalen Intelligenz. Aus diesem letzteren Bereich des Bewusstseins heraus, dem Feld der Träume gewissermaßen, wurden einige der größten Ideen und kreativen Konzepte entwickelt und umgesetzt. Das ist gemeint, wenn wir bei *Matrix Energetics* von „Loslassen" sprechen. Indem Sie die Notwendigkeit loslassen, Ihre Erfahrungen verstehen zu wollen – speziell, wenn diese sich außerhalb unseres normalen Rahmens bewegen –, können Sie beginnen, dem gefühlsorientierten Zustand Ihres auf dem Herzfeld basierenden Gewahrseins zu vertrauen.

Matrix Energetics: Die Wissenschaft und Kunst der Transformation

Maxwell, James C.: Schottischer Mathematiker und theoretischer Physiker, dessen wichtigste Leistung die Entwicklung der klassischen elektromagnetischen Theorie war, die alle vorherigen zusammenhanglosen Beobachtungen, Experimente und Gleichungen aus den Bereichen Elektrizität, Magnetismus und Optik in *einer* Theorie zusammenfasste. Sein berühmtes System der Maxwell'schen Gleichungen zeigte, dass Elektrizität, Magnetismus und Licht Manifestationen des elektromagnetischen Feldes sind. Von diesem Moment an wurden alle anderen klassischen Gesetze oder Gleichungen auf diesen Gebieten zu vereinfachten Fällen der Maxwell'schen Gleichungen. In seiner Biografie über Maxwell schrieb Ivan Tolstoi, dass dessen Bedeutung für das wissenschaftliche Denken mit der von Einstein (den er inspirierte) und Newton (dessen Einfluss er einschränkte) vergleichbar sei.[37]

Maxwells einheitliche Feldtheorie: Dieser Begriff wird normalerweise mit Bezug auf alle physikalischen oder elektromagnetischen Systeme verwendet, deren elektrodynamische Aktivitäten dem Maxwell'schen Elektrodynamikmodell nach der Neuordnung der Maxwell-Heaviside-Gleichungen durch Lorentz folgen. Diese Teilmenge wird leider mittlerweile fälschlicherweise als „Maxwell'sche Gleichungen" bezeichnet. Aus diesem Grund verstehen viele Wissenschaftler und die meisten Ingenieure Maxwells Theorie nicht mehr. Wenn sie in den Kontext einer höheren mathematischen Topologie gesetzt wird, erlaubt die Theorie eine enorme Vielfalt an zusätzlichen elektromagnetischen Systemen und Verhaltensweisen, einschließlich aller Operationen der Theorie eines einheitlichen Feldes. In der Standard-Elektrodynamik sind diese Funktionen und Systeme einer höheren Symmetrie von vornherein ausgeschlossen. Aus der Sicht von Thomas Bearden ist dies ausgesprochen bedauerlich, da diese willkürlichen Reduzierungen der Maxwell'schen Theorie alle elektromagnetischen Systeme ausschließen, die in ihrem Austausch mit dem aktiven Vakuum weit von einem Ausgleich entfernt sind. Daher glauben auch nahezu alle Wissenschaftler und Ingenieure, dass ein elektrisches System, das mehr Energie (und mehr Arbeitsleistung bei Belastung) produziert, als es verbraucht, den Naturgesetzen an sich widerspreche.[39] *Siehe auch:* Heaviside, Oliver

Maxwells Elektrodynamik (elektromagnetische Theorie): Die Maxwell'sche Theorie der Elektrodynamik besteht aus den gleichnamigen Gleichungen. Seine grundlegende Theorie umfasste zwanzig Quaternionengleichungen und erschien in seiner Abhandlung aus dem Jahr 1865. Nach dem Tode Maxwells, der bereits selbst einige Kürzungen vorgenommen hatte, veränderte Oliver Heaviside die Gleichungen und verkürzte sie stark auf die heutzutage bekannten vier Gleichungen, ähnlich wie Willard Gibbs und Heinrich Hertz. Hendrik Lorentz kürzte in der Folge die Maxwell-Heaviside-Gleichungen zusätzlich, indem er sie symmetrisch justierte. Das erleichterte zwar ihre mathematische Lösung, gleichzeitig verwarf er damit jedoch unabsichtlich und willkürlich alle offenen Maxwell'schen Systeme jenseits des thermodynamischen Gleichgewichts mit ihrem aktiven Umfeld (wie beispielsweise das moderne aktive Vakuum).[38]

McMoneagle, Joe: Amerikanischer *Remote Viewer* (Fernbeobachter) mit der Nummer 001 (372). Mit seinen paranormalen Fähigkeiten unterstützte er die CIA, die *Defense Intelligence Agency*, die *National Security Agency*, die *Drug Enforcement Agency*, den amerikanischen *Secret Service*, das FBI, den amerikanischen Zoll, das *National Security Council* und das amerikanische Verteidigungsministerium. Er gehörte zu den ursprünglich für das streng geheime Militärprogramm *Stargate Project* rekrutierten Offizieren.

MEG (*Motionless Electromagnetic Generator*): Der transformatorähnliche Elektrogenerator, der von Thomas Bearden, James Kenny, James Hayes, Kenneth Moore und Stephen Patrick erfunden wurde und den Transformatorkern über einen permanenten Magneten antreibt, wobei rotiertes magnetisches Vektorpotenzial von nicht rotiertem getrennt wird, sodass der Fluss des Magnetfeldes im Kern erhalten bleibt, während das Potenzial außerhalb des Kerns und neben ihm wieder neu aufgefüllt wird.[44]

Modul: Ein Modul ist eine unabhängige Komponente eines Systems, das eine klar definierte Schnittstelle zu anderen Komponenten des Systems aufweist. Im Wesentlichen entwickelte *Matrix Energetics* eine interdimensionale Technologie, die einen bestimmten Raum im Nullpunkt-Feld einnimmt und eine konzeptionelle Brücke zwischen dem Imaginären und dem Realen schlägt. Dies beschreibt übrigens eine konjugiert-komplexe Zahl in der Quantenphysik, wo -1 die imaginäre Eigenschaft darstellt und es auch die reelle Zahl oder Eigenschaft gibt. Wenn man beide miteinander multipliziert, hebt sich die imaginäre Qualität auf und man erhält einen realen Vektor oder eine Koordinate in der Raumzeit. Genauso funktioniert auch diese energetische Technik. Es ist eine spirituelle Technik, die praktikabel und reproduzierbar ist. Stellen Sie sich ein Modul als eine kreative, interaktive spirituelle Software vor, die eine bestimmte Aufgabe oder Aktivität ausführen oder einen Zustand beheben soll. Ein Modul in diesem Sinne könnte die Funktion dessen übernehmen, was Dr. William Tiller als eine mit Absicht geprägte Vorrichtung [engl.: *an intention-imprinted device*] bezeichnet. *Siehe auch:* Komplex-konjugierte Zahl; imaginäre Einheit; Tiller, William

Möglichkeitswellen: Wenngleich Beobachtung offensichtlich notwendig ist, um den Übergang vom Möglichen zum Tatsächlichen zu bewirken, bleibt die grundlegende Natur der Beobachtung in der Quantenphysik geheimnisvoll. Tatsache ist, dass ein Quant *vor* seiner Beobachtung als nichtlokale Wahrscheinlichkeitswelle beschrieben wird, die im Raum verteilt ist, während *nach* der Beobachtung nur einer der möglichen Werte realisiert ist. Beobachtung beinhaltet also ein diskontinuierliches Kollabieren (oder auch eine „Projektion") der Quantenwellenfunktion von einem Kontinuum an Möglichkeiten zu einem einzigen realisierten Wert. Es gibt keine Erklärung dafür, wie, wann oder wo diese geheimnisvolle Projektion stattfindet. Wenn sie stattfindet, sagen die Gesetze der Quantenphysik zudem nicht voraus, welcher der möglichen Werte sich in einer gegebenen Beobachtung realisieren wird. Dadurch wird die klassische Vorherbestimmtheit verletzt und die Theorie auf grundlegender Ebene um ein Element von Akausalität und Spontaneität ergänzt.[56] *Siehe auch:* Beobachtereffekt

Morphische Einheit: Eine Einheit der Form oder Organisation, zum Beispiel: Atom, Molekül, Kristall, Zelle, Pflanze, Tier, Muster instinktiven Verhaltens, soziale Gruppe,

Element der Kultur, Ökosystem, Planet, Planetensystem, Galaxis. Morphische Einheiten sind organisiert in Form verschachtelter Hierarchien. Ein Kristall etwa enthält Moleküle und diese wiederum enthalten Atome; die Atome enthalten Elektronen und Kerne, die Kerne Kernteilchen und die Kernteilchen Quarks.[43]

Morphische Resonanz: Dieser Begriff wurde von Rupert Sheldrake 1981 in seinem Buch *Das schöpferische Universum* geprägt und bezeichnet, den „... Einfluss, den vergangene Aktivitätsstrukturen auf spätere, von morphischen Feldern organisierte Aktivitätsstrukturen ähnlicher Art ausüben. Aufgrund von morphischer Resonanz können formative Kausaleinflüsse über Raum und Zeit wirksam werden; sie können nur aus der Vergangenheit kommen, und ihre Wirkung verringert sich nicht mit wachsender räumlicher oder zeitlicher Entfernung. Je größer die Ähnlichkeit, desto stärker der Einfluss der morphischen Resonanz." Der Ausdruck Resonanz bezieht sich daher auf das, was Sheldrake für die Grundlage des Gedächtnisses der Natur hält, nämlich die Vorstellung einer geheimnisvollen telepathieartigen Verbindung zwischen Organismen und eines kollektiven Gedächtnisses innerhalb der Arten.[42]

Morphisches Feld: Das Feld in und um eine morphische Einheit, das deren charakteristische Strukturen und Aktivitätsmuster organisiert. Morphische Felder liegen der Form und dem Verhalten von Holons oder morphischen Einheiten auf allen Ebenen der Komplexität zugrunde. Der Begriff „morphisches Feld" bezieht sich nicht nur auf morphogenetische Felder im engeren Sinne, sondern auch auf Verhaltensfelder, soziale Felder, kulturelle Felder und mentale Felder. Morphische Felder werden durch morphische Resonanz mit früheren morphischen Einheiten einer ähnlichen Art (die demzufolge unter dem Einfluss ähnlicher morphischer Felder standen) geformt und stabilisiert. Sie enthalten daher eine Art kumulative Erinnerung und haben eine Tendenz zu fortschreitender Habitualisierung.

Negative Zeit: In der Quantenmechanik verwandelt sich jedes virtuelle Photon ständig in ein Elektron-Positron-Paar und umgekehrt. Paul Dirac nahm an, dass ein Positron ein Elektron sei, das sich in der Zeit rückwärtsbewege. Des Weiteren erzeugt die Paarbildung zeitverschmierte Teilchen – ein Elektron und ein Positron. Dabei entstehen jedoch eigentlich zwei Elektronen: eines, das mit einem Stück positiver Zeit gekoppelt (verschmiert) ist, und eines, das mit einem Stück negativer Zeit gekoppelt (verschmiert) ist. Daher werden im Vakuum im Zusammenhang mit der Entstehung und Zerstörung von Paaren ständig zwei separate Zeitströme gebildet, ein positiver und ein negativer. Zudem hängt die Integration winziger virtueller Zeitstücke (von virtuellen Photonen), um makroskopisch den „Zeitverlauf" zu bilden, direkt mit der Ladung (der Absorption und der Emission von virtuellen Teilchen) eines beobachtbaren Teilchens zusammen. Das versteht man darunter, dass ein Objekt „existiert" (fortbesteht). Die fortlaufenden Interaktionen virtueller Photonen werden dabei durch den (zeitlosen) Masseanteil in vergleichsweise größeren Sprüngen durch die Zeit integriert. Die Absorption des Photons verbindet ein positives Stück Zeit mit der Masse des Teilchens und konvertiert es dadurch zur Massezeit. Die nachfolgende Emission eines beobachtbaren Photons hinterlässt eine gänzlich räumliche Masseeinheit, die keine größere Verbindung zum „Fluss der Zeit" hat.[45]

Negentropie (negative Entropie): In gewissem Sinne die Umkehrung des Chaos oder die Umkehrung der Entropie. In einem negentropischen System würde sich die Energie von einem Zustand der Unordnung zu einer zunehmenden Ordnung entwickeln. In einem biologischen System, wie beispielsweise dem menschlichen Körper, beschreibt dies das Prinzip eines sich selbst organisierenden Systems.[46] *Siehe auch:* Entropie

Neumann, John von: Ungarisch-amerikanischer Mathematiker, der den Zweig der Mathematik entwickelte, der unter dem Namen Spieltheorie bekannt ist. 1933 nahm er eine Stelle am *Institute for Advanced Study* in Princeton, New Jersey, an und war im Zweiten Weltkrieg als Berater beim Atombombenprojekt in Los Alamos tätig. 1955 wurde er Mitglied der *U. S. Atomic Energy Commission*. Bekannt wurde John von Neumann durch seinen grundlegenden Beitrag zur Theorie der Quantenmechanik, speziell das Konzept der Operatorenringe (mittlerweile als „von-Neumann-Algebren" bezeichnet), und durch seine Pioniertätigkeit in der angewandten Mathematik, vor allem in den Bereichen Statistik und numerische Analyse. Auch der Entwurf superschneller elektronischer Computer ist mit seinem Namen verknüpft.[47]

Newton'sche Physik: Damit bezeichnet man im engeren Sinne die drei physikalischen Gesetze, die die Grundlage der klassischen Mechanik bilden (formuliert in Sir Isaac Newtons Abhandlung *Philosophiæ Naturalis Principia Mathematica*). Newton benutzte sie, um die Bewegung physischer Objekte und Systeme zu erklären und zu erforschen, einschließlich der Bewegung erdgebundener Objekte und der Bewegung der Planeten. *Erstes Gesetz (auch als Trägheitsprinzip bekannt):* Ein Körper verharrt im Zustand der Ruhe oder der gleichförmigen Bewegung, sofern er nicht durch einwirkende Kräfte zur Änderung seines Zustands gezwungen wird. *Zweites Gesetz (Aktionsprinzip):* Von einem Inertialsystem aus betrachtet gilt: Kraft gleich Masse mal Beschleunigung. *Drittes Gesetz (Reaktionsprinzip):* Zu jeder Aktion gibt es eine gleich starke, aber entgegengesetzte Reaktion.

Nichttun: Der Versuch zu verstehen ist eine Sache des *Tuns*. Daher ist es natürlich einfacher, das Gegenteil („tun") zu erklären. Es scheint der Objektivität verwandt zu sein: Ein Stein ist ein Stein wegen des Tuns – wegen all der Dinge, von denen Sie wissen, wie man sie mit ihm tut. Es ist wichtig, sich klar zu machen, dass ohne Tun nichts bekannt ist. Und wenn nichts bekannt ist, ist alles neu und unbekannt und wird zum ersten Mal erfahren – es unterliegt keinen Bedingungen. Wenn Sie versuchen, etwas mit dem Verstand herauszufinden, versuchen Sie nur, die Welt in etwas Vertrautes zu verwandeln. Das ist Tun und es schließt Verstandestätigkeit mit ein – speziell eine rationale oder intellektuelle Formulierung der Erfahrung.

Handeln *ohne* Glauben oder Überzeugungen ist *Nichttun*. Glaube oder Überzeugung *ordnet* Erfahrungen in dem Versuch, ihnen einen Sinn zuzuweisen. Die Technik des *Nichttuns* wird erleichtert, indem man das, was man normalerweise tut, durch etwas anderes ersetzt – als würde man eine andere Beschreibung der Welt erlernen. Beide Welten – die Welt, die wir alle kennen, und die Welt der „magischen" Möglichkeiten – sind auf die gleiche Weise nicht real, sie sind aber nützlich, selbst wenn sie nicht notwendigerweise Modelle der Realität darstellen.[48]

Bei *Matrix Energetics* lehren wir Folgendes: Was immer Sie tun, tun Sie gemäß Ihrem Wahrnehmungsmodell dafür, wie Dinge getan werden. Anders gesagt: Wann immer Sie in den Zustand des Tuns kommen, arbeiten Sie auf der Grundlage Ihrer vorherigen Annahmen davon, wie die Dinge sind und wie die Welt funktioniert. Wenn Sie diese Beurteilungen aussetzen und eine Handlung einfach nur im Moment wahrnehmen, betreten Sie das Reich der Gnade, das durch die Kunst des Nichttuns charakterisiert ist. Man kann das vielleicht auch beschreiben mit dem alten Spruch: Loslassen und auf Gott vertrauen! Jeder Akt des Tuns wird von einer ausführenden Person durchgeführt, aus der Denkweise der linken Hirnhälfte heraus. Wir glauben, dass unser Tun etwas bewirken kann, und dennoch – wie leicht werden unsere Pläne immer wieder von den Umständen des Lebens umgeworfen? Die Illusion der Kontrolle über die Energiemuster des Universums ist eben nur eine Illusion. Wenn wir, genau wie Jesus es getan hat, demütig anerkennen, dass wir selbst nichts tun können, sitzen wir auf dem Thron des Herzens und haben in diesem Moment unsere menschlichen Vorstellungen davon, was möglich ist und was nicht, aufgegeben. Nun geschehen die Dinge *mit oder durch* uns, aber nicht von uns ausgehend. Letztendlich ist der Akt des Nichttuns ein reiner Akt des Glaubens daran, dass es eine höhere Macht gibt, die – wenn man ihr die Gelegenheit dazu gibt – *durch* uns handelt.

Noticing: Bemerken, im Sinne von: zur Kenntnis nehmen, Notiz nehmen von …

Nullpunkt-Energie: Die Energie, die bleibt, wenn alle andere Energie aus einem System entfernt wird. Dieses Verhalten wird beispielhaft von flüssigem Helium demonstriert. Wenn die Temperatur auf den absoluten Nullpunkt abgesenkt wird, bleibt Helium eine Flüssigkeit, anstatt zu einem Feststoff zu gefrieren, aufgrund der nicht entfernbaren Nullpunkt-Energie seiner Atombewegungen. (Helium gefriert bei Erhöhen des Drucks auf fünfundzwanzig Atmosphären.) Die Quantenmechanik sagt die Existenz dessen voraus, was normalerweise als „Nullpunkt"-Energien für schwache, starke und elektromagnetische Interaktionen bezeichnet wird, wobei der Begriff sich auf die Energie des Systems bei der Temperatur $T = 0$ bezieht oder die niedrigste quantisierte Energieebene eines quantenmechanischen Systems. Mit Blick auf Heisenbergs Unschärfeprinzip stellt man fest, dass die Lebensdauer eines gegebenen Nullpunkt-Photons, als Welle gesehen, einer durchschnittlichen zurückgelegten Entfernung entspricht, die lediglich einen Bruchteil seiner Wellenlänge ausmacht. Ein solches „Wellenfragment" unterscheidet sich von einer Welle auf der normalen Ebene und es ist schwierig, wie man dies interpretieren soll.[87]

Nullpunkt-Energiefeld: In der Quantenfeldtheorie kann man sich elektromagnetische Strahlung vorstellen wie Wellen, die sich mit Lichtgeschwindigkeit durch den Raum bewegen. Die Wellen sind keine Wellen von Materie, sondern eher Kräuselungen im Zustand eines theoretisch definierten Feldes. Sie tragen jedoch Energie und Impulse und jede weist eine eigene Richtung, Frequenz und Polarisierung auf. Jede Welle steht für einen sich ausbreitenden Modus des elektromagnetischen Feldes. Das Nullpunkt-Feld ist der niedrigste Energiezustand eines Feldes; sein niedrigster Grundzustand ist nicht gleich null. Die Quantenphysik geht davon aus, dass der gesamte Raum mit elektromagnetischen Nullpunkt-Fluktuationen gefüllt sein muss, wodurch ein universelles Meer von Nullpunkt-Energie entsteht. Dieses Phänomen gibt dem Quantenvakuum eine komplexe Struktur, die experimentell beispielsweise über den Casimir-Effekt untersucht werden kann.

Der Begriff *Nullpunkt-Feld* wird manchmal als Synonym für den Vakuumzustand eines einzelnen quantisierten Feldes verwendet. Das elektromagnetische Nullpunkt-Feld wird lose als ein Meer von elektromagnetischer Energie im Hintergrund angesehen, die das Raumvakuum füllt.[88]. *Siehe auch:* Casimir-Effekt

Offenes System: Ein System, das mit seiner Umgebung kommuniziert und Energie und/oder Materie mit ihr austauscht. Mit der möglichen Ausnahme einiger weniger theoretischer oder hypothetischer Systeme sind alle Systeme im Universum im Grunde genommen offene Systeme. Ein offenes System kann sich im Gleichgewicht mit seinem aktiven Umfeld befinden, sodass es keine überschüssige Energie aus der Umgebung annehmen, speichern und nutzen kann.[50] *Siehe auch:* Geschlossenes System

Oscilloclast: *Siehe* Path-Oscilloclast

Paralleluniversum: Paralleluniversen sind unabhängige, komplette Universen, deren Zahl unendlich ist und die sich vom jeweils benachbarten Universum nur durch *eine* Änderung unterscheiden. Indem Sie sich durch die unendliche Anzahl dieser Universen bewegen, können Sie jede Veränderung erzielen, die Sie sich wünschen. Die Universen sind alle mit dem Ihrigen verbunden beziehungsweise verzweigen sich sogar aus Ihrem Universum heraus. Auch unser Universum ist eine Verzweigung anderer Universen. Innerhalb dieser Paralleluniversen hatten unsere Kriege einen anderen Ausgang, als wir ihn kennen. Arten, die in unserem Universum ausgestorben sind, haben sich in anderen Universen weiterentwickelt und an die Umwelt angepasst. In wieder anderen Universen sind wir Menschen möglicherweise ausgestorben. Eine spezifische Gruppe von Paralleluniversen wird als Multiversum bezeichnet.[52] *Siehe auch:* Viele-Welten-Theorie

Parallelverarbeitung: Die Fähigkeit des Gehirns, eingehende Reize gleichzeitig und nahtlos zu verarbeiten und schnell und entschlossen zu reagieren.

Path-Oscilloclast: Ein Instrument, das Dr. Albert Abrams zur Behandlung von Krankheiten erfand. Der Name bedeutet Schwingungsunterbrecher [engl.: *vibration breaker*]. Nachdem das Gerät an eine Stromquelle angeschlossen wurde, verbindet man es mit dem Körper des Patienten. Über Regler können verschiedene Schwingungsgeschwindigkeiten eingestellt werden. Leidet ein Patient beispielsweise an Tuberkulose, wird der Oscilloclast so eingestellt, dass er eine Schwingungsfrequenz an den Körper sendet, die derjenigen entspricht, die die Krankheit bereits im Körper ausgelöst hat. Der Patient spürt davon nichts, da die Schwingungen so niedrig sind, dass die menschlichen Sinne sie nicht erfassen können.[54]

Phasenkonjugation: In der nichtlinearen Optik das neuartige nichtlineare Mischen von Wellen, das eine resultierende Welle erzeugt, die man als phasenkonjugiertes oder zeitinvertiertes Replikat bezeichnet. Diese Output-Welle folgt genau dem zuvor von der Input-Welle, die die Aktion ausgelöst hat, genommenen Weg.[55]

Psychotronik: Wissenschaft von den Beziehungen zwischen Geist, Körper und Umgebung, eine interdisziplinäre Methodologie, die sich mit den Interaktionen von Materie, Energie und Bewusstsein beschäftigt.[58] *Siehe auch:* Abrams, Albert; Radionik

Quanten- / Informationspotenzial: Ein besonderes Potenzial, das David Bohm in seiner um verborgene Variablen ergänzten Quantenmechanik-Theorie der Gleichung

Schrödingers hinzufügte. Das Quantenpotenzial ist eine vielfach verknüpfte Einheit und „besetzt" daher weit auseinanderliegende, aber dennoch miteinander verbundene Punkte, Ereignisse oder Objekte. Es ist zudem ein außerordentlicher Energieverstärker, da jede Energie, die man an einem der vielen verbundenen Punkte zuführt, gleichzeitig und sofort auch an jedem anderen verbundenen Punkt auftritt, und zwar unabhängig von der Entfernung oder dem Standort im Universum. Im realen Leben hat das Quantenpotenzial zudem einen „Koeffizienten der multiplen Konnektivität", sodass nur ein Bruchteil der Energie, die einem der verbundenen Punkte zugeführt wird, auch an den anderen Punkten der Gruppe auftaucht.

Das Quantenpotenzial wurde von fünf Nationen zur Waffe gemacht und Quantenpotenzial-Waffen sind die dominanten Waffen auf der Welt, da sie wesentlich stärker sind als nukleare Waffen. Theoretisch könnte das Quantenpotenzial zusammen mit Maschinen und Antimaschinen dazu eingesetzt werden, eine bestimmte Krankheit bei allen betroffenen Menschen auf der Erde *gleichzeitig* zu behandeln und zu heilen. Leider wurden Maschinen entwickelt, die Krankheiten bei einer ausgewählten Bevölkerungsgruppe *hervorrufen*, anstatt sie zu heilen. Russland und Brasilien haben die Quantenpotenzialwaffe eine Zeitlang gehabt, ebenso zwei befreundete Staaten der USA. Im Jahr 2001 setzte China ebenfalls die Quantenpotenzialwaffe ein.[60]

Quantenfeldtheorie: Quantenmechanische Theorie, in der ein physikalisches Feld als Ansammlung von Teilchen und Kräften angesehen wird. Beobachtbare Eigenschaften eines interagierenden Systems werden eher in Form finiter Mengen denn als Vektoren ausgedrückt.

Quaternionenalgebra: Die Algebra der Quaternionen und ihrer mathematischen Rechenoperationen. Quaternionenalgebra weist eine höhere Netzstruktur auf als Vektor- oder Tensor-Algebra. Bei James Maxwells Originalgleichungen von 1865 handelt es sich um rund zwanzig Gleichungen. Oliver Heaviside und andere reduzierten die Algebra auf Vektorenalgebra und rund vier Gleichungen. Aufgrund der Kontroversen um die schwierige Quaternionform schrieb Maxwell selbst seine Gleichungen in einer Abhandlung um. Was heute an der Universität unter dem Namen „Maxwellgleichungen" gelehrt wird, sind de facto Heavisides verkürzte Versionen der Maxwell-Theorie; diese decken nicht das gesamte Gebiet der Maxwellgleichungen von 1865 ab.[61] *Siehe auch:* Heaviside, Oliver; Maxwell, James C.

Quaternionenausdruck: Zusammengesetzt aus der Summe von vier Termen, von denen einer reell ist und die anderen drei imaginäre Einheiten enthalten, bei denen die Terme als die Summe eines skalaren und eines dreidimensionalen Vektors geschrieben werden können.[62]

Radionik: Eine Methode der Diagnose und Behandlung auf Entfernung, bei der speziell entwickelte Instrumente eingesetzt werden, mit denen der Anwender die Ursachen bestimmen kann, die Krankheiten in lebenden Systemen (Menschen, Tiere, Pflanzen, Boden) zugrunde liegen. Die Radionik wird hauptsächlich zur Diagnose und Behandlung menschlicher Leiden eingesetzt, fand jedoch auch bereits Anwendung in der Landwirtschaft, um Erträge zu steigern, Ungeziefer zu bekämpfen und die Gesundheit des Viehs zu steigern. *Siehe auch:* Psychotronik

Rechte Gehirnhälfte: Die rechte Gehirnhälfte ist ein Parallelprozessor, der auf nonverbale Weise funktioniert und visuelle, räumliche und intuitive Informationen optimal aufnimmt; er zeichnet sich vor allem durch Komplexität, Vieldeutigkeit und Paradoxie aus. Sehr viel schneller als die linke verarbeitet die rechte Gehirnhälfte Informationen auf nichtlineare und nichtsequenzielle Weise, wobei sie das Gesamtbild und Milliarden von Bit an Informationen pro Sekunde sieht und dann das räumliche Verhältnis aller Teile in Beziehung zum Ganzen bestimmt. Dieser Teil des Gehirns kümmert sich nicht darum, ob Dinge aufgrund fester Regeln in irgendwelche Muster einzuordnen sind. Bei *Matrix Energetics* ist die rechte Gehirnhälfte konzeptionell mit dem Herzfeld verbunden. Diese Partnerschaft zwischen rechter Gehirnhälfte und Herz verleiht Ihnen, sofern sie entwickelt wird, die Fähigkeit, auf veränderte Bewusstseinszustände und spezielle Bezugsrahmen der Wahrnehmung zuzugreifen. *Siehe auch:* Herzfeld; linke Gehirnhälfte

Regel: Eine Aussage, die Beobachtern sagt, wie sie bestimmte Elemente oder Aspekte eines Energie- oder Erfahrungsmusters wiedergeben sollen. Ihre individuelle Regel oder Ihr Regelwerk legt fest, wie der „Fernseher" Ihrer virtuellen Realität aufgebaut ist. Einige möglicherweise nützliche Elemente, die Sie in Ihr Regelwerk aufnehmen sollten, sind (1) eine neutrale Betrachtungsweise, (2) objektiv überprüfbare Instrumente und (3) Flexibilität in Bezug auf Ihre Betrachtungsweise und deren Anwendung. Bruce Lee erläuterte drei einfache Regeln, die die Philosophie einer Kampfkunst namens *Jeet Kune Do* bestimmen, den „Weg der eingreifenden (offenen) Faust". Sein Regelwerk kannte drei Grundsätze: (a) Nimm auf, was nützlich ist. (b) Gib den klassischen „Schrott" auf (hinterfrage gewohnheitsmäßige Denk- und Handlungsweisen, die zu mechanischen Reaktionen führen anstatt zu kreativer Spontaneität). (c) *Kein* Weg als Weg (was innerhalb von *Matrix Energetics* bedeutet, neutral und flexibel zu bleiben, das wahrzunehmen, was anders ist, und aus dem Herzen heraus zu handeln, anstatt dem Diktat des Kopfes zu folgen).[64]

Relativitätstheorie, allgemeine: *Siehe* allgemeine Relativitätstheorie

Renormierung: Das Verfahren der Quantenfeldtheorie, bei dem abweichende Teile einer Berechnung, die zu unsinnigen unendlichen Ergebnissen führen, durch Neudefinition in einigen wenigen messbaren Mengen aufgehen, sodass sich finite Antworten ergeben.[63]

Saint Germain: Der aufgestiegene Meister Saint Germain lehrt, dass die höchste Alchemie die Transformation des menschlichen Bewusstseins in die Göttlichkeit des höheren Selbst sei. Er steht bereit, um alle Seelen bei diesem Unterfangen zu unterstützen. Er hat ebenfalls gesagt, dass er die Technologie des Wassermann-Zeitalters freigeben werde, wenn die Nationen den zerstörerischen Einsatz von Wissenschaft und Religion hinter sich ließen und die Herausforderung annähmen, die im Herzen beider liege und darin bestehe, dass der Mensch sein Herz und den Atomkern betrete und aus beiden die unbegrenzten spirituellen und physischen Ressourcen zur Errichtung des Goldenen Zeitalters gewinne.[65]

Schrödinger, Erwin: Hochbegabter Physiker mit universeller Bildung. Nach dem Studium der Chemie widmete er sich Jahre lang der italienischen Malerei. Anschließend beschäftigte er sich mit Botanik, was zu einer Reihe von Schriften über die Abstammung der Pflanzen führte. Seine großartige Entdeckung, die Schrödingergleichung, entstand gegen Ende dieses Zeitabschnitts, während der ersten Hälfte des Jahres 1926. Auslöser waren Schrödingers Unzufriedenheit mit Niels Bohrs Atommodell sowie seine Überzeugung, dass Atomspektren tatsächlich über eine Art von Eigenwert-Rechnung bestimmt werden sollten. Für seine Arbeiten erhielt er 1933 gemeinsam mit Paul Dirac den Nobelpreis für Physik.[68] *Siehe auch:* Dirac, Paul

Serielle Verarbeitung: Verarbeitung, die sequenziell erfolgt (eins nach dem anderen). Es gibt eine klare Ordnung, in der die Abläufe stattfinden, und die Ergebnisse einer Aktion sind in der Regel bekannt, bevor die nächste Aktion in Betracht gezogen wird.[70]

Sheldrake, Rupert: Einer der innovativsten Entwicklungsbiologen der Welt, der vor allem durch seine Theorie der morphischen Felder und der morphischen Resonanz bekannt wurde, die zur Vision von einem lebenden und sich entwickelnden Universum mit einem eigenen Gedächtnis führte: „Im Laufe von fünfzehn Jahren kam ich zu dem Schluss, dass zum Verständnis der Entwicklung von Pflanzen Kenntnisse über ihre Morphogenese, Gene und Genprodukte nicht ausreichen. Morphogenese hängt auch von organisierenden Feldern ab. Das Gleiche gilt für die Entwicklung von Tieren. Seit den 1920er-Jahren haben viele Entwicklungsbiologen die These aufgestellt, dass die biologische Organisation auf Feldern beruhe, die mal als biologische Felder, mal als Entwicklungsfelder oder Positionsfelder oder morphogenetische Felder bezeichnet wurden."[71]

Sichtbares elektromagnetisches Spektrum: Sichtbare Lichtwellen sind die einzigen elektromagnetischen Wellen, die wir sehen können. Wir sehen diese Wellen als die Farben des Regenbogens. Jede Farbe hat eine andere Wellenlänge. Rot hat die längste und Violett die kürzeste Wellenlänge. Wenn alle Wellen zusammen gesehen werden, erzeugen sie weißes Licht. Scheint weißes Licht durch ein Prisma, wird es in die Farben des sichtbaren Lichtspektrums zerlegt. Wasserdampf in der Atmosphäre kann ebenfalls Wellenlängen trennen und so einen Regenbogen erzeugen.[83]

Skalarer Elektromagnetismus: Umgangssprachlicher Begriff für die Elektrodynamik, die sich ableitet aus der Betrachtung von transversalen elektromagnetischen Wellen, longitudinalen elektromagnetischen Wellen, zeitpolarisierten elektromagnetischen Wellen, Elektrogravitation, Signalen mit Über-Lichtgeschwindigkeit, Interferometrie, nichtlinearen optischen Funktionen, Zeit-als-Energie und umhüllter Elektrodynamik innerhalb aller gewöhnlichen elektromagnetischen Felder, Wellen und Potenziale. In geheimen Superwaffen-Projekten lautet der russische Begriff für skalaren Elektromagnetismus *Energetics*.[66]

Skalarwelle: Ist allein durch Größe definiert. In Hinblick auf die Polarisation hingegen ist „skalares Photon" ein Begriff, der für ein zeitpolarisiertes Photon benutzt wird, bei dem die elektromagnetische Energie entlang der Zeitachse oszilliert. Der Begriff „skalar" in Hinblick auf Polarisation deutet lediglich an, dass es im dreidimensionalen Raum keine Vektorkomponente gibt, auch wenn ein Vektor (und eine Variation seiner Größe) entlang der Zeitachse existiert. Die Effekte werden als eine Oszillation in der Geschwindigkeit des Zeitflusses beobachtet, daher eine „Zeit-Dichte"-Oszillation.[67]

Spezielles Relativitätsmodell: (1) Die Gesetze der Physik sind für alle Beobachter gleich, die sich im Verhältnis zueinander gleichförmig bewegen (Galileos Prinzip der Relativität). (2) Die Geschwindigkeit des Lichts in einem Vakuum ist für alle Beobachter gleich, unabhängig von ihrer relativen Bewegung oder der Bewegung der Lichtquelle.

Spin, gekoppelter: Der innere Drehimpuls eines Teilchens, wie beispielsweise eines Elektrons, Protons, Neutrons, Photons oder Gravitons, den es selbst im Ruhezustand aufweist – als wäre es ein Kreisel, der sich um eine Achse dreht, aber 720 Grad absolvieren muss, bis er eine vollständige Drehung ausgeführt hat. Der Spin wird quantisiert und jeweils als ganzer oder halber Spin beschrieben ($-1, -1/2, 0, 1/2, 1$ usw.). Ein geladenes Teilchen mit Spin, wie beispielsweise ein Elektron, zeigt aufgrund der Drehung der Ladung beim Spin einen magnetischen Impuls. Im Kern eines Atoms ist der Spin des Kerns die Resultante aus dem Spin der Nukleonen (der Teilchen, aus denen der Kern besteht). Der Spin der Teilchen pflegt eher als „Implosionsdrehung" denn als „Explosionsdrehung" zu erscheinen.
Anders gesagt: Das Teilchen dreht sich auch im Zeitbereich (komplexe Ebene). Es scheint, als ob der Spin eines Teilchens die Haupteigenschaft sei, die die (zerfallene) Flussenergie des Vakuumflusses in eine beobachtbare Ladung integriert. Augenscheinlich benötigen alle beobachtbaren Felder, Wirkungen sowie die beobachtbare Materie usw. diesen grundlegenden Mechanismus, um sich zu virtuellen Einheiten zusammenzuschließen und beobachtbare Phänomene zu bilden.[51]

Spinorfeld: *Siehe* Torsionsfeld

Superkohärent: Mehr als ein normaler Grad an Kohärenz zwischen den Phasen von zwei oder mehr Wellen, sodass Übergangsstelleneffekte zwischen ihnen erzeugt werden können; oder die Korrelation zwischen den Phasen oder Teilen einer einzelnen Welle.[72]

Superposition: Die einfache lineare Addition und Subtraktion von zwei oder mehr Werten, Zuständen usw. Eines der Hauptprinzipien in Feldtheorien und im Konzept der Potenziale. Wenn die Situation ausreichend nichtlinear ist, tritt jedoch eine Wechselwirkung zwischen Wellen und Potenzialen ein anstatt einer einfachen Superposition.[73]

Teilchenphysik: Zweig der Physik, der Beschleuniger verwendet, um Zusammenstöße von Hochenergieteilchen zu untersuchen, die Informationen über die Eigenschaften von Atomkernen und anderen Elementarteilchen liefern.[53]

Tiller, William: Wissenschaftler und Autor, der auch im Film *What the Bleep do we know?!* auftrat, sowie Mitglied der *American Academy for the Advancement of Science* und emeritierter Professor für Materialwissenschaft an der *Stanford University*. Tiller lehrte 34 Jahre lang an Hochschulen, nachdem er zuvor neun Jahre lang bei den *Westinghouse Research Laboratories* als physikalischer Berater tätig war. Er hat über 250 herkömmliche wissenschaftliche Abhandlungen, drei Bücher sowie mehrere Patente veröffentlicht. Parallel dazu beschäftigt er sich bereits seit mehr als 30 Jahren mit dem experimentellen und theoretischen Studium der Psychoenergetik, die wahrscheinlich ein grundlegender Bestandteil der Physik von morgen sein wird. In diesem neuen Bereich hat er weitere hundert wissenschaftliche Abhandlungen und vier bahnbrechende Bücher veröffentlicht.[74]

Torsionsfeld: Der Quantenspin des leeren Raums, die großen kohärenten Effekte des Spins der Teilchen im virtuellen Meer. Auch bekannt unter den Namen Spinorfeld, Axion-Feld, Spin-Feld und Mikrolepton-Feld. Erste Arbeiten auf diesem Studiengebiet wurden von Albert Einstein und Élie Cartan in den 1920er-Jahren durchgeführt, weshalb das Ganze mittlerweile auch unter dem Begriff ECT oder Einstein-Cartan-Theorie geführt wird.

Solche Felder werden durch klassischen Spin oder die Drehimpulsdichte (auf makroskopischer Ebene) eines kreisenden Objekts erzeugt. Das Kreisen eines Objekts erzeugt Polarisierung in zwei räumlichen Kegeln, die einem linken und einem rechten Torsionsfeld entsprechen. Auf atomarer Ebene können sowohl der Kernspin als auch die atomaren Bewegungen die Quelle von Torsionsfeldern sein, was bedeutet, dass alle Objekte in der Natur ihr eigenes Torsionsfeld erzeugen. Diese Felder sind unabhängig von der Entfernung, breiten sich unmittelbar im Raum aus, interagieren mit materiellen Objekten durch den Austausch von Informationen und erklären solche Phänomene wie Telepathie und Photokinese.[77]

Trägerwelle: Eine elementare Welle, die von (einer) anderen Welle(n) moduliert wird und die andere(n), modulierende(n) Wellenform(en) „trägt". Durch das Abtrennen des Trägers in einem Demodulator kann die getragene Wellenform bestimmt werden.[10]

Unschärfeprinzip: Das von Werner Heisenberg formulierte Prinzip der Quantenmechanik, das besagt, dass die genaue Messung *einer* von zwei verbundenen, beobachtbaren Einheiten – wie Position und Impuls oder Energie und Zeit – eine Unschärfe bei der Beobachtung der anderen ergibt, und zwar so, dass das Produkt der Unschärfe beider Einheiten größer oder gleich $h/2\pi$ ist, wobei h das Planck'sche Wirkungsquantum ist. Das Unschärfeprinzip wird auch als Unbestimmtheitsrelation bezeichnet. In der konventionellen Quantenphysik ist der Ursprung der Nullpunkt-Energie das Heisenberg'sche Unschärfeprinzip, da zwischen Messungen, die Zeit und Energie (und andere sogenannte konjugierte Variablen der Quantenmechanik) beinhalten, eine parallele Unbestimmtheit herrscht. Diese minimale Unschärfe beruht nicht auf korrigierbaren Fehlern bei der Messung, sondern ist vielmehr prinzipieller Natur und ergibt sich aus der Wellennatur der verschiedenen Quantenfelder. Dies führte zum Konzept der Nullpunkt-Energie.[78]

Unschuldiges Wahrnehmen: Wahrnehmungsart, die das Wahrnehmen zum *verlängerten* Arm des Bewusstseins werden lässt, sodass es sich über seine vorherige Begrenzung hinaus ausweiten kann. Die fortlaufende Suche nach Bewusstsein leitet alle unsere Wahrnehmungen. Wir *sehen* im Grunde genommen mit unserem gesamten Bewusstsein, nicht mit unseren Augen, die lediglich Instrumente zum Sammeln von Daten sind.[33]

Vakuum: Raum, in dem sich keine beobachtbare Materie befindet. In der modernen Theorie ist der „leere" Raum tatsächlich gefüllt mit äußerst schnellen Fluktuationen elektromagnetischer Energie, die im virtuellen Zustand verbleiben. Er beinhaltet zudem einen heftigen, fluktuierenden Fluss virtueller Teilchen, die so schnell erscheinen und wieder verschwinden, dass ein einzelnes Teilchen nicht lange genug Bestand hat, um als solches entdeckt werden zu können. Das Vakuum ist daher ausgesprochen energiereich, wobei die Energie allerdings eine sehr spezielle Form aufweist (flüchtige, heftige Fluktuationen und Flüsse virtueller Teilchen). Dennoch kann das durchschnittliche Vakuum, da es enorme Energie enthält, als Potenzial angesehen werden.[80]

Vektor: In der Mathematik eine Größe, die sowohl einen Betrag als auch eine Richtung aufweist. So kann beispielsweise eine normale Größe (oder ein Skalar) mit der Entfernungsangabe „sechs Kilometer" beschrieben werden, während bei einem Vektor die Angabe „sechs Kilometer in nördlicher Richtung" möglich ist. Vektoren werden meist durch Richtungspfeile dargestellt. Die Länge des Pfeils ist eine Angabe zum Betrag des Vektors und die Richtung entspricht derjenigen des Vektors.[81]

Viele-Welten-Theorie: Die grundlegende Idee der Viele-Welten-Theorie wurde 1957 von dem Physiker Hugh Everett aufgebracht. Er nahm an, dass es zusätzlich zu der Welt, die wir bewusst wahrnehmen, noch unzählige andere Welten im Universum gebe. Speziell, wenn ein Quantenexperiment durchgeführt wird, das verschiedene Ergebnisse haben kann, deren Wahrscheinlichkeit jeweils über null liegt, werden alle Ergebnisse erzielt, selbst wenn wir nur die Welt bewusst wahrnehmen, deren Ergebnis wir gesehen haben. Bei *Matrix Energetics* finden Quantenexperimente überall und ausgesprochen häufig statt, und zwar nicht nur in Physiklabors. Selbst das unregelmäßige Flackern einer alten Neonröhre ist ein Quantenexperiment.[36] *Siehe auch:* Paralleluniversum

Virtuelle Realität: Virtuelle Realitäten sind Bewusstseinstechnologien, die es Benutzern erlauben, mit energetischen Mustern oder einer Umgebung zu interagieren, seien diese real oder nur in der Vorstellung vorhanden. Wenn *alles* Ergebnis des Zusammenspiels des Bewusstseins mit den Grundbausteinen physischer Materie, nämlich Photonen und virtuellen Teilchen, ist, dann ist in einem gewissen Sinne jede Sicht der Realität virtuell und nicht tatsächlich.

Virtuelle Realitätsmatrize: Datenmuster, das verwendet werden kann, um den Input in ein virtuelles Realitätssystem anzupassen oder Output zu erzeugen.

Virtuelles Teilchen: Ein flüchtiges Quantenteilchen, das spontan so schnell erscheint und wieder verschwindet, dass es nicht als einzelnes Teilchen beobachtet werden kann. Es besteht nur temporär. Das virtuelle Teilchen erfüllt nicht die normale Beziehung zwischen Energie, Impuls und Masse, da es sich unterhalb des Heisenberg'schen Unschärfeprinzips bewegt. Das virtuelle Teilchen kann im Moment jede Energiemenge haben, solange das Produkt seiner Energie und das Zeitintervall seiner Existenz niedriger sind als die Mindestgröße des Unschärfeprinzips. Dennoch können sich die Interaktionen einer großen Menge an virtuellen Teilchen mit einer Masse oder Ladung kombinieren, um echte, beobachtbare Effekte zu erzeugen. In der Quantenfeldtheorie werden alle Naturkräfte durch die Interaktion der unfreiwilligen Masseeinheit mit den virtuellen Teilchen erzeugt.[82]

Wahrscheinlichkeitswolke: Ein Begriff, der von dem Physiker Richard Feynman in seinen Ausführungen über die Natur des Elektrons aufgebracht wurde. Die Elektronenwolke wird häufig als Orbital bezeichnet, da der Raum, in dem ein Elektron sich „wahrscheinlich" befindet, nicht genau festgelegt werden kann. Das Modell bietet eine einfache Möglichkeit, ein Elektron als Lösung für Erwin Schrödingers paradoxes Gedankenexperiment zu nehmen. [„Schrödingers Katze": Mit diesem Gedankenexperiment demonstrierte er, dass eine zusammen mit einem zerfallenden Atomkern in einen geschlossenen Raum gesperrte Katze sich im Zustand der *Überlagerung* befinde, also sowohl tot als auch lebendig sei – bis im Moment des Öffnens des Raumes (also im Moment des *Beobachtens*) beide in *einen* der beiden Zustände springen ... Anm. d. Verlags] Bei der Elektronenwolkenanalogie wird die Wahrscheinlichkeitsdichte oder die Verteilung der Elektronen als kleine Wolke beschrieben, die sich um den Atom- oder Molekülkern bewegt, wobei die Undurchsichtigkeit der Wolke proportional zur Wahrscheinlichkeitsdichte ist.[57] *Siehe auch:* Feynman, Richard

Weg der kleinsten Wirkung: Wege der kleinsten Wirkung sind die Wege, die wir im täglichen Leben beobachten. Sie sind zudem die Wege für neurale Informationen in unseren Gehirnen und Nervensystemen. Wir erschaffen diese Wege, indem wir uns der Welt um uns herum bewusst werden. Sie werden zu Gewohnheiten, die für unser Überleben notwendig sind. Auf der Quantenebene kann der Weg sich abhängig von seinem Beobachter ändern. Jede Beobachtung erzeugt eine Verbindung der kleinsten Wirkung mit der vorherigen Beobachtung. Indem man auswählt und sich entschließt, die Realität entlang eines bestimmten Weges zu betrachten, wird das, was unbeobachtet bleibt, zu einem Weg der größeren Wirkung – selbst wenn es bei Beobachtung ein Weg der kleinsten Wirkung geworden wäre. Anders gesagt: Indem wir uns entscheiden, einen bestimmten Weg zu beobachten, entsteht eine kleinste Wirkung. Das Bewusstsein erschafft aus allen möglichen Wegen denjenigen, der die kleinste Wirkung hat.[34]

Wellenform: Grafische Darstellung der Form einer Welle zu einem gegebenen Zeitpunkt über einer speziellen Region im Raum.[84]

Wheeler, John A.: Angesehener amerikanischer theoretischer Physiker, der die Begriffe „schwarzes Loch" und „Wurmloch" geprägt hat sowie die Idee des *It from bit?*. [Bedeutet so viel wie: Beruht es (das, was ist; die Welt) auf dem Bit, also auf Information? Bit = Informations-, Rechen- und Speichereinheit der Computer. Anm. d. Verlags] Wheeler leistete mannigfaltige Beiträge zu vielen Entdeckungen des zwanzigsten Jahrhunderts. Bekannt wurde er auch durch seine Formulierung der „wirklich großen Fragen" der Physik, von denen er glaubte, dass sie sich mit den philosophischen Fragen über den Ursprung von Materie, Information und Universum vermengten. Er war ein junger Zeitgenosse von Albert Einstein und Niels Bohr und eine treibende Kraft sowohl bei der Entwicklung der Atom- als auch der Wasserstoffbombe. In späteren Jahren wurde er zum Vater der modernen allgemeinen Relativität.[86]

Zeitreise: Zeit ist eine Illusion, da Vergangenheit und Zukunft als Möglichkeiten mit der Gegenwart verbunden sind. Unsere Realität (also das Universum) ist ein Hologramm und Bewusstsein ist zu jedem Zeitpunkt die Gesamtheit der kohärenten Signalgebung innerhalb der lebenden Matrix (einschließlich Wellenfronten, die von speziellen, Informationen enthaltenden Strukturen reflektiert werden, die von Moment zu Moment durch unsere Entscheidungen aufrechterhalten werden und unsere Erfahrung der Welt erzeugen). Jeder von uns spielt eine wichtige Rolle innerhalb des großen Ganzen – der Matrix. Alles ist mit allem anderen holografisch verbunden.
Bei *Matrix Energetics* lehren wir, dass Photonen sich in der Zeit vorwärts und rückwärts bewegen können. Es wird gesagt, dass eine in der Zeit vorwärtsreisende Photonenwelle

eine „avancierte" Welle darstelle und eine Welle, die in der Zeit rückwärtsreist, eine „retardierte" Welle. Dort, wo diese phasenkonjugierten Photonenwellen aufeinandertreffen, entsteht der jetzige Moment. Warum wohl heißt ein Bestandteil unseres Gehirns „Temporallappen"? Fred Alan Wolf, Autor und Forscher im Bereich Physik und Bewusstsein, geht davon aus, dass es etwas mit Zeitreisen zu tun haben könnte. Er behauptet, es gebe bereits eine Zeitmaschine – und zwar unser Gehirn. Aus der Sichtweise von *Matrix Energetics* bestehen Körper letztlich aus Photonenströmen, die von Bewusstsein zusammengehalten werden. Wenn Photonen in der Zeit rückwärts und vorwärts reisen können – und aus Photonen bestehen Sie im Grunde genommen –, dann legt das nahe, dass *Sie* dies auch tun können. Die Zeitreisetechnik basiert auf diesem grundlegenden Konzept.

Zeitumgekehrte Welle: Eine phasenkonjugierte oder zeitumgekehrte Welle ist eine Welle, die in der Zeit „rückwärtsreist". Das bedeutet, dass sie in der Lage ist, genau den Weg durch den Raum zurückzuverfolgen, den eine andere Welle genommen hat, die diesen Weg zu einem nichtlinearen Spiegel genommen und die Spiegelung der zeitumgekehrten Welle ausgelöst hat. Die phasenkonjugierte Wellenkopie divergiert beim Rückverfolgen des Weges zudem nicht, wie dies normale Wellen tun. Stattdessen konvergiert sie kontinuierlich auf die unsichtbare Spur.[76]

Zeitumkehr: Bei elektromagnetischen Wellen der Prozess des Bildens einer phasenkonjugierten Welle. Bei einem Teilchen oder einer Masse der Prozess des „Aufpumpens" des Teilchens oder der Masse mit zeitpolarisierten elektromagnetischen Wellen, sodass die residente Raumzeit-Krümmungsmaschine in der Masse verstärkt und phasenkonjugiert wird und so eine genaue, verstärkte Antimaschine bildet, die die Masse dann langsam in einen vorherigen Zustand zurückbringt.

Wir möchten hier betonen, dass *die Zeitumkehr für ein einzelnes Objekt oder eine einzelne Gruppe von Objekten* nicht das Gleiche ist wie die in der Science-Fiction-Literatur so beliebte „Reise in die Vergangenheit". Für eine Zeitreise in die Vergangenheit müsste die Zeit für das gesamte Universum und alles in ihm – mit Ausnahme des Zeitreisenden – umgekehrt werden. Das ist heute beim besten Willen nicht vorstellbar! Andererseits ist die Zeitumkehr für ein einzelnes Ding wie ein Teilchen oder eine Welle – oder selbst für eine Gruppe von Dingen, wie eine Gruppe von Teilchen oder Wellen – nicht nur technisch möglich, sondern kann sogar problemlos durchgeführt werden. Ein Loch im Dirac-Meer ist beispielsweise ein Elektron mit negativer Energie und daher auch negativer Masse, bevor es beobachtet wird. Nach der Beobachtung wird es als positive Energie gesehen, ein Elektron mit positiver Masse mit einer dem herkömmlichen Elektron entgegengesetzten Ladung, das mit Feldern in der entgegengesetzten Richtung des normalerweise negativ geladenen Elektrons reagiert. Kurz gesagt: Nach der Beobachtung (Interaktion mit der Masse) wird es zum Positron.[75] *Siehe auch:* Dirac-Meer; Elektron; Phasenkonjugation

Zwei-Punkt-Methode: Ein Messinstrument, das unsere Fähigkeit wahrzunehmen, an welchem Punkt wir uns an *All That Is* [*Alles, was ist*] anschließen können, enorm steigert. Wenn Sie die beiden Punkte halten, spüren Sie die Verbindung zwischen ihnen. Spüren Sie und stellen Sie sich vor, dass Sie nur mit Photonen oder Licht arbeiten. Es gibt keinen Körper, nichts Festes, mit Ausnahme Ihrer Konzentration auf die beiden Punkte.

Sie können sich vorstellen, dass Sie mit einer anderen Person oder einem anderen Bereich Ihrer selbst verbunden oder „verschränkt" sind, auf die Sie Ihre Aufmerksamkeit richten möchten. Nachdem Sie die beiden Punkte verbunden und sich bewusst gemacht haben, dass auf der Ebene der Quantenphysik der Akt des Messens eine Veränderung Ihrer Messung verursacht, lassen Sie einfach los, so, als würden Sie einen Kieselstein in einen Teich fallen lassen. Sie stellen sich vor, dass Sie die Notwendigkeit loslassen, dass dies körperlich sein muss, und spüren eine sich ausbreitende Welle zwischen den beiden Punkten.

Wenn Sie die Kunst der Zwei-Punkt-Methode ausüben, dann stellt diese ein neues Paradigma dar für die Dinge, die Sie mit dem sensorischen Verfahren des Berührens tun beziehungsweise auf die Sie zugreifen können. Wenn Sie dies täglich tun, beginnen Sie Einblicke in die verborgene und komplexe Realität zu erhaschen, die sich hinter dem Schleier des Alltäglichen verbirgt. Dinge stoßen Ihnen nicht länger zu. Stattdessen übernehmen Sie Verantwortung für Ihren kreativen Einsatz der universellen Energie.

Zweite Aufmerksamkeit: Die erste Aufmerksamkeit kann man als den „wissenden" Verstand bezeichnen, die zweite Aufmerksamkeit als den „nicht wissenden" oder „unwissenden" Verstand. Die zweite Aufmerksamkeit kann gefördert werden, indem man sich weniger stark mit der Suche nach einer Bedeutung befasst. Dies wird möglich, wenn man die Neigung loslässt, zu projizieren und/oder dem, was man beobachtet, eine Bedeutung beizumessen, und stattdessen das Phänomen einfach direkt wahrnimmt. Eine weitere Möglichkeit besteht darin, mit sich selbst die Übereinkunft zu treffen, die Welt zu erleben, ohne dem Erfahrenen einen Stempel oder ein Etikett aufzudrücken.[69]

Quellenangaben und Anmerkungen

* Für alle hier mit Stern markierten Internetquellen gilt: Stand Frühjahr 2009

Alle Bibelzitate sind zitiert nach: *Die Bibel. Deutsche Ausgabe mit den Erläuterungen der Jerusalemer Bibel*, hrsg. von D. Arenhoevel, A. Deissler und A. Vögtle, Freiburg: Herder, 1969

Einleitung
1. Sheldrake, Rupert: www.sheldrake.org/Deutsch/Zusatz/Glossar *
2. Bartlett, Richard: *Matrix Energetics. The Science and Art of Transformation*, Hillsboro, OR: Atria Books/Beyond Words Publishing, 2007; dt. Ausgabe: *Matrix Energetics. Die Kunst der Transformation: Radikale Veränderung mit der Zwei-Punkt-Methode*, Kirchzarten: VAK, 6. Aufl. 2009

Kapitel 4
1. Zitate-Online, herausgegeben von Günther Melzer, www.zitate-online.de/autor/braun-wernher-von/ *

Kapitel 6
1. Eigene Definition von Dr. Mark Dunn und Dr. Richard Bartlett

Kapitel 7
1. „Das Spiel, das wir spielen, … heißt mit dem Fachausdruck „Renormierung". Aber ganz gleich, wie intelligent die Bezeichnung auch sein mag, ich betrachte es weiterhin als einen ziemlich verrückten Vorgang! Auf solch einen Hokuspokus zurückgreifen zu müssen, das hat uns davon abgehalten zu beweisen, dass die Theorie der Quantenelektrodynamik in sich mathematisch stimmig ist. Es ist erstaunlich, dass die Theorie bis heute noch nicht auf die eine oder andere Weise als in sich stimmig bewiesen wurde; ich vermute, dass die Renormierung mathematisch gesehen nicht zulässig ist." [Übersetzung: B. Brandt] Aus: Feynman, Richard P.: *QED: The Strange Theory of Light and Matter*, New York: Penguin, 1990, S. 128; dt. Ausgabe: *QED: Die seltsame Theorie des Lichts und der Materie*, München: Piper, 2009
2. Rothman, Tony: *Everything's Relative: And Other Fables from Science and Technology*, Hoboken, NJ: John Wiley & Sons, 2003, S. 78–84

3. Halmos, P: „The Legend of John von Neumann", in: *American Mathematical Monthly*, April 1973, S. 382–94
4. „Einsteins Postulate: (1) Alle Inertialsysteme sind bezüglich aller physikalischen Gesetze gleichberechtigt. (2) Die Lichtgeschwindigkeit im Vakuum ist für alle Beobachter eine absolute Konstante. (3) Die beobachtbaren lokalen Effekte eines Gravitationsfeldes sind nicht von denen zu unterscheiden, die sich aus der Beschleunigung des Bezugsrahmens ergeben. Bei (1) handelt es sich um das Prinzip der speziellen Relativität, bei (2) um das Gesetz der Lichtausbreitung und das dritte Prinzip nennt man das Äquivalenzprinzip." [Übersetzung: B. Brandt] Aus: Bearden, Thomas E.: *Energy from the Vacuum: Concepts and Principles*, Santa Barbara, CA: Cheniere, 2002, S. 647
5. Smith, David: *Quantum Sorcery*, Tokio, Japan: Konton Publishing, 2006, S. 37
6. RP Online, http://www.rp-online.de/digitale/internet/Legendaere-Filmzitate-Ghostbusters_bid_39397.html *
7. *Indigenous Weather Modification* (TWM) ist eine Website, auf der indigene Wetterveränderungstechniken beschrieben werden; http://twm.co.nz/forbquco.html *
8. Siehe Interview zu *Quantum Tantra* mit Nick Herbert, geführt von Joseph Matheny, http://74.125.155.132/search?q=cache:s59QayXJ2oAJ:www.incunabula.org/inc3.html +ong%27s+hat+joseph+matheny+atoms+are+things&cd=1&hl=en&ct=clnk&gl=us*
9. Whitmont, Edward: *The Alchemy of Healing: Psyche and Soma*, Berkeley, CA: North Atlantic Books, 1996, S. 29, zitiert in: Michael Talbot, *Beyond the Quantum* (New York: Bantam Books, 1988), S. 155; dt. Ausgabe: *Jenseits der Quanten*, München: Heyne, 1993
10. Overbye, Dennis: „John A. Wheeler, Physicist Who Coined the Term 'Black Hole,' Is Dead at 96", in: *New York Times*, April 14, 2008, http://www.nytimes.com/2008/04/14/science/14wheeler.html?_r=1&pagewanted=2 *

Kapitel 9
1. Filmzitate-Datenbank im Internet, http://www.filmzitate.info/index-link.php?link=http://www.filmzitate.info/suche/film-zitate.php?film_id=317
2. Englisches Zitat: Litera.co.uk., shttp://www.litera.co.uk/author/jim_morrison/ *

Kapitel 10
1. Yogananda, Paramahansa: *Autobiography of a Yogi*, Los Angeles: Self-Realization Fellowship, 1946, S. 320 f.; dt. Ausgabe: *Autobiographie eines Yogi*, Self-Realization Fellowship, 1998

Kapitel 11
1. Bartlett, Richard: „The Music of Your Mind", Radiointerview mit Marla Frees, Portland, Oregon, 3. Mai 2007

Kapitel 14
1. Hector Garcia, Gastdozent, *Matrix-Energetics*-Seminar, Mai 2008

Kapitel 16
1. Childress, David Hatcher: *Antigravity and the World Grid,* Kempton, IL: Adventures Unlimited, 2006, S. 112
2. Jessup, Morris K., und Allende, Carlos: *The Allende Letters and the VARO Edition of The Case For the UFOs,* New Brunswick, New Jersey: Global Communications/Conspiracy Journal, 2007, S. 28. Siehe auch Interview von Dr. J. Manson Valentine mit Charles Berlitz, http://www.scribd.com/doc/13355366/The-Philadelphia-Experiment-Charles-Berlitz *
3. Bruce, Alexandra: *The Philadelphia Experiment Murder: Parallel Universes and the Physics of Insanity,* New York: Sky Books, 2001, S. 158
4. Ebd., S. 157
5. Ebd., S. 159
6. Ebd., S. 160–161
7. Kaku, Michio: *Physics of the Impossible,* New York: Doubleday Random House, 2008, S. 48; dt. Ausgabe: *Die Physik des Unmöglichen,* Reinbek: Rowohlt, 2008
8. Tachi-Kawakami Laboratory Graduate School of Information Science and Technology, Universität Tokio, http://tachilab.org *
9. Yang, Sarah (Media Relations): „Invisibility Shields One Step Closer with New Metamaterials that Bend Light Backwards", in: *UC Berkeley News,* 11. August 2008, http://berkeley.edu/news/media/releases/2008/08/11_light.shtml *
10. Kaku, *Physics of the Impossible,* S. 38
11. Yang: „Invisibility Shields One Step Closer with New Metamaterials that Bend Light Backwards" (vgl. 9.)*
12. Kaku, *Physics of the Impossible,* S. 38
13. Alfred, Jay: *Between the Moon and Earth,* Victoria, BC: Trafford Publishing, 2006, S. 31
14. Plasmauniversum, wie vom *Los Alamos National Laboratory* vorgestellt, das mit der *IEEE Nuclear and Plasma Sciences Society* verbunden ist, siehe http://plasmascience.net/tpu/ubiquitous.html *
15. *Magnet Import,* http://www.magnetimport.no/subtle.html*
16. Alfred, Jay: „Bioplasma Bodies: The Ovoid or the Body's Magnetosphere", Ezineartics, 2007. http://ezinearticles.com/?Bioplasma-Bodies---The-Ovoid-or-the-Bodys-Magnetosphere&id=770297 * [Hervorhebung im Text: Richard Bartlett]
17. Richards, Steve: *Invisibility: Mastering the Art of Vanishing,* London: Aquarian Press, 1982, S. 16–17
18. Ebd., S. 41

19. Prophet, Mark L., und Prophet, Elizabeth Clare: *Saint Germain on Alchemy: Formulas for Self-Transformation*, Livingston, MT: Summit University Press, 1988, S. 200; dt. Ausgabe: *St. Germain-Alchemie: Die geheimen Formeln für inneren und äußeren Reichtum*, München: Ansata, 2009

Kapitel 18

1. Comte de Saint Germain und Prophet, Mark: *Studies in Alchemy: The Science of Self-Transformation*, Gardiner, MT: Summit University Press, 1997, http://www.summituniversitypress.com/books/sgalchemy.html *
2. „Where there is no vision, the people perish: but he that keeps the law, happy is he." Sprüche 29, 18 (*American King James Version*).
3. Matthäus 7, 7

Kapitel 20

1. Prophet, Mark L.: *Science of the Spoken Word*, Gardiner, MT: Summit University Press, 1998. „Erste Aufmerksamkeit" bezeichnet eine Funktion des körperlichen Sehens und des Intellekts, „zweite Aufmerksamkeit" eine Funktion des energetischen Körpers.
2. „Thou shalt also decree a thing, and it shall be established unto thee; and light shall shine upon thy ways." Job 22, 28 (*American Standard Version*)

Kapitel 23

1. Mervin Rees entdeckte im Zweiten Weltkrieg die temporal-sphenoidale (TS) Linie, Reflexpunkte für Muskeln, Organe und Drüsen. 1955 eröffnete er seine Praxis in Sedan, Texas, und begann 1956 die Sacro-Occipital-Technik einzusetzen. 1974 wurde er Leiter der *Sacro Occipital Research Society International* und stellte 1980 die von ihm entwickelte „Soft Tissue Orthopedic"-Technik vor, die letztendlich der Vorläufer zu *Harmonics* war. Siehe Shigeru, Maeda: „Chiropractic in Japan", 1996, http://www.asahi-net.or.jp/~xf6s-med/eoverview.html. Siehe auch Association Culturelle Chiropractic Team: „The First European AK Meetings, 1976–1978", *The International Journal of Applied Kinesiology and Kinesiologic Medicine*, Ausgabe 20, Herbst 2005; http://www.kinmed.com *

Kapitel 24

1. Matthäus 13, 12
2. Sheldrake, Rupert: www.sheldrake.org/Deutsch/Zusatz/Glossar *
3. Bearden, Thomas E.: *Radionics: Action at a Distance*, DVD, 1990; Atlanta, GA: Cheniere Media, 2006; http://www.cheniere.org/sales/ buy-ra.htm *

Begriffserläuterungen

1. The Light Party: „Radionics", 1996, www.lightparty.com/Health/ Radionics.html *

2. *The American Heritage Dictionary of the English Language*, s. v. „aether physics"; *Encyclopedia Britannica Online*, s. v. „aether physics" *
3. Bearden, Thomas E.: 1997, http://www.cheniere.org/techpapers/ Annotated%20Glossary.htm *
4. *Merriam-Webster's Collegiate Dictionary*, s. v. „archetypes"; Mike Adams, Hrsg.: „Survey Results Reveal the Most Trusted Health News Websites and Personalities", in: *NaturalNews.com*, 9. April, 2008, http://www.naturalnews.com/ *
5. Whittaker, E. T.: „On the Partial Differential Equations of Mathematical Physics", in: *Mathematische Annalen*, 57, 1903, S. 333–355; Bearden, http://www.cheniere.org/techpapers/Annotated%20Glossary.htm *
6. Bearden: http://www.cheniere.org/books/excalibur/glossary/014edited.htm *
7. Institute for Bioelectromagnetics and New Biology, http://www.bion.si *
8. Marshall Space Flight Center, Biografie von Dr. Wernher von Braun, http://history.msfc.nasa.gov/vonbraun/bio.html *
9. Nobelprize.org: „Biography", http://nobelprize.org/nobel_prizes/physics/laureates/1929/broglie-bio.html *
10. Bearden, Thomas E.: *Energy from the Vacuum: Concepts and Principles*, Santa Barbara, CA: Cheniere, 2002, S. 622
11. Calphysics Institute: „Zero-Point Energy and Zero Point Field", http://www.calphysics.org/zpe.html *
12. Bearden, *Energy from the Vacuum*, S. 626
13. *Dictionary of Science and Technology*, Hrsg. Christopher G. Morris, s. v. „coherence"
14. Kiefer, Claus: „On the Interpretation of Quantum Theory: From Copenhagen to the Present Day", Oktober 2002, http://arxiv.org/abs/quant-ph/0210152 *
15. Joyce, David E.: „Dave's Short Course on Complex Numbers: Reciprocals, Conjugates, and Division", 1999, http://www.clarku.edu/~djoyce/complex/div.html *
16. Joos, Erich: *Decoherence*, 2008, http://www.decoherence.de/ *
17. Nobelprize.org: „Biography", http://nobelprize.org/nobel_prizes/physics/laureates/1933/dirac-bio.html *
18. Calphysics Institute: „Zero-Point Energy and Zero Point Field", http://www.calphysics.org/zpe.html; Kommentar zu „Dirac's Hidden Geometry", Blog-Thread *Not Even Wrong* (25. September 2005), http://www.math.columbia.edu/~woit/wordpress/?p=262#comment-5066 *
19. Bearden, *Energy from the Vacuum*, S. 660
20. Ebd., S. 65
21. *The American Heritage Dictionary of the English Language*, s. v. „Feynman, Richard"
22. Tiller, William A.: *Science and Human Transformation: Subtle Energies, Intentionality, and Consciousness*, Walnut Creek, CA: Pavior Publishing, 1997, S. 89

23. Garcia Chiropractic Holistic Center, 2009, http://www.garciaholisticchiro.com/about_dr.php *
24. Bearden, *Energy from the Vacuum*, S. 677
25. Ebd., S. 678
26. Reville, William: „Ireland's Greatest Mathematician", University College, Cork, Ireland, 2004, http://understandingscience.ucc.ie/pages/sci_williamrowanhamilton.htm *
27. Institute of HeartMath: „Science of the Heart: Exploring the Role of the Heart in Human Performance", 2009, S. 4, http://www.heartmath.org/research/science-of-the-heart-head-heart-interactions.html *
28. Bearden, *Energy from the Vacuum*, S. 680
29. Nobelprize.org: „Biography", http://nobelprize.org/nobel_prizes/physics/laureates/1932/heisenberg-bio.html *
30. Boston University School of Theology: Anna Howard Shaw Center, „Biography", http://sthweb.bu.edu/shaw/anna-howard-shawcenter/biography?view=mediawiki&article=Nick_Herbert_%28physicist%29 *
31. Hologramm: Talbot, Michael: *The Holographic Universe,* New York: HarperCollins, 1991, S. 14; dt. Ausgabe: *Das holographische Universum,* München: Droemer Knaur, 1992
32. Bearden, *Energy from the Vacuum*, S. 719
33. Green, Glenda: „More Than Meets the Eye", www.glendagreen.com *
34. Wolf, Fred Alan: *The Eagle's Quest: A Physicist Finds the Scientific Truth at the Heart of the Shamanic World,* New York: Touchstone, 1997, S. 145–46
35. Der dänische Mathematiker Tor Nørretranders, zitiert in Oschman, James: *Energy Medicine in Therapeutics and Human Performance,* Boston: Butterworth-Heinemann, 2003; „Ponderings and Learnings", http://www.craniosacralpath.com/blog *
36. *Stanford Encyclopedia of Philosophy:* „Many-Worlds Interpretation of Quantum Mechanics", 24. März 2002, http://plato.stanford.edu/entries/qm-manyworlds/ *
37. James Clerk Maxwell Foundation, http://www.clerkmaxwellfoundation.org/html/who_was_maxwell_.html *
38. Bearden, *Energy from the Vacuum*, S. 693
39. Bearden, http://www.cheniere.org/techpapers/Annotated%20Glossary.htm *
40. McMoneagle, Joe: „Business Bio", http://blog.mceagle.com/about/joe-bio-biz *
41. Sheldrake, Rupert: www.sheldrake.org/Deutsch/Zusatz/Glossar *
42. Ebd.
43. Ebd.
44. Bearden, *Energy from the Vacuum*, S. 694
45. Bearden, Thomas E.: *AIDS Biological Warfare,* Greenville, TX: Tesla Book Company, 1988, S. 152

46. Bearden, *Energy from the Vacuum*, S. 663
47. MSN Encyclopedia Article Center, http://encarta.msn.com/encyclopedia_761579159/John_Von_Neumann.html *
48. Castaneda, Carlos: *Journey to Ixtlan*, New York: Washington Square Press, 1972, S. 189; dt. Ausgabe: *Reise nach Ixtlan*, Frankfurt: Fischer, 1976
49. Bearden, http://www.cheniere.org/techpapers/Annotated%20Glossary.htm *
50. Bearden, *Energy from the Vacuum*, S. 699
51. Ebd., S. 719
52. Clark, Josh: „Do Parallel Universes Really Exist?", in: *How Stuff Works*, http://science.howstuffworks.com/parallel-universe.htm *
53. Bearden, http://www.cheniere.org/techpapers/Annotated %20Glossary.htm *
54. Swain, Frank: SciencePunk.com (5. Oktober 2006), http://www.sciencepunk.com/2006/10/albert-abrams-2/ *
55. Bearden, *Energy from the Vacuum*, S. 703
56. McFarlane, Thomas J.: *Quantum Physics, Depth Psychology, and Beyond*, The Center of Integral Science, 21. Juni 2000, http://www.integralscience.org/psyche-physis.html *
57. Feynman, Richard P.; Leighton, Robert B.; Sands, Matthew: *The Feynman Lectures on Physics*, Band 1, London: Addison Wesley, 2005, S. 11; dt. Ausgabe: *Feynman-Vorlesungen über Physik 1*, München/Wien: Oldenbourg, 2007
58. United States Psychotronics Association: „What Is Psychotronics?", http://www.psychotronics.org/aboutus.htm *
59. *Dictionary of Science and Technology*, s. v. „quantum field theory"
60. Bearden, *Energy from the Vacuum*, S. 710
61. Ebd., S. 711
62. Ebd.
63. *Encyclopaedia Britannica Online*, s. v. „renormalization"
64. Bruce Lee Foundation, http://www.bruceleefoundation.com/index1000.html *
65. The Summit Lighthouse, Summit University: „Ascended Masters", http://www.tsl.org/Masters/SaintGermain.asp *
66. Bearden, *Energy from the Vacuum*, S. 714
67. Ebd.
68. Nobelprize.org: „Biography", http://nobelprize.org/nobel_prizes/physics/laureates/1933/schrodinger-bio.html *
69. Alli, Antero: *ParaTheatrical Research*, http://www.paratheatrical.com *
70. Labor für künstliche Intelligenz, Universität Michigan, http://ai.eecs.umich.edu/cogarch0/common/prop/serial.html *

71. Sheldrake, www.sheldrake.org/papers/Morphic/morphic_intro.html; www.sheldrake.org/homepage.html; www.sheldrake.org/About/biography/pwfund.html *
72. *Dictionary of Science and Technology*, s. v. „super-coherent"
73. Bearden, *Energy from the Vacuum*, S. 722
74. William A. Tiller Foundation, „Bio", http://www.tillerfoundation.com/biography.php *
75. Bearden, *Energy from the Vacuum*, S. 726
76. Bearden, *AIDS Biological Warfare*, S. 105
77. Patent Storm, U. S. Patent 6548752: System und Methode zum Erzeugen eines Torsionsfeldes, Ausgabe 15. April 2003, http://www.patentstorm.us/patents/6548752/description.html; Uvitor, "history," http://www.shipov.com/history.html *
78. *Random House Dictionary*, s. v. „uncertainty principle"; Calphysics Institute, „Zero-Point Energy and Zero Point Field", http://www.calphysics.org/zpe.html; Stanford Encyclopedia of Philosophy, „The Uncertainty Principle", 3. Juli 2006, http://plato.stanford.edu/entries/qt-uncertainty/ *
79. Bearden, *Energy from the Vacuum*, S. 728
80. Ebd., S. 729
81. MSN Encyclopedia Article Center, http://encarta.msn.com/encyclopedia_761572843/Vector_(mathematics).html *
82. Bearden, http://www.cheniere.org/techpapers/ Annotated%20Glossary.htm *
83. National Aeronautics and Space Administration, 27. März 2007: „Visible Light Waves", http://science.hq.nasa.gov/kids/imagers/ms/visible.html *
84. *Dictionary of Science and Technology*, s. v. „waveforms"
85. Aharonov, Yakir; Albert, und Vaidman, Lev: „How the Result of a Measurement of a Component of the Spin of a Spin-1/2 Particle Can Turn Out to Be 100", in: *Physical Review Letters*, 1988
86. MacPherson, Kitta: „Leading Physicist John Wheeler Dies at Age 96", *News at Princeton University*, 14. April 2008, http://www.princeton.edu/main/news/archive/S20/82/08G77/ *
87. Calphysics Institute: „Zero-Point Energy and Zero Point Field", http://www.calphysics.org/zpe.html *
88. Ebd.
89. Das Philadelphia-Experiment, http://www.phils.com.au/philadelphia.htm *

* *Für alle Internetquellen gilt: Stand Frühjahr 2009*

Ausgewählte Literatur

Alfred, Jay: *Between the Moon and Earth*, Victoria, BC: Trafford Publishing, 2006
ders.: *Brains and Realities*, Victoria, BC: Trafford Publishing, 2006
ders.: *Our Invisible Bodies: Scientific Evidence for Subtle Bodies*, Victoria, BC: Trafford Publishing, 2006
Aspden, Harold: *Modern Aether Science*, Southampton, UK: Sabberton Publications, 1972
Bartlett, Richard: *Matrix Energetics. The Science and Art of Transformation*, Hillsboro, OR: Atria Books/Beyond Words Publishing, 2007; dt. Ausgabe: *Matrix Energetics. Die Kunst der Transformation: Radikale Veränderung mit der Zwei-Punkt-Methode*, Kirchzarten: VAK, 2008
Bearden, Thomas E.: *AIDS Biological Warfare*, Greenville, TX: Tesla Book Company, 1988
ders.: *Excalibur Briefing: Explaining Paranormal Phenomena*, Santa Barbara, CA: Cheniere, 2002
ders.: *Energy from the Vacuum: Concepts and Principles*, Santa Barbara, CA: Cheniere, 2002
ders.: *Oblivion: America at the Brink*, Santa Barbara, CA: Cheniere, 2005
ders.: *Fer de Lance*, Santa Barbara, CA: Cheniere, 2003
ders.: *Gravitobiology: A New Biophysics*, Santa Barbara, CA: Cheniere, 2003
Bedini, John, und Bearden, Thomas: *Free Energy Generation – Circuits and Schematics: 20 Bedini-Bearden Years*, Santa Barbara, CA: Cheniere, 2006
Bentov, Itzhak: *Stalking the Wild Pendulum: On the Mechanics of Consciousness*, Rochester, VT: Destiny Books, 1988; dt. Ausgabe: *Auf der Spur des wilden Pendels. Abenteuer im Bewußtsein*, Reinbek: Rowohlt, 1992
ders.: *A Brief Tour of Higher Consciousness: A Cosmic Book on the Mechanics of Creation*, Rochester, VT: Destiny Books, 2006
Cathie, Bruce L.: *The Harmonic Conquest of Space*, Kempton, IL: Adventures Unlimited, 1998
ders.: *The Energy Grid*, Kempton, IL: Adventures Unlimited, 1997
Cheney, Margaret: *Tesla: Man Out of Time*, New York: Barnes & Noble Books, 1993; dt. Ausgabe: *Nikola Tesla. Eine Biografie,* Aachen: Omega, 2005
Childress, David Hatcher: *Anti-Gravity and the Unified Field*, Kempton, IL: Adventures Unlimited, 2001; dt. Ausgabe: *Das Buch der Anti-Gravitation*, Peiting: Michaels-Verlag, 1997
ders.: *The Time Travel Handbook: A Manual of Practical Teleportation and Time Travel*, Kempton, IL: Adventures Unlimited, 1999; dt. Ausgabe: *Das Zeitreisenhandbuch*, Peiting: Michaels-Verlag, 2003

Chopra, Deepak: *The Third Jesus: The Christ We Cannot Ignore*, New York: Harmony, 2008; dt. Ausgabe: *Der dritte Jesus: Auf der Suche nach dem kosmischen Christus*, München: Goldmann, 2008

Coats, Callum: *Living Energies: An Exposition of Concepts Related to the Theories of Viktor Schauberger*, Dublin, Irland: Gateway Books, 2001; dt. Ausgabe: *Naturenergien verstehen und nutzen: Viktor Schaubergers geniale Entdeckungen*, Aachen: Omega, 2001

Cook, Nick: *The Hunt for Zero Point: One Man's Journey to Discover the Biggest Secret Since the Invention of the Atom Bomb*, London: Century, 2001; dt. Ausgabe: *Die Jagd nach Zero Point. Verschlußsache Antigravitationstechnologie*, Potsdam: Mosquito, 2006

Dalal, A. S.: *Powers Within*, Pondicherry, India: Sri Aurobindo Ashram Publications Department, 1999

Deary, Terry: *Vanished!*, Boston: Kingfisher, 2004

Dennett, Preston: *Human Levitation: A True History and How-to Manual*, Grand Rapids, MI: Schiffer Publishing, 2006

Dolley, Chris: *Shift*, Riverdale, NY: Baen Books, 2007

Dowling, Levi: *The Aquarian Gospel of Jesus the Christ*, New York: CosimoClassics, 2007; dt. Ausgabe: *Das Wassermann-Evangelium von Jesus dem Christus*, München: Kailash, 2009

Dunn, Christopher: *The Giza Power Plant: Technologies of Ancient Egypt*, Rochester, VT: Bear & Company, 1998

Dürr, Hans-Peter; Popp, Fritz-Albert und Schommers, Wolfram: *What Is Life? Scientific Approaches and Philosophical Positions*, Hackensack, NJ: World Scientific, 2002; dt. Ausgabe: *Elemente des Lebens: Naturwissenschaftliche Zugänge – philosophische Positionen*, Zug (Schweiz): Graue Edition, 2000

Edwards, Harry: *Harry Edwards: Thirty Years a Spiritual Healer*, Surrey, UK. Jenkins, 1968

Farrell, Joseph P.: *The Cosmic War: Interplanetary Warfare, Modern Physics, and Ancient Texts*, Kempton, IL: Adventures Unlimited, 2007

ders.: *The Giza Death Star Deployed: The Physics and Engineering of the Great Pyramid*, Kempton, IL: Adventures Unlimited, 2003

ders.: *The Giza Death Star Destroyed: The Ancient War for Future Science*, Kempton, IL: Adventures Unlimited, 2005

ders.: *Reich of the Black Sun: Nazi Secret Weapons & the Cold War Allied Legend*, Kempton, IL: Adventures Unlimited, 2005

ders.: *Secrets of the Unified Field: The Philadelphia Experiment, the Nazi Bell, and the Discarded Theory*, Kempton, IL: Adventures Unlimited, 2008v: *The SS Brotherhood of the Bell: The Nazis' Incredible Secret Technology*, Kempton, IL: Adventures Unlimited, 2006; dt. Ausgabe: *Die Bruderschaft der Glocke: Ultrageheime Technologie des Dritten Reichs jenseits der Vorstellungskraft*, Potsdam: Mosquito, 2009

Friedman, Norman: *The Hidden Domain: Home of the Quantum Wave Function, Nature's Creative Source*, Eugene, OR: Woodbridge Group, 1997

Garrison, Cal: *Slim Spurling's Universe: The Light-Life Technology: Ancient Science Rediscovered to Restore the Health of the Environment and Mankind*, Frederick, CO: IX-EL Publishing, 2004; dt. Ausgabe: *Ringe des Lebens: Die Entdeckungen des Slim Spurling*, München: Edition Tara, 2006

Green, Glenda: *The Keys of Jeshua*, Sedona, AZ: Spiritis Publishing, 2004

Harbison, W. A.: *Projekt UFO: The Case for Man-made Flying Saucers*. Charleston, SC: BookSurge, 2007

Harpur, Patrick: *Daimonic Reality: A Field Guide to the Otherworld*, Ravensdale, WA: Pine Winds, 2003

Ho, Mae-Wan: *The Rainbow and the Worm: The Physics of Organisms*, Hackensack, NJ: World Scientific, 1998

Hoagland, Richard C., und Bara, Mike: *Dark Mission: The Secret History of NASA*, Los Angeles: Feral House, 2007; dt. Ausgabe: *Geheimakte Mond: Die schwarzen Projekte der NASA*, Rottenburg: Kopp, 2008

James, John: *The Great Field: Soul at Play in a Conscious Universe*, Fulton, CA: Energy Psychology Press, 2008

King, Moray B.: *The Energy Machine of T. Henry Moray: Zero-Point Energy & Pulsed Plasma Physics*, Kempton, IL: Adventures Unlimited, 2005

Knight, Christopher und Butler, Alan: *Who Built the Moon?* London: Watkins Publishing, 2005

Kraft, Dean: *A Touch of Hope: A Hands-On Healer Shares the Miraculous Power of Touch*, New York: Berkley Trade, 1998

Kron, Gabriel: *Tensors for Circuits*, New York: Dover Publications, 1959

Laszlo, Ervin: *Science and the Akashic Field: An Integral Theory of Everything*, Rochester, VT: Inner Traditions, 2004; dt. Ausgabe: *Zu Hause im Universum: Eine neue Vision der Wirklichkeit*, Berlin: Allegria, 2005
 ders.: *Science and the Reenchantment of the Cosmos: The Rise of the Integral Vision of Reality*, Rochester, VT: Inner Traditions, 2006

LaViolette, Paul A.: *Genesis of the Cosmos: The Ancient Science of Continuous Creation*, Rochester, VT: Bear & Company, 2004
 ders.: *Secrets of Antigravity Propulsion: Tesla, UFOs, and Classified Aerospace Technology*, Rochester, VT: Bear & Company, 2008
 ders.: *Subquantum Kinetics: A Systems Approach to Physics and Cosmology*, Alexandria, VA: Starlane Publications, 2003

Lilly, John C.: *The Scientist: A Metaphysical Autobiography*, Oakland, CA: Ronin Publishing, 1996

Lloyd, Seth: *Programming the Universe: A Quantum Computer Scientist Takes on the Cosmos*, London: Vintage Books, 2007

Lyne, William R.: *Pentagon Aliens*, Lamy, NM: Creatopia Productions, 1999

Ausgewählte Literatur

Maxwell, James Clerk: *An Elementary Treatise on Electricity*, Mineola, NY: Dover Publications, 2005

Monroe, Robert A.: *Journeys Out of the Body*, Garden City, NY: Anchor, 1977; dt. Ausgabe: *Der Mann mit den zwei Leben: Reisen außerhalb des Körpers*, München: Heyne, 2005

Moore, William, und Berlitz, Charles: *The Philadelphia Experiment: Project Invisibility*, New York: Fawcett, 1995; dt. Ausgabe: *Das Philadelphia-Experiment*, München: Droemer Knaur, 1982

Murakami, Aaron C.: *The Quantum Key*, Seattle: White Dragon, 2007

Oschman, James L.: *Energy Medicine: The Scientific Basis*, New York: Churchill Livingstone, 2000; dt. Ausgabe: *Energiemedizin: Konzepte und ihre wissenschaftliche Basis*, München: Elsevier, Urban & Fischer, 2009

Pickover, Clifford A.: *Sex, Drugs, Einstein, and Elves: Sushi, Psychedelics, Parallel Universes, and the Quest for Transcendence*, Petaluma, CA: Smart Publications, 2005

Popp, Fritz Albert, und Belousov, L. V.: *Integrative Biophysics: Biophotonics*, New York: Springer, 2003

Prophet, Mark L., und Prophet, Elizabeth Clare: *Saint Germain on Alchemy: Formulas for Self-Transformation*. Livingston, MT: Summit University, 1993; dt. Ausgabe: *Alchemie. Die geheimen Formeln für inneren und äußeren Reichtum*, München: Ansata, 2009

Randles, Jenny: *Time Travel: Fact, Fiction & Possibility*, New York: Blandford Press, 1994

Regardie, Israel: *The Golden Dawn: The Original Account of the Teachings, Rites & Ceremonies of the Hermetic Order*. St. Paul, MN: Llewellyn Publications, 1986

Richards, Steve: *Invisibility: Mastering the Art of Vanishing*, Wellingborough, UK: Aquarian Press, 1982

Rothman, Tony: *Everything's Relative: And Other Fables from Science and Technology*, Hoboken, NJ: John Wiley & Sons, 2003

Rothman, Tony und Sudarshan, George: *Doubt and Certainty*, Reading, MA: Helix Books, 1998

Russell, Edward W.: *Report on Radionics: The Science Which Can Cure Where Orthodox Medicine Fails*, Essex, UK: C. W. Daniel, 1973

Russell, Ronald. und Tart, Charles T.: *The Journey of Robert Monroe: From Out-of-Body Explorer to Consciousness Pioneer*, Charlottesville, VA: Hampton Roads Publishing, 2007

Samanta-Laughton, Manjir: *Punk Science: Inside the Mind of God*, Ropley, Hants, UK: O Books, 2006

Sheldrake, Rupert: *The Presence of the Past: Morphic Resonance and the Habits of Nature*, Rochester, VT: Park Street, 1988; dt. Ausgabe: *Das Gedächtnis der Natur*, München/Zürich: Piper, 1996

Scheinfeld, Robert: *Busting Loose from the Money Game*, Hoboken, NJ: Wiley, 2006; dt. Ausgabe: *Raus aus dem Geld-Spiel!*, Kulmbach: Börsen-Medien, 2007

Strauss, Michael: *Requiem for Relativity: The Collapse of Special Relativity*, Pembroke Pines, FL: RelativityCollapse.com, 2004

Sussman, Janet I.: *Timeshift: The Experience of Dimensional Change*, Fairfield, IA: Time Portal Publications, 1996

Swanson, Claude: *The Synchronized Universe: New Science of the Paranormal*, Tucson, AZ: Poseidia Press, 2003

Talbot, Michael: *Mysticism and the New Physics*, New York: Penguin, 1993; dt. Ausgabe: *Mystik und Neue Physik. Die Entwicklung des kosmischen Bewusstseins*, München: Heyne, 1992

Tansley, David V.: *Radionics Interface with the Ether Fields*, Boston: C. W. Daniel, 1975; dt. Ausgabe: *Radionik – Schnittstelle zu den Ätherfeldern*, Nienburg: Radionik-Verlag, 2000

Tiller, William A.: *Science and Human Transformation: Subtle Energies, Intentionality, and Consciousness*, Walnut Creek, CA: Pavior Publishing, 1997

Tiller, William A.; Dibble, Walter, und Fandel, Gregory J.: *Some Science Adventures with Real Magic*, Walnut Creek, CA: Pavior Publishing, 2005

Tiller, William A.; Dibble, Walter und Kohane, Michael: *Conscious Acts of Creation: The Emergence of a New Physics*, Walnut Creek, CA: Pavior Publishing, 2001

Valone, Thomas F.: *Electrogravitics II: Validating Reports on a New Propulsion Methodology*, Washington, DC: Integrity Research Institute, 2000
 ders.: *Harnessing the Wheelwork of Nature: Tesla's Science of Energy*, Kempton, IL: Adventures Unlimited, 2002
 ders.: *Practical Conversion of Zero-Point Energy: Feasibility Study of the Extraction of Zero-Point Energy from the Quantum Vacuum for the Performance of Useful Work*, Beltsville, MD: Integrity Research Institute, 2003
 ders.: *Zero Point Energy: The Fuel of the Future*, Beltsville, MD: Integrity Research Institute, 2007

Valone, Thomas F., und Rausher, Elizabeth A.: *Electrogravitics Systems: Reports on a New Propulsion Methodology*, Washington, DC: Integrity Research Institute, 2001

Violette, John R.: *Extra-Dimensional Universe: Where the Paranormal Becomes Normal*, Charlottesville, VA: Hampton Roads, 2005

Wang, Robert: *The Qabalistic Tarot: A Textbook of Mystical Philosophy*, Columbia, MD: Marcus Aurelius Press, 2004

Wesson, Paul S.: *Five-Dimensional Physics: Classical and Quantum Consequences of Kaluza-Klein Cosmology*, Hackensack, NJ: World Scientific, 2006

Yogananda, Paramahansa: *The Second Coming of Christ: The Resurrection of the Christ Within You*, Los Angeles: Self-Realization Fellowship, 2004
 ders.: *Self-Realization*, Los Angeles: Self-Realization Fellowship, 2004
 ders.: *The Yoga of Jesus: Understanding the Hidden Teachings of the Gospels*, Los Angeles: Self-Realization Fellowship, 2007; dt. Ausgabe: *Der Yoga Jesu: Einblick in die verborgenen Lehren der Evangelien*, Los Angeles: Self-Realization Fellowship, 2009

Über den Autor

Dr. Richard Bartlett ist Chiropraktiker und Naturheilkundler, er praktiziert in Seattle (USA). 1997 entdeckte er *Matrix Energetics*, diese völlig neuartige Methode energetischer Interventionen bei physischen und psychischen Problemen. Seitdem entwickelt er sie weiter und vermittelt sie an andere Anwender. Spektakuläre Heilungserfolge haben ihn sehr bekannt gemacht und seine Seminare sind daher stark gefragt. In seinem Buch *Matrix Energetics. Die Kunst der Transformation: Radikale Veränderung mit der Zwei-Punkt-Methode* (2008 bei VAK erschienen) gab er seine Entdeckung zum ersten Mal in Buchform weiter.

> **Weitere Infos zu *Matrix Energetics***
>
> - **Seminare mit Dr. Richard Bartlett**
>   Die aktuellen Seminartermine im deutschsprachigen Raum erfahren Sie unter: www.matrix-info.eu
> - **Videos von Dr. Richard Bartlett**
>   Videos mit praktischen Demonstrationen der Arbeit mit *Matrix Energetics* sowie Seminartermine in den USA finden Sie auf der englischsprachigen Website: www.matrixenergetics.com. Dort können Sie auch Kontakt mit dem Autor aufnehmen.
> - **Die deutsche Website zum Buch: www.matrix-info.eu**
>   Hier finden Sie neben den Seminarterminen im deutschsprachigen Raum weitere interessante Infos rund um *Matrix Energetics*: ein Interview mit Dr. Richard Bartlett, Details zu seinem Werdegang, Antworten auf häufig gestellte Fragen, nützliche Links ...

Dr. Richard Bartlett:
Matrix Energetics
Die Kunst der Transformation:
Radikale Veränderung mit der Zwei-Punkt-Methode
Leseprobe: www.vakverlag.de

Am Anfang stand eine sensationelle Entdeckung. 1997 fand Richard Bartlett heraus: Wenn er Patienten leicht berührte und sich dabei auf eine bestimmte Intention konzentrierte, konnte er sie damit körperlich und mental wieder in Balance bringen. Es kam nur darauf an, dass er zwei mit dem jeweiligen Problem korrespondierende, energetisch sensible Punkte fand. Die Wirkungen waren und sind spektakulär: Fehlstellungen in der Körperhaltung verschwinden sofort, emotionale Belastungen lösen sich von selbst, die Betroffenen sind voller Energie. Ein außergewöhnlicher Weg, persönliche Durchbrüche zu erzielen!

240 Seiten, 50 Abbildungen, Hardcover (15 x 21,5 cm)
ISBN 978-3-86731-023-9

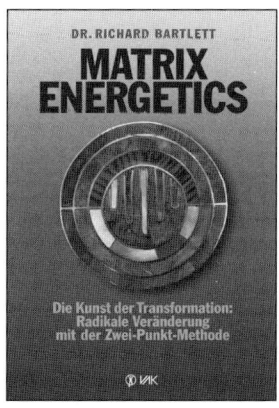

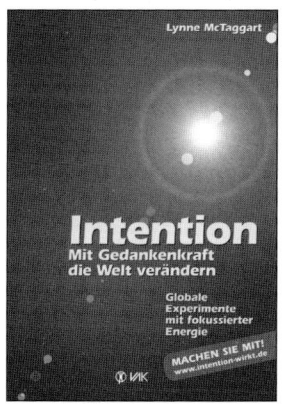

Lynne McTaggart:
Intention
Mit Gedankenkraft die Welt verändern
Weitere Informationen: www.vakverlag.de und www.intention-wirkt.de

Gedanken können die Welt verändern! Lynne McTaggart hat hier ihr Wissen für jeden zugänglich gemacht: Sie zeigt, wie man seine Gedanken nutzen kann, um sein Leben zu verändern. Die Autorin ist überzeugt: Jeder kann den Gang der Dinge mitbestimmen und lädt ein, sich an den weltweiten Intentions-Experimenten zu beteiligen, die sie und ihr Team von Wissenschaftlern nach standardisierten Bedingungen auswerten und überprüfen. Sie will eine Bewegung in Gang bringen, eine gemeinsame positive Energie freisetzen mit der klaren Absicht, Großes in der Welt zu bewirken – zum Wohle der ganzen Menschheit. Und jeder Leser kann mitmachen!

368 Seiten, Hardcover (15 x 21,5 cm)
ISBN 978-3-86731-009-3

William Arntz, Betsy Chasse, Mark Vicente:
Bleep
An der Schnittstelle von Spiritualität und Wissenschaft
Verblüffende Erkenntnisse und Anstöße zum Weiterdenken
Leseprobe: www.vakverlag.de

Dieses offizielle Begleitbuch zum preisgekrönten Kinoerfolg *What the Bleep Do We (K)Now?!* liefert Ihnen wichtige Denkanstöße zu den Grundfragen des Lebens. Auch wenn Sie den Film nicht kennen, bietet Ihnen das Buch inspirierende Anregungen und Sie können mitreden: Wie wirklich ist unsere Wirklichkeit? Warum kehren Krisen und Leid immer wieder? Haben wir Einfluss auf das, was passiert oder sind wir Opfer der Umstände? Basierend auf Aktuellem aus Quantenphysik und Gehirnforschung macht *Bleep* Lust, die Realität in Frage zu stellen.

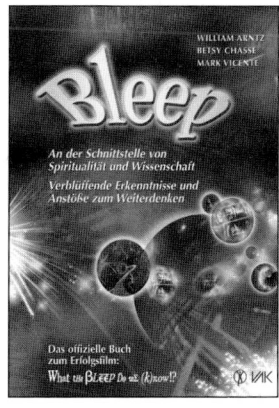

284 Seiten, durchgehend vierfarbig, Hardcover (18,5 x 24,5 cm)
ISBN 978-3-935767-84-2

Abbonnieren Sie unseren Newsletter (gratis) unter: www.vakverlag.de

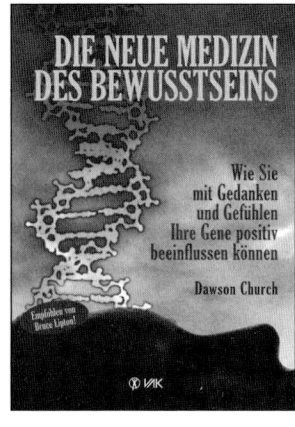

Dawson Church:
Die neue Medizin des Bewusstseins
Wie Sie mit Gedanken und Gefühlen Ihre Gene positiv beeinflussen können

Leseprobe: www.vakverlag.de

Unsere Gene sind kein Schicksal, das berichtete das Magazin GEO. Jedes einzelne Gen verfügt über „Schalter", wodurch es „an- oder ausgeknipst" werden kann. Diese neue „Medizin des Bewusstseins" konnte wissenschaftlich belegt werden und bedeutet: Nicht die Gene bestimmen Persönlichkeit und Krankheitsrisiken, sondern die „Schalter", die wir selbst positiv beeinflussen können: durch unser Denken, unsere Gefühle, unseren Lebensstil – von Affirmationen, über Beten und Meditieren bis hin zur Klopfakupressur. Wir können Gene selbst positiv steuern über die Kraft des Bewusstseins.

384 Seiten, 110 Fotos und Abbildungen, Hardcover (15 x 21,5 cm)
ISBN 978-3-86731-017-8

Hale Dwoskin:
Die Sedona-Methode
Wie Sie sich von emotionalem Ballast befreien und Ihre Wünsche verwirklichen

Leseprobe unter: www.vakverlag.de

Bei der Suche nach Glück und Erfolg stehen wir uns meist selbst im Weg – mit negativen Denk- und Verhaltensmustern. Der Grund: Emotionen verzerren unsere Wahrnehmung. Die Sedona-Methode weist einen Weg aus dem Irrgarten der Gefühle: elegant in ihrer Einfachheit und unbegrenzt in den Anwendungsmöglichkeiten zeigt sie, wie wir Emotionen ganz einfach loslassen können. Wer sich darauf einlässt, fühlt sich befreit, erlebt erfülltere Beziehungen und navigiert mit Klarheit und Gelassenheit durchs Leben. Hunderttausende von Anwendern bezeugen die Wirksamkeit dieser leicht erlernbaren Selbsthilfemethode.

336 Seiten, 22 Abbildungen, Paperback (16,5 x 24 cm)
ISBN 978-3-935767-78-1

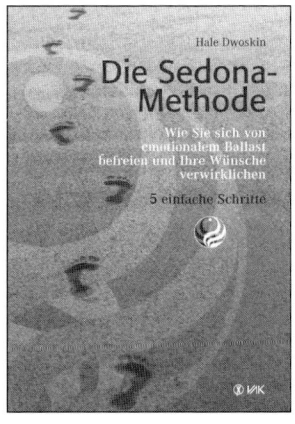

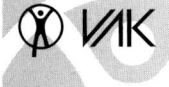 **Institut für Angewandte Kinesiologie GmbH**
Eschbachstraße 5 · D-79199 Kirchzarten
Tel. 0 76 61-98 71-0 · Fax 0 76 61-98 71-49
info@iak-freiburg.de · www.iak-freiburg.de

Das **IAK Institut für Angewandte Kinesiologie GmbH, Freiburg**, veranstaltet laufend **Kurse** in Edu-Kinestetik®, Brain-Gym®, Touch for Health, Three in One Concepts und vielen anderen Bereichen der Angewandten Kinesiologie. Wir haben uns im deutschsprachigen Raum in über 20-jähriger Tätigkeit als die Plattform für kinesiologische **Ausbildungen** etabliert. Unsere Kinesiologie-**Kongresse** bieten eine willkommene Gelegenheit zu Austausch und Begegnung.

Außerdem bieten wir auch ein Forum für neue Methoden wie *Matrix Energetics* von **Dr. Richard Bartlett**, der beim IAK vielgefragte Kurse hält.

Informationen zu unseren vielfältigen Veranstaltungen können Sie unserer Homepage entnehmen: www.iak-freiburg.de. Gerne schicken wir Ihnen auch unser Kursprogramm zu. (Bitte einen mit 2 € frankierten Rückumschlag beilegen.)

Bestellen Sie unsere kostenlosen Kataloge unter: www.vakverlag.de